Lupus erythematodes

Matthias Schneider

Hrsg.

Lupus erythematodes

Information für Erkrankte, Angehörige und Betreuende

3., Auflage

Mit einem Geleitwort von Karin Clement

Mit 35 Abbildungen

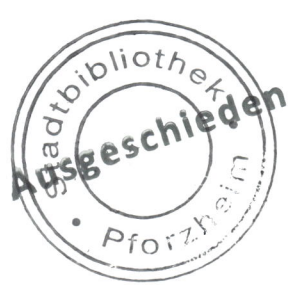

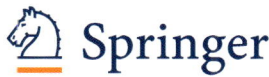

Herausgeber
Prof. Dr. Matthias Schneider
Poliklinik und Funktionsbereich für Rheumatologie
Universitätsklinikum Düsseldorf
Düsseldorf
Deutschland

ISBN 978-3-662-53843-2   ISBN 978-3-662-53844-9   (eBook)
DOI 10.1007/978-3-662-53844-9

Die Deutsche Nationalbibliothek verzeichnet diese Publikation in der Deutschen Nationalbibliografie;
detaillierte bibliografische Daten sind im Internet über http://dnb.d-nb.de abrufbar.

Umschlaggestaltung: deblik Berlin
Fotonachweis Umschlag: © GVS/Fotolia

Gedruckt auf säurefreiem und chlorfrei gebleichtem Papier

Springer ist Teil von Springer Nature
Die eingetragene Gesellschaft ist Springer-Verlag GmbH Deutschland
Die Anschrift der Gesellschaft ist: Heidelberger Platz 3, 14197 Berlin, Germany

Geleitwort

Lupus erythematodes ist nicht nur begrifflich eine schwer zu erfassende Krankheit. Sie ist es offensichtlich auch diagnostisch. Jedenfalls sind mir im Laufe der Jahre, während derer ich die bundesweite Lupus-Selbsthilfegemeinschaft begleitete, doch auffallend viele Fälle bekannt geworden, in denen Erkrankte erst nach mehreren erfolglosen Arztbesuchen das Glück hatten, an einen des Krankheitsbildes kundigen Mediziner zu geraten und eine dementsprechende Behandlung zu erfahren.

Was ich damit andeuten möchte: Lupus erythematodes als seltene Autoimmunerkrankung braucht ganz offensichtlich mehr fachliche und auch mehr öffentliche Aufmerksamkeit. Denn es geht zum einen um die noch immer notwendige weitere Erkundung der Ursachen dieser chronischen Erkrankung und zum anderen um die fortlaufende Entwicklung von Therapiemöglichkeiten. Nur so ist eine der Höhe des medizinischen Wissens gemäße bestmögliche Behandlung der Erkrankten zu gewährleisten. Und nur daraus ergibt sich jedenfalls die Chance, die Betroffenen wie auch ihre Angehörigen und Betreuer mit wichtigen medizinischen und psychologischen und gelegentlich auch hilfreichen rechtlichen Informationen auszustatten.

Die Zurückhaltung der Pharmaindustrie, sich dieser seltenen Erkrankung anzunehmen, hat die LE-Selbsthilfegemeinschaft im Jahr 2001 veranlasst, das Thema Forschung selbst in Angriff zu nehmen und mit Professor Dr. Matthias Schneider eine Lupus-Langzeitstudie, die sogenannte LuLa-Studie, auf den Weg zu bringen. Sie hat zum Ziel, Langzeitdaten über Lupus-Patientinnen und -Patienten in Westeuropa zu sammeln und die dabei aufkommenden Fragestellungen aufzugreifen, um so möglichst zur Verbesserung der Behandlung und Versorgung von Patienten und zur Information von Betreuenden beitragen zu können.

Professor Matthias Schneider gehört mit der von ihm geleiteten Poliklinik für Rheumatologie im Düsseldorfer Universitätsklinikum auf dem Gebiet des Lupus erythematodes gewiss zu den herausragenden Wissenschaftlern in unserem Land. Im Laufe der Jahre habe ich sein ärztliches Engagement für Lupus-Erkrankte und seinen weit darüber hinausgehenden persönlichen Einsatz als Ratgeber in Wort und Schrift kennen- und schätzen gelernt. Dieses Engagement galt und gilt nicht zuletzt auch der Lupus Erythematodes Selbsthilfegemeinschaft und bedeutet in meinen Augen eine wirkliche Hilfe für Patienten und deren Umfeld, um diese bisher nicht heilbare Erkrankung zu verstehen, Verschlimmerungen und weitergehende Folgeschäden möglichst zu verhindern oder jedenfalls zu mindern.

Vor fast eineinhalb Jahrzehnten hat Professor Schneider zum ersten Mal ein Buch unter dem Titel „Lupus erythematodes – Information für Erkrankte, Angehörige und Betreuende" herausgegeben. Es ist eine regelrechte Erfolgsgeschichte daraus geworden, was nur zu deutlich zeigt, wie groß der Aufklärungsbedarf ist, den es rund um diese Erkrankung gibt. Daran hat sich in den seitherigen Jahren kaum etwas geändert. In dieser dritten Auflage kommen nun weitere Experten zu Wort, die sich für dieses Krankheitsbild engagieren.

Ich wünsche auch dieser neuen Auflage eine aufmerksame Leserschaft. Natürlich denke ich dabei zuallererst an die Betroffenen, damit sie ihre Erkrankung vielleicht noch besser erfassen lernen, um damit leben und umgehen zu können. Ebenso ihre Angehörigen und ihre Betreuer. Aber ich hoffe auch auf Leser aus der Ärzteschaft, in der es – wie viele un-diagnostizierte Fälle zeigen – gelegentlich noch an hinreichendem Verständnis des „Lupus erythematodes" mangelt.

Karin Clement
Schirmherrin der LE-Selbsthilfegemeinschaft e.V.
von 1998 bis 2010

Vorwort

Sie haben die dritte Auflage des Patientenratgebers Lupus in der Hand. Gestartet sind wir vor Jahren mit einem zarten grauen Bändchen. Die 2. Auflage war dann schon etwas farbiger und inhaltsreicher. Auf jeden Fall waren beide Auflagen sehr erfolgreich in der Absicht, Betroffenen, Angehörigen und anderen Interessierten grundlegende Informationen zum systemischen Lupus erythematodes zu geben.

In dieser dritten Auflage schlägt sich nun das in den letzten Jahren veränderte Verständnis von medizinischer Versorgung chronisch kranker Menschen nieder – eine Entwicklung, die wir für gut und notwendig erachten: Alle Empfehlungen zur modernen Versorgung fordern und fördern die aktive Beteiligung der Betroffenen an Entscheidungen über ihre Erkrankung. Sie basieren auf einer partnerschaftlichen Kommunikation zwischen Arzt und Patient. Die Erwartungshaltung und Erfahrungen sowohl aus ärztlicher wie aus Patientensicht werden dabei in die gemeinsame Entscheidungsfindung integriert.

Voraussetzung für eine solche Entscheidungsfindung ist ein gut informierter Patient. Selbstverständlich bekommt ein Patient die meisten Informationen zu seiner Erkrankung von seinem Arzt, der in der Regel am besten weiß, welche Auskünfte sein Patient gerade benötigt. Wir sind jedoch der Überzeugung, dass für einen mündigen Patienten auch weitere, breitere Informationen wichtig sein können. Gerade bei Erkrankungen wie dem Lupus, wo Betroffene nicht selten bei Ärzten, mit denen sie in Kontakt kommen, auf Unverständnis stoßen, ist es zunehmend wichtig, dass der Patient ein Laienexperte in eigener Sache ist. Deswegen gibt diese dritte Auflage des Lupus-Ratgebers deutlich mehr und tiefergehende Informationen. Alle Kapitel sind komplett überarbeitet, einige kamen neu hinzu. Neu ist auch ein Verzeichnis mit Begriffserläuterungen medizinischer Fachausdrücke im Zusammenhang mit Lupus, das für die Leser ebenfalls hilfreich sein wird.

Der Lupus-Ratgeber ist nun auf noch breitere Füße gestellt, Experten aus ganz Deutschland haben ihren Beitrag dazu geleistet. Darauf sind wir besonders stolz und danken allen, die dieses Projekt unterstützt haben.

Symbolisch haben wir diesen Ratgeber in die Hände der Lupus-Stiftung gelegt. Damit wollen wir deutlich machen, dass dieses Buch zur Förderung der Versorgung und damit der Lebensqualität der Lupus-Patienten in Deutschland beitragen will.

Wir wünschen viel Spaß und Erkenntnisgewinn beim Lesen!

Prof. Dr. Matthias Schneider
Düsseldorf, im April 2017

Inhaltsverzeichnis

IV   Was ist bei Lupus in der Schwangerschaft, bei Kindern und bei Männern zu beachten?

V   Welche Hilfe gibt es bei Lupus?

VI Trotz Lupus lange leben?

Autorenverzeichnis

Anders, Hans-Joachim, Prof. Dr. med.
Medizinische Klinik und Poliklinik IV
Klinikum der Universität München
Ziemssenstraße 1
80336 München
Hans-Joachim.Anders@med.uni-muenchen.de

Aringer, Martin, Prof. Dr. med.
Medizinische Klinik und Poliklinik III
Universitätsklinikum Carl Gustav Carus an der TU
Dresden
Fetscherstraße 74
1307 Dresden
Martin.Aringer@uniklinikum-dresden.de

Beer, Sandra, Dr. med.
Reumatologie & Klinische immunologie
Maasstadziekenhuis Rotterdam
Maasstadweg 21
NL 3079 DZ Rotterdam
BeerS@maasstadziekenhuis.nl

**Brinks, Ralph, Dipl. Math., MA, MSE,
Dr. rer.nat.**
Poliklinik, Funktionsbereich und Hiller
Forschungszentrum für Rheumatologie
Universitätsklinikum Düsseldorf
Moorenstraße 5
40225 Düsseldorf
Ralph.Brinks@med.uni-duesseldorf.de

Chehab, Gamal, Dr. med.
Poliklinik, Funktionsbereich und Hiller-
Forschungszentrum für Rheumatologie
Universitätsklinikum Düsseldorf
Moorenstraße 5
40225 Düsseldorf
Gamal.Chehab@med.uni-duesseldorf.de

Dörner, Thomas, Prof. Dr. med.
Charité, Universitätsmedizin Berlin
Klinik für Rheumatologie und Klinische
Immunologie

Charitéplatz 1
10117 Berlin
Thomas.Doerner@charite.de

Dückers, Gregor, Dr. med.
Zentrum für Kinder- und Jugendmedizin
HELIOS Kliniken Krefeld
Lutherplatz 40
47805 Krefeld
gregor.dueckers@helios-kliniken.de

Fischer-Betz, Rebecca, PD Dr. med.
Poliklinik, Funktionsbereich und Hiller
Forschungszentrum für Rheumatologie
Universitätsklinikum Düsseldorf
Moorenstraße 5
40225 Düsseldorf
Rebecca.Fischer@med.uni-duesseldorf.de

Gaubitz, Markus, Prof. Dr. med.
Interdisziplinäre Diagnostik und Therapie in der
Akademie für manuelle Medizin
Westfälische Wilhelms-Universität Münster
Von-Esmarch-Straße 50
48149 Münster
markus.gaubitz@ukmuenster.de

Gromnica-Ihle, Erika, Prof. Dr. med.
Majakowskiring 11
13156 Berlin
erika@gromnica-ihle.de

Haupt, Martin, PD Dr. med.
Neuro-Centrum Düsseldorf Lehrpraxis der Klinik
für Psychiatrie und Psychotherapie
Universitätsklinikum Düsseldorf
Hohenzollernstraße 5
40211 Düsseldorf
m.haupt@alzheimer-praxis-duesseldorf.de

Herzer, Peter, Prof. Dr. med.

Medicover München MZV
Viktualienmarkt 8
80331 München
peter.herzer@medicover.de

Kuhn, Annegret, Prof. Dr. med.

Interdisziplinäres Zentrum Klinische Studien (IZKS)
Universitätsmedizin der Johannes Gutenberg-
Universität Mainz
Langenbeckstraße 1
55131 Mainz

Abteilung für Immungenetik Tumorimmunologie
Deutsches Krebsforschungszentrum (DKFZ)
Im Neuenheimer Feld 280
69120 Heidelberg
a.kuhn@dkfz-heidelberg.de

Landmann, Aysche

Abteilung für Immungenetik, Tumorimmunologie
Deutsches Krebsforschungszentrum (DKFZ)
Im Neuenheimer Feld 280
69120 Heidelberg
a.landmann@dkfz-heidelberg.de

Lorenz, Hanns-Martin, Prof. Dr. med.

Universitätsklinikum Heidelberg
Hämatologie, Onkologie, Rheumatologie
Im Neuenheimer Feld 410
69120 Heidelberg
Hannes.Lorenz@med.uni-heidelberg.de

Manger, Bernhard, Prof. Dr. med.

Med. Klinik III
Universitätsklinikum Erlangen
Krankenhaustraße 12
91054 Erlangen
bernhard.manger@uk-erlangen.de

Manger, Karin, Prof. Dr. med.

Hainstraße 6
96047 Bamberg
kontakt@rheumapraxis-manger.de

Niehues, Tim, Prof. Dr. med.

Zentrum für Kinder- und Jugendmedizin
HELIOS Kliniken Krefeld
Lutherplatz 40
47805 Krefeld
tim.niehues@klinikum-krefeld.de

Pöhlau, Dieter, Dr. med.

DRK Kamillus Klinik Asbach
Neurologie
Hospitalstraße 6
53567 Asbach
dieter.poehlau@kamillus-klinik.de

Richter, Jutta, PD Dr. med.

Poliklinik, Funktionsbereich und Hiller
Forschungszentrum für Rheumatologie
Universitätsklinikum Düsseldorf
Moorenstraße 5
40225 Düsseldorf
Jutta.Richter@med.uni-duesseldorf.de

Rose, Thomas, Dr. med.

Charité, Universitätsmedizin Berlin
Klinik für Rheumatologie und Klinische
Immunologie
Charitéplatz 1
10117 Berlin
Thomas.Rose@charite.de

Sander, Oliver, PD Dr. med.

Poliklinik, Funktionsbereich und Hiller
Forschungszentrum für Rheumatologie
Universitätsklinikum Düsseldorf
Moorenstraße 5
40225 Düsseldorf
Sander@med.uni-duesseldorf.de

Schneider, Matthias, Prof. Dr. med.

Poliklinik, Funktionsbereich und Hiller
Forschungszentrum für Rheumatologie
Universitätsklinikum Düsseldorf
Moorenstraße 5
40225 Düsseldorf
Matthias.Schneider@med.uni-duesseldorf.de

Schwarting, Andreas, Prof. Dr. med.

Schwerpunkt Klinische Immunologie und
Rheumatologie und Rheumazentrum
Rheinland-Pfalz
Universitätsmedizin der Johannes Gutenberg-
Universität Mainz und ACURA Kliniken RL-P

Langenbeckstraße 1
55131 Mainz
Schwarting@uni-mainz.de

Specker, Christof, Prof. Dr. med.

Klinik für Rheumatologie und Klinische
Immunologie
St. Josef Krankenhaus Essen-Werden
Propsteistraße 2
45239 Essen
Christof.Specker@sjk.uk-essen.de

Voll, Reinhard, Prof. Dr. med.

Klinik für Rheumatologie und Klinische
Immunologie & Center of Chronic
Immunodeficiency (CCI)
Universitätsklinikum Freiburg
Hugstetter Straße 55
79106 Freiburg/Breisgau
reinhard.voll@uniklinik-freiburg.de

Vordenbäumen, Stefan, PD Dr. med.

Klinik für Nephrologie Städtisches Klinikum
Solingen
Gotenstraße 1
42653 Solingen
vordenbaeumen.stefan@klinikumsolingen.de

Hiller-Forschungszentrum Rheumatologie,
Poliklinik und Funktionsbereich Rheumatologie
Heinrich-Heine-Universität Düsseldorf
Merowingerplatz 1a
40225 Düsseldorf
Stefan.Vordenbaeumen@med.uni-duesseldorf.de

Winkler-Rohlfing, Borgi

Lupus Erythematodes Selbsthilfegemeinschaft
e.V.
Döppersberg 20
42103 Wuppertal
borgi.wiro@lupus-rheumanet.org

Witte, Torsten, Prof. Dr. med.

Klinik für Immunologie und Rheumatologie
Carl-Neuberg-Straße 1
30625 Hannover
witte.torsten@mh-hannover.de

Was ist Lupus erythematodes?

Vorbemerkungen

B. Winkler-Rohlfing, M. Schneider

© Springer-Verlag GmbH Deutschland 2017
M. Schneider (Hrsg.), *Lupus erythematodes*,
DOI 10.1007/978-3-662-53844-9_1

Diese einleitende Sektion steht unter der Überschrift: Was ist Lupus erythematodes? Wahrscheinlich ist das die zentrale Frage dieses Buches. Und sicher ist, dass es auf diese Frage nicht die *eine* Antwort gibt. Denn für jeden Betroffenen ist diese Erkrankung etwas anderes. Auch bei der Entstehung spielen wahrscheinlich ganz verschiedene Prozesse eine Rolle, die dann in einen gemeinsamen Weg der Abwehr gegen den eigenen Körper münden.

Daher kann es sein, dass vieles den Betroffenen, die in diesem Buch lesen, bekannt vorkommt. Einiges erfahren sie aber möglicherweise ganz anders oder auch nie. Kein Patient wird all das erleben müssen, was in diesem Buch steht – zum Glück. Es ist sehr wichtig, das zu verstehen und anzunehmen. Leider ist es unmöglich, für jeden Betroffenen ein genau passgerechtes Buch zu schreiben. Absicht ist vielmehr, eine breite Übersicht über die Krankheit Lupus zu geben. Und das sind bei der Vielfalt in der Ausprägung der Lupus-Erkrankung zahlreiche Informationen.

Wenn wir in diesem Buch über Lupus sprechen, dann meinen wir damit den systemischen Lupus erythematodes. Es gibt darüber hinaus weitere Formen von Lupus, die bis auf die verschiedenen Formen der Hautbeteiligung nicht Thema dieses Ratgebers sind.

Eine kleine Bemerkung am Rande: Im Sinne der besseren Lesbarkeit im Buch sprechen wir nicht immer von „Patientinnen und Patienten", sondern verstehen unter „dem Patienten" sowohl Männer als auch Frauen.

Wenn Sie alles zum Lupus wissen wollen, dann haben Sie die Möglichkeit, dieses Buch von Anfang bis Ende zu lesen. Das ist viel Inhalt, und Sie brauchen sicher einige Zeit dazu. Zumal, wenn man als Betroffener oder Laie alles verstehen will.

Das Buch bietet deshalb auch die Möglichkeit, sich gezielt die Informationen zu beschaffen, die man gerade braucht oder haben möchte. Jedes Kapitel steht für sich allein, ist für sich abgeschlossen.

Das Buch hat nicht die Absicht, Sie zur Ihrem eigenen Therapeuten zu machen. Für die Behandlung benötigen Sie auch weiterhin Ihren Experten. Der Inhalt dieses Buch soll Ihnen jedoch ermöglichen, gut zu verstehen, was bei Ihnen oder einem Ihrer Angehörigen oder Freunde gerade passiert und was an Therapie und Vorbeugung wichtig ist. Das hilft Ihnen, gezielter Fragen zu Ihrer eigenen Situation zu stellen und die therapeutischen Konsequenzen bewusster mitzutragen und mitzusteuern.

Wenn Sie Dinge in diesem Buch nicht verstehen, dann lassen Sie sie nicht unbeantwortet stehen, vor allem, wenn sie Sie wirklich persönlich betreffen. Sprechen Sie mit anderen Patienten oder Ihrem Arzt darüber, um so mehr Sicherheit für die eigene Situation zu gewinnen. Einige Fachbegriffe wurden bewusst in den Texten belassen, sie sind in einem eigenen Verzeichnis zusammen mit den Abkürzungen erklärt (▶ Kap. „Erklärung von Abkürzungen und Fachbegriffen" am Ende des Buches). Die Kenntnis solcher Begrifflichkeiten erlaubt den Betroffenen langfristig ein leichteres Verstehen der ärztlichen Kommunikation, auswendig lernen muss man die Begriffe aber sicherlich nicht.

Gegenüber dem bisherigen Konzept dieses Ratgebers, möglichst einfache und allgemeingültige Informationen zu vermitteln, geht diese dritte Auflage mehr ins Detail. Sie gibt deutlich mehr Informationen zur Krankheitsentstehung, zu den Ausprägungen an verschiedenen Organen, zu besonderen Situationen wie Schwangerschaft und zur Therapie und Prävention. Die beschriebenen Inhalte sollen möglichst lange Gültigkeit haben, darum sind hier vor allem breit abgesicherte Erkenntnisse und Empfehlungen weitergegeben; auf die Darstellung von noch unsicheren Befunden wird hingegen weitgehend verzichtet.

Verbreitung und Häufigkeit

R. Brinks

© Springer-Verlag GmbH Deutschland 2017
M. Schneider (Hrsg.), *Lupus erythematodes*,
DOI 10.1007/978-3-662-53844-9_2

Der systemische Lupus erythematodes, kurz Lupus genannt, ist eine eher seltene Erkrankung, was für verschiedene Aspekte der Erkrankung durchaus von Bedeutung ist. Das betrifft zum Beispiel die Diagnose und die Therapie: Wer kennt sich damit aus? Was gilt aufgrund klinischer Studien und anderer wissenschaftlicher Daten als gesichert? In diesem Kapitel geht es um Zahlen zur Häufigkeit von Lupus.

■ **Zwei wichtige Maßzahlen zur Häufigkeit: Prävalenz und Inzidenz**

Beschäftigt man sich mit der Verbreitung und Häufigkeit von chronischen Erkrankungen, werden gewöhnlich zwei Maßzahlen genannt. Die Prävalenz einer Erkrankung beschreibt den Anteil der Erkrankten an der Gesamtbevölkerung zu einem bestimmten Stichtag oder in einem Referenzzeitraum. Um die Prävalenz zu schätzen, erhebt man in einer repräsentativen Stichprobe die Anzahl der Erkrankten und berechnet deren Anteil an der gesamten Stichprobe. Die Prävalenz ist gut geeignet, um Unterschiede zwischen verschiedenen Personengruppen zu untersuchen und um Behandlungsressourcen zu planen.

Ergänzend zur Prävalenz wird oft die Neuerkrankungsrate (Inzidenzrate) betrachtet. Sie gibt an, wie viele Neuerkrankungen innerhalb eines Zeitraums auftreten, meist bezogen auf ein Jahr. Die Inzidenzrate ist eine Maßzahl, die wesentlich schwieriger zu erheben ist als der Anteil der Erkrankten. Hierzu wird eine Gruppe von Personen ohne Erkrankung über einen Zeitraum nachverfolgt und regelmäßig untersucht, um festzustellen, ob die Erkrankung neu aufgetreten ist. Insbesondere das Nachverfolgen und die wiederholten Untersuchungen machen die Schätzung der Inzidenz kostspielig und bei seltenen Erkrankungen auch langwierig. Aus diesem Grund sind in der wissenschaftlichen Literatur Studien zur Prävalenz deutlich häufiger zu finden als Inzidenzschätzungen. Mittels von uns entwickelter mathematischer Verfahren ist es möglich, die Inzidenz aus Prävalenzdaten zu schätzen, ohne dass aufwändige Nachverfolgungen und Mehrfachuntersuchungen notwendig sind.

Die Analyse der Neuerkrankungsrate hat eine wichtige Funktion. Betrachtet man die Inzidenz in Abhängigkeit vom Alter, lässt sich etwas über das individuelle Risiko einer Neuerkrankung in diesem Alter aussagen. Davon verspricht man sich

Aufschlüsse über die zugrundeliegenden Ursachen der Erkrankung.

■ **Prävalenz des Lupus in Deutschland**

In Deutschland gibt es derzeit nur eine einzige verallgemeinerbare Erhebung der Prävalenz des Lupus (Brinks et al. 2014). Die Daten für diese Prävalenzschätzung stammen von sämtlichen deutschen gesetzlichen Krankenversicherungen aus dem Jahr 2002. Für die Bestimmung der Personen mit diagnostiziertem Lupus wird ausgenutzt, dass alle Kostenabrechnungen im ambulanten und stationären Bereich immer mit den zugrunde liegenden Diagnosen erfolgen. Der Stichprobenumfang des Datensatzes beträgt etwas mehr als 2,3 Millionen Personen. Der Anteil der Männer in der Stichprobe beträgt 47 %, was dem damaligen Anteil der Männer in den gesetzlichen Krankenkassen entspricht.

Von den 2,3 Millionen Personen im Datensatz hatten 845 Personen (davon 165 Männer) die ärztliche Diagnose Lupus. Dies entspricht einer Prävalenz von 37 pro 100.000 Personen im Jahr 2002, wobei Frauen mit 55 pro 100.000 weit häufiger betroffen sind als Männer (15 pro 100.000). Hochgerechnet auf die Gesamtbevölkerung in Deutschland ergeben sich damit rund 30.000 Personen mit diagnostiziertem Lupus (davon etwa 6.400 Männer). Wendet man die gefundenen Prävalenzen auf die Bevölkerungsvorausberechnungen des Statistischen Bundesamtes an, ergibt sich für die nächsten zwei Jahrzehnte keine wesentliche Veränderung dieser Fallzahlen in Deutschland.

Die gefundenen Prävalenzen stehen im Einklang mit regionalen Daten aus Nordrhein-Westfalen für den Zeitraum 2005–2008. Dort wurde eine Prävalenz von 32 pro 100.000 Personen gefunden. (Die etwas geringere Prävalenz kann auf die fehlenden stationären Diagnosen in den nordrhein-westfälischen Daten oder auf regionalen Unterschieden beruhen.)

Mit Blick auf die Prävalenzschätzungen für den Lupus in anderen Ländern finden wir ein deutlich heterogeneres Bild. Eine systematische Literatursuche zur globalen Verbreitung des Lupus ergibt Prävalenzschätzungen, die im Bereich von 25 bis 71 pro 100.000 Personen liegen (Danchenko et al. 2006). Basierend auf einer vergleichbaren Analyse von Krankenversicherungsdaten aus Frankreich wurde die Gesamtprävalenz des Lupus im Jahr 2004 mit

40 pro 100.000 Personen geschätzt, was innerhalb der Schätzungenauigkeit mit unseren Daten übereinstimmt. Eine neuere Arbeit aus Frankreich, die ebenfalls Krankenversicherungsdaten als Grundlage hat, findet eine Prävalenz von 47 pro 100.000. Diese neueren Versicherungsdaten umfassen jedoch auch Personen aus den französischen Überseegebieten mit einer wesentlich höheren Prävalenz von bis zu 127 pro 100.000 Personen.

Bleibt man bei europäischen Daten zur Prävalenz des Lupus, so wurden nach einer neueren Literaturrecherche vergleichbare Studien in Dänemark und Griechenland durchgeführt (Borchers et al. 2010). Die dort berichteten Prävalenzen lagen bei 28 bzw. 38 pro 100.000 Personen. Unsere Daten stimmen demnach sehr gut mit den griechischen Schätzungen überein.

Aufgrund der starken ethnischen Komponente des Lupus ist der Vergleich deutscher Daten mit Populationen außerhalb Europas schwierig. In zwei US-amerikanischen Studien werden Prävalenzen zwischen 400 und 700 pro 100.000 Personen bei Frauen mit afrikanischer Abstammung berichtet. Auch bei karibischen Frauen mit afrikanischen Vorfahren hat man Prävalenzen von 200 pro 100.000 Personen beobachtet. Die Prävalenz in arabischen und nordafrikanischen Ländern unterliegt ebenfalls einer großen Schwankungsbreite. Die schlechte Vergleichbarkeit der deutschen Schätzungen mit nichteuropäischen Daten liegt aber teilweise auch an den unterschiedlichen diagnostischen Möglichkeiten in Ländern mit anderen Gesundheitssystemen.

Zusätzlich werden solche Vergleiche auch durch die sehr wahrscheinlichen Wechselwirkungen zwischen geografischen und lebensstilbedingten Faktoren erschwert.

Zusammengefasst: Im Ländervergleich unterliegt die Häufigkeit des Lupus einer enorm großen Schwankungsbreite. Die Ursache dafür ist in diagnostischen Möglichkeiten, genetischen, geografischen und lebensstilbedingten Faktoren zu sehen.

▪ Inzidenz des Lupus

Zwar ist die Prävalenz eine wichtige epidemiologische Maßzahl für die medizinische Versorgung und Bedarfsplanung, wichtiger für die individuelle Risikobewertung und mögliche Präventionsmaßnahmen ist jedoch die Neuerkrankungsrate (Inzidenz). Basierend auf den Prävalenzdaten aus dem vorherigen Abschnitt lässt sich durch mathematische Verfahren der Altersverlauf der Inzidenz für Männer und Frauen abschätzen. Das Ergebnis ist in ▪ Abb. 2.1 gezeigt.

Der Altersverlauf der Neuerkrankungsrate ermöglicht Aufschlüsse über das Risiko, in bestimmten Lebensphasen an Lupus zu erkranken. Die Altersverläufe sind für Frauen und Männer sehr verschieden. Die altersspezifische Inzidenzrate bei Frauen liegt bis zum Alter von etwa 65 Jahren zum Teil erheblich über der Rate der Männer. Das heißt, dass Frauen in weiten Altersbereichen ein deutlich höheres Risiko für eine Neuerkrankung haben. Dies spiegelt sich auch in der zuvor berichteten höheren Prävalenz wieder. Erst in hohen Altersbereichen nähern sich

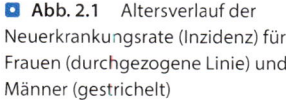

▪ Abb. 2.1 Altersverlauf der Neuerkrankungsrate (Inzidenz) für Frauen (durchgezogene Linie) und Männer (gestrichelt)

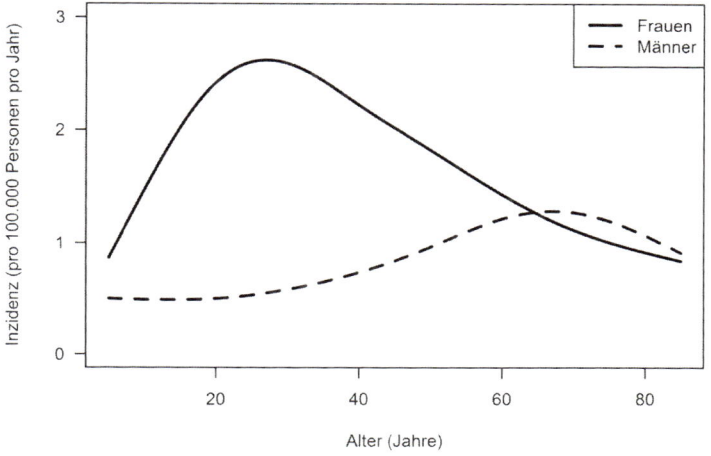

die beiden Verläufe der Neuerkrankungsrate an. Interessant ist die unterschiedliche Lage des Maximums. Während bei Frauen das Risiko für eine Neuerkrankung mit etwa 2,6 Fällen pro 100.000 Personen pro Jahr zwischen dem 20. und 30. Lebensjahr maximal ist, ist bei Männern das Risiko im Alter von etwa 70 Jahren am größten.

Die französischen Versicherungsdaten zeigen ebenfalls einen stark unterschiedlichen Verlauf der altersspezifischen Neuerkrankungsrate für Frauen und Männer. Dort liegt das Maximum bei Frauen mit rund 9 Fällen pro 100.000 Personen pro Jahr in der Altersklasse 30–39, während es bei Männern in der Altersklasse 50–59 liegt. Ältere Daten aus Großbritannien zeigen eine maximale Neuerkrankungsrate bei Frauen bzw. Männern um das 50. bzw. 75. Lebensjahr. Bei den Studien aus Frankreich und Großbritannien muss man jedoch einschränkend bemerken, dass die direkte Schätzung der Neuerkrankungsrate aus Versicherungsdaten Überschätzungen aufweisen kann (also eher zu hoch sind), die mit den genannten mathematischen Verfahren vermieden werden.

■ **Schlussfolgerungen**

Die derzeitigen Schätzungen für Prävalenz und Inzidenz des Lupus in Deutschland basieren auf Abrechnungsdaten für die gesetzlichen Krankenversicherungen. Man muss dabei beachten, dass die Daten nicht für wissenschaftliche Zwecke erhoben wurden und die Qualität der gestellten Diagnosen sowie der angewandten Diagnosekriterien nicht überprüft werden kann. Dennoch wurde die Validität dieser Abrechnungsdaten für wissenschaftlich-epidemiologische Zwecke am Beispiel der Demenz gezeigt, bei der die Schätzungen im Einklang mit mehreren anderen Datenquellen standen. Auch bei unseren Prävalenzschätzungen ergab sich eine recht gute Übereinstimmung mit vergleichbaren Daten aus Nordrhein-Westfalen und Frankreich.

Eine Einschränkung ist das Alter der den deutschen Schätzungen zugrunde liegenden Daten. Alle Änderungen der Prävalenz nach dem Abrechnungsjahr 2002 wie zum Beispiel die stetig verbesserten Behandlungsmöglichkeiten und die daraus resultierenden gestiegenen Lebenserwartungen sind nicht in den Daten erfasst. Hier sind neuere Daten und Auswertungen notwendig.

Ein weiterer Nachteil unserer Studie ist das Fehlen der Personen, die im Erhebungsjahr 2002 nicht in einer der gesetzlichen Krankenversicherungen versichert waren. Man weiß aufgrund epidemiologischer Untersuchungen, dass privat Krankenversicherte anderen Gesundheitsrisiken unterliegen als gesetzlich Versicherte.

Trotz der genannten Einschränkungen liefert unsere Studie Erkenntnisse über die Fallzahlen und die Neuerkrankungsraten des Lupus in Deutschland. Unsere Arbeit dient als Grundlage für den Vergleich mit zukünftigen Erhebungen und leistet einen Beitrag zur regelmäßigen Überwachung des Lupus und dessen Risikofaktoren in Deutschland.

Literatur

Borchers AT, Naguwa SM, Shoenfeld Y, Gershwin ME (2010) The geoepidemiology of systemic lupus erythematosus. Autoimmun Rev 9: A277–287

Brinks R, Fischer-Betz R, Sander O, Richter JG, Chehab G, Schneider M (2014) Age-specific prevalence of diagnosed systemic lupus erythematosus in Germany 2002 and projection to 2030. Lupus 23: 1407–1411

Danchenko N, Satia JA, Anthony MS (2006) Epidemiology of systemic lupus erythematosus: a comparison of worldwide disease burden. Lupus 15: 308–318

Krankheitsentstehung

R.-E. Voll

© Springer-Verlag GmbH Deutschland 2017
M. Schneider (Hrsg.), *Lupus erythematodes*,
DOI 10.1007/978-3-662-53844-9_3

Die Krankheitsursachen und die Störungen des körpereigenen Abwehrsystems (Immunsystems), die zur Entstehung des systemischen Lupus erythematodes führen, sind bisher nur teilweise verstanden. Wir wissen aber, dass es verschiedene Wege für die Entwicklung eines Lupus gibt. Der Entstehung des Lupus liegt eine ererbte, sogenannte genetische Veranlagung zugrunde, jedoch kommt es erst durch Einwirkung von Umwelteinflüssen (z. B. Sonnenbrand, Virusinfektion) tatsächlich zum Ausbruch der Krankheit (■ Abb. 3.1). Auch Krankheitsschübe können durch solche Umweltfaktoren ausgelöst werden.

Durch ererbte Veranlagung und auslösende Umwelteinflüsse kommt es zu einer Fehlsteuerung des Immunsystems, die zur Bildung von Autoantikörpern (beide Begriffe stammen aus dem Griechischen, auto bedeutet: selbst, anti bedeutet: gegen) führt. Antikörper sind Abwehrstoffe, die eigentlich gegen Krankheitserreger gerichtet sind und uns vor Infektionen schützen sollen. Autoantikörper richten sich fälschlicherweise gegen körpereigene Strukturen und können diese schädigen und somit Krankheiten auslösen.

Beim Lupus gibt es zahlreiche verschiedene Autoantikörper. Nur wenige Autoantikörper sind für den Lupus charakteristisch und finden sich praktisch nie bei Gesunden oder Patienten mit anderen Autoimmunkrankheiten. Zu diesen Lupus-spezifischen Autoantikörpern gehören Antikörper gegen unsere Erbsubstanz, die doppelsträngige Desoxyribonukleinsäure (DNS, engl. DNA) und gegen Nukleosomen. Im Zellkern liegt die DNS als Komplex mit Verpackungsproteinen, den Histonen vor. Die kleinste Verpackungseinheit der DNS wird als Nukleosom bezeichnet und besteht aus einem doppelsträngigen DNS-Strang, der um einen Kern aus Histonproteinen herumgewickelt ist (■ Abb. 3.2). Auch das Nukleosom als Ganzes, bestehend aus DNS und Histonen, ist ein für den Lupus charakteristisches Autoantigen.

Die meisten Lupus-Patienten haben Autoantikörper gegen doppelsträngige DNS und Nukleosomen, aber auch gegen andere Bestandteile des Zellkerns. Daher sind Antikörper gegen den Zellkern (antinukleäre Antikörper, ANA) und besonders die Untergruppe der Zellkern-Antikörper gegen

■ **Abb. 3.1** Erbliche Veranlagung und Umweltfaktoren, die zur Entstehung des Lupus beitragen

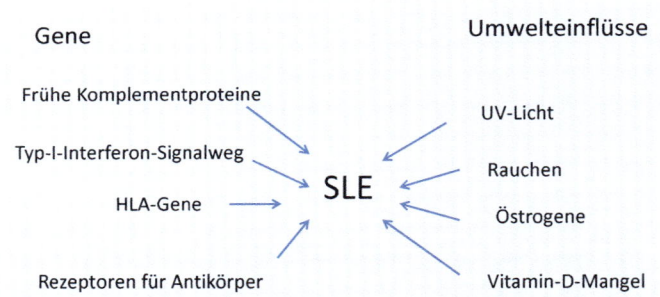

■ **Abb. 3.2** Das Nukleosom, ein Schlüsselantigen beim Lupus. Im Zellkern ist die Erbsubstanz, die doppelsträngige DNS, aufwendig verpackt und mehrfach spiralisiert. Die kleinste Einheit bildet hierbei das Nukleosom, bestehend aus einem Kern mit Histonen, um den die doppelsträngige DNS herumgewunden ist

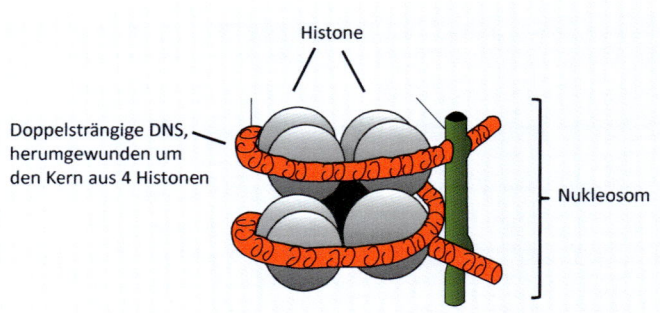

doppelsträngige DNS und Nukleosomen von hoher Aussagekraft für die Diagnose eines Lupus.

■ Erbliche Faktoren

Die große Bedeutung der genetischen Veranlagung wird aus der Beobachtung von eineiigen Zwillingen deutlich. Eineiige Zwillinge heißen so, weil sie von derselben befruchteten Eizelle abstammen. Eineiige Zwillinge entstehen, wenn in einem sehr frühen Entwicklungsstadium – der neue Mensch besteht nur aus einem kleinen Zellhäufchen – einige Zellen, die sich noch zu einem vollständigen Menschen entwickeln können, abgetrennt werden, und sich somit zwei eigenständige Kinder entwickeln. Diese Kinder tragen genau die gleichen Gene, sie besitzen also die gleiche Erbinformation. Erkrankt ein Zwilling an einem Lupus, so hat der andere, genetisch identische Zwilling ungefähr ein Risiko von 50 %, ebenfalls an Lupus zu erkranken.

Diese Beobachtungen zeigen uns, dass ein erheblicher Teil des Krankheitsrisikos in den Genen liegt, also vererbt ist, aber eben nur ein Teil, so dass Umwelteinflüsse nicht unerheblich für die Krankheitsentstehung sind. Das Risiko, einen Lupus zu bekommen, wird dabei von vielen Genen beeinflusst, einzelne Gene tragen jeweils nur einen kleinen Teil zum Gesamtrisiko bei. Einige Risikogene bedingen hierbei nicht nur ein spezielles Lupus-Risiko, sondern verursachen eine generelle Anfälligkeit für Autoimmunerkrankungen. Gene kodieren für Eiweißmoleküle (Proteine).

Ein Gen stellt praktisch den Bauplan dar, nach dem das Protein zusammengesetzt wird. Ist ein Gen verändert (mutiert), so kann, je nach Art der Veränderung, gar kein Protein mehr hergestellt werden, nur ein funktionsgemindertes oder sogar ein funktionell überaktives Protein. Besitzen funktionsgestörte Proteine eine Rolle im Immunsystem, so können zum Beispiel Immundefekte mit Infektanfälligkeit oder Autoimmunerkrankungen entstehen. Viele Genvarianten, sogenannte Allele, die zu einem (leicht) erhöhten Lupus-Risiko beitragen, führen nur zu einem geringfügig veränderten Protein, das folglich auch nur leicht in seiner Funktion verändert ist. Da wir von fast allen Genen 2 Kopien besitzen, eine von unserer Mutter und eine von unserem Vater, hat selbst das komplette Fehlen einer Genkopie oft nur relativ geringe Folgen für den Organismus. Es gibt nur wenige Gendefekte, die alleine schon ein Lupus-ähnliches Krankheitsbild verursachen können, wie zum Beispiel im Falle des kompletten Fehlens des Komplementproteins C1q, wenn beide C1q-Gene gleichzeitig defekt sind. C1q bindet an Antigen-Antikörper-Komplexe (◘ Abb. 3.3) sowie an tote Zellen und hilft bei deren Erkennung und Beseitigung. Fehlt C1q, entwickelt sich schon im Kleinkindesalter ein Lupus-ähnliches Krankheitsbild. Das gänzliche Fehlen von C1q ist glücklicherweise extrem selten. Ist nur ein C1q-Gen defekt, das andere aber funktionsfähig, so bedingt dies nur ein mäßig erhöhtes Risiko, einen Lupus zu entwickeln.

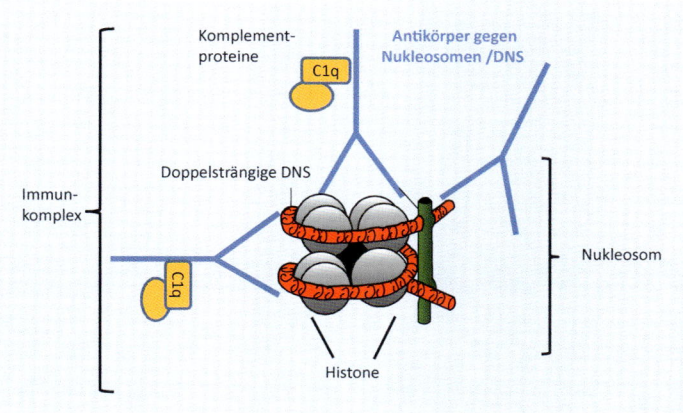

◘ **Abb. 3.**3 Immunkomplex aus Nukleosom, anti-dsDNS/Nukleosomen-Antikörper und Komplement. Hat ein Antikörper sein Antigen gebunden, so kommt es zur Aktivierung des Komplementsystems am Antikörper. Im Rahmen der Komplementaktivierung, die mit der Bindung des Komplementproteins C1q beginnt, binden verschiedene Komplementbestandteile an den Immunkomplex, bei der Aktivierung werden Komplementproteine gespalten und setzen dabei Lockstoffe für Entzündungszellen (weiße Blutkörperchen) frei. Hierdurch entsteht eine Entzündungsreaktion

■ **Umwelteinflüsse**

Welche Umwelteinflüsse können nun im Falle einer entsprechenden erblichen Veranlagung einen Lupus auslösen? Da Umwelteinflüsse sehr vielfältig sind, oftmals gar nicht bewusst wahrgenommen werden und meist über lange Zeit wirken müssen, bis sie einen Effekt zeigen, ist es sehr schwierig, bestimmte Umweltfaktoren als Krankheitsauslöser zu identifizieren. Da die meisten Menschen ähnlichen Umwelteinflüssen ausgesetzt sind, diese aber nur bei entsprechender erblicher Veranlagung einen Lupus (mit-) auslösen können, wird die Feststellung eines ursächlichen Zusammenhangs weiter erschwert. Zum Beispiel ist die Belastung mit Schwermetallen, Pestiziden oder Weichmachern aus Kunststoffen nur schwer zu erfassen und noch schwerer zu quantifizieren. Daher sind bisher nur wenige Umweltfaktoren bekannt, die sowohl den Erkrankungsbeginn als auch einen Schub des Lupus auslösen können: Zuviel UV-Licht, besonders ein folgender Sonnenbrand, führt zum Absterben von Hautzellen. Wenn die abgestorbenen Hautzellen nicht rechtzeitig von spezialisierten Fresszellen aufgenommen werden, so zerfallen sie und setzen u. a. ihre Zellkernbestandteile einschließlich doppelsträngige DNS in Form von Nukleosomen frei. Diese stellen jedoch wichtige Autoantigene beim Lupus dar (s. oben). Die Freisetzung von Nukleosomen kann eine Autoimmunreaktion auslösen oder verstärken. Auch verschiedene Infektionen führen zum Zelltod und zur Freisetzung von Zellkernbestandteilen und können somit einen Krankheitsschub verursachen.

Bestimmte weibliche Hormone, die sogenannten Östrogene, spielen ebenfalls eine Rolle bei der Krankheitsentstehung. Östrogene, die auch in den meisten Antibabypillen vorkommen, sind für die (geringe) schubauslösende Wirkung der „Pille" verantwortlich. Allerdings enthalten die modernen Antibabypillen deutlich weniger Östrogen als die früheren. Zumindest während Phasen erhöhter Krankheitsaktivität sollten östrogenhaltige Antibabypillen nicht eingenommen werden. In Phasen geringer Krankheitsaktivität und bei Fehlen weiterer Risikofaktoren wird die Einnahme moderner Antibabypillen mit niedrigem Östrogengehalt heute auch bei Lupus-Patienten nicht mehr so kritisch gesehen wie früher, eine individuelle Nutzen-Risiko-Abwägung ist jedoch erforderlich. Östrogene sind wahrscheinlich auch wesentlich dafür verantwortlich,

dass Frauen ca. zehnmal häufiger an einem Lupus erkranken als Männer. Vor der Pubertät sind die Östrogenspiegel bei Mädchen niedrig, und auch das Auftreten des Lupus ist extrem selten. Nach der Menopause, wenn die Östrogenspiegel deutlich abfallen, sinkt ebenfalls das Risiko, einen Lupus zu entwickeln; bei Patienten mit Lupus geht mit den Wechseljahren die Krankheitsaktivität öfters zurück. Während der Schwangerschaft kommt es zu einem starken Anstieg des Östrogens, was die in der Schwangerschaft vermehrt auftretenden Schübe erklären dürfte. Ob die Aufnahme von bestimmten, zum Beispiel in Kunststoffen verwendeten Weichmachern, die zum Teil Östrogen-ähnliche Wirkungen besitzen, oder von in Pflanzen wie Soja vorkommenden Phytoöstrogenen eine wesentliche Rolle bei der Entstehung oder Schubauslösung eines Lupus besitzen, bleibt derzeit noch ungewiss; sehr hoch ist das Risiko hierdurch jedoch wahrscheinlich nicht.

Auch ein Mangel an Vitamin D kann das Auftreten eines Lupus begünstigen. Zum einen fördert Vitamin D_3 die Entstehung und richtige Funktion von regulatorischen T-Zellen, die Autoimmunität verhindern, zum anderen wird die Fress- und Abräumfunktion der großen Fresszellen (= Makrophagen) gegenüber toten Zellen verstärkt. Somit kommt es weniger zur Freisetzung von Zellkernbestandteilen toter Zellen. Besonders häufig findet sich ein ausgeprägter Vitamin-D-Mangel bei stark pigmentierten Menschen, die in nördlichen, sonnenarmen Gefilden leben. Das ausgesprochen hohe Lupus-Risiko bei Afroamerikanern ist möglicherweise neben genetischen Faktoren auch auf den bei dunkel pigmentierten Menschen häufigen Vitamin-D-Mangel zurückzuführen. Da Lupus-Patienten UV-Licht meiden sollen, entwickeln sie oft einen noch stärkeren Vitamin-D-Mangel. Daher ist eine Vitamin-D-Gabe bei Lupus-Patienten besonders wichtig. Es gibt sogar Hinweise, dass unter hochdosierter Vitamin-D-Gabe die Krankheitsaktivität des Lupus abnehmen kann.

Infektionen, zum Beispiel mit dem Epstein-Barr-Virus, dem Verursacher des Pfeiffer'schen Drüsenfiebers, dürften ebenfalls eine wichtige Rolle zu spielen als mögliche Auslöser des Lupus oder eines Krankheitsschubs. Im Rahmen vieler Infektionen mit Bakterien und Viren kommt es zu vermehrtem Zelltod und gleichzeitig zu einer Aktivierung des Immunsystems, wodurch auch eine Reaktion des Immunsystems gegen Zellkernbestandteile wie doppelsträngige DNS bzw. Nukleosomen entstehen kann.

Ein weiterer wichtiger Umweltfaktor ist das Zigarettenrauchen, das zahlreiche Autoimmunerkrankungen „befeuert", so auch die rheumatoide Arthritis und den Lupus. Bei Rauchern steigt die Aktivität des Lupus, gleichzeitig verlieren die zur Behandlung wichtigen Antimalariamittel teilweise ihre Wirkung auf die Krankheit.

■ **Kleiner Einblick in das Abwehrsystem (Immunsystem)**

Das Abwehrsystem (Immunsystem) besteht aus zahlreichen Bestandteilen, die zusammenwirken, um den Körper vor Krankheitserregern zu schützen. Man unterscheidet das angeborene Immunsystem, das umgehend auf jegliche Eindringlinge reagiert, vom erworbenen Immunsystem, das beim Erstkontakt mit einem Krankheitserreger zunächst die besten Abwehrzellen für den jeweiligen Erreger auswählt und vermehrt, um zwar mit Zeitverzögerung, aber dafür umso wirksamer zuzuschlagen. Dank der Gedächtnisfunktion des erworbenen Immunsystems sind wir vor diesem Krankheitserreger dann sogar dauerhaft geschützt.

Zum angeborenen Immunsystem gehören unter anderem die mechanische Schutzfunktion von Haut und Schleimhäuten, Bakterien-schädigende Wirkstoffe auf der Körperoberfläche und im Blut (z. B. Komplementsystem) sowie die verschiedenen Fresszellen, die Fremdkörper wie Krankheitserreger verfolgen, fressen und zerstören. Die häufigsten Fresszellen sind die neutrophilen Granulozyten, ohne die wir innerhalb weniger Tage an Infektionen mit Bakterien und Pilzen versterben würden. Auch die großen Fresszellen, die Makrophagen, spielen eine bedeutende Rolle bei der Infektionsabwehr, vor allem bei der Abtötung von Bakterien, wie zum Beispiel Tuberkuloseerreger, die in Körperzellen leben und sich vermehren können. Daneben sind Fresszellen für die rasche Beseitigung toter Zellen verantwortlich. Das Komplementsystem dient dazu, Eindringlinge (besonders Bakterien) zu erkennen und entweder direkt oder vermittelt durch Antikörper abzutöten.

Makrophagen und noch besser die sogenannten dendritischen Zellen können Bestandteile von gefressenen Krankheitserregern den T-Zellen präsentieren und diese aktivieren. Somit aktivieren die dendritischen Zellen und Makrophagen des angeborenen Immunsystems die T-Zellen des erworbenen Immunsystems. Das erworbene Immunsystem umfasst die T-Lymphozyten, die im Thymus (Bries, Brustdrüse; vor und etwas oberhalb des Herzens gelegen) reifen, und die B-Lymphozyten, die im Knochenmark (B für engl. „bone marrow") entstehen. B- und T-Zellen besitzen auf ihrer Oberfläche Rezeptoren, die hochspezifisch ein bestimmtes Antigen, zum Beispiel Bestandteil eines Krankheitserregers, erkennen und durch diesen Kontakt aktiviert werden, sich vermehren und dann den Krankheitserreger bekämpfen. Die B-Zellen entwickeln sich zu Plasmazellen, die ihren Antigenrezeptor, den sie auf ihrer Oberfläche tragen, dann in großer Menge als kleine Abwehrkörperchen, die Antikörper, herstellen und zum Beispiel ins Blut absondern. Diese Antikörper sind hierbei sehr spezifisch gegen ein ganz bestimmtes Antigen – meist Bestandteil eines Krankheitserregers – gerichtet, an das sie binden und es mithilfe des Komplementsystems oder von Fresszellen zerstören.

■ **Die fehlgesteuerte Abwehrreaktion (Immunreaktion) beim Lupus**

Bei Autoimmunkrankheiten richtet sich das Immunsystem nicht nur gegen Krankheiterreger, sondern auch gegen körpereigene Bestandteile. Je nachdem, welche Selbst-Antigene (Autoantigene) das Immunsystem erkennt, entstehen unterschiedliche Krankheiten. Beim Lupus werden Autoantikörper gegen eine Vielzahl körpereigener Strukturen und Zellen gebildet, sehr charakteristisch für den Lupus sind Autoantikörper gegen die im Zellkern befindliche Erbsubstanz, die doppelsträngige DNS. Wie kann es zu dieser Autoimmunreaktion kommen?

In unserem Körper entstehen ständig neue Zellen; gleichzeitig sterben andere Zellen ab, die das Ende ihrer Lebenszeit erreicht haben oder geschädigt wurden (z. B. durch Infektionen oder UV-Licht). Tote Zellen werden normalerweise sofort von den großen Fresszellen (Makrophagen) erkannt und umgehend beseitigt, bevor sie zerfallen und ihren Inhalt freisetzen (■ Abb. 3.4a). Bei vielen Lupus-Patienten ist die Beseitigung der toten Zellen durch die Makrophagen erheblich beeinträchtigt (■ Abb. 3.4b). Die toten Zellen lösen sich auf und setzen ihren Inhalt, auch

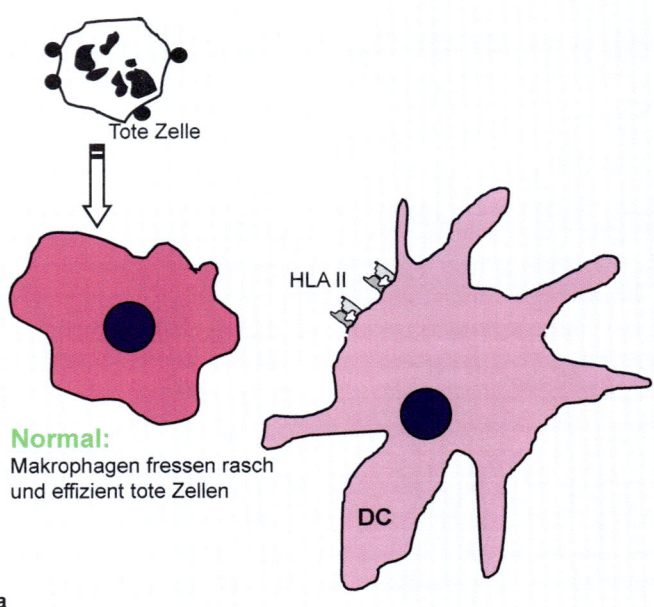

a

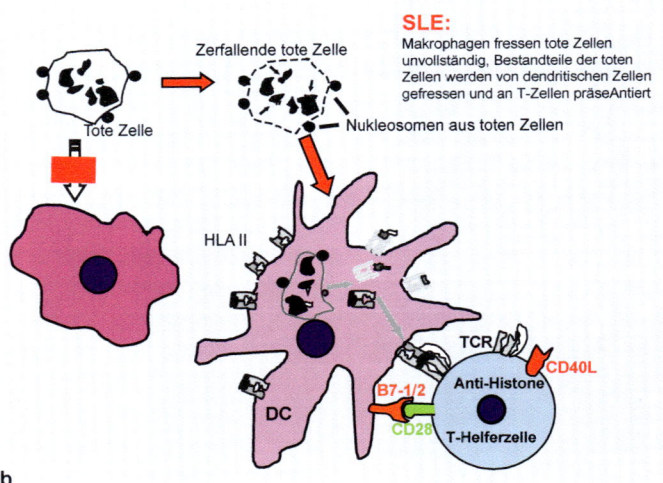

b

🔲 **Abb. 3.4**   **a** Normalerweise werden sterbende Zellen rasch von Makrophagen (große Fresszellen) gefressen, bevor sie ihren Inhalt freisetzen. **b** Bei Lupus-Patienten ist häufig die Beseitigung sterbender Zellen durch das Makrophagensystem beeinträchtigt. Somit zerfallen die toten Zellen letztlich und setzen ihren Inhalt einschließlich der Nukleosomen frei. Nukleosomen und andere Zellkernbestandteile werden von dendritischen Zellen gefressen und verdaut. Bestandteile der Nukleosomen (besonders Histon-Stückchen) werden auf der Oberfläche der dendritischen Zellen den T-Zellen präsentiert und somit selbstreaktive Anti-Histon-T-Zellen aktiviert. **c** Die T-Zellen helfen den B-Zellen, Antikörper zu produzieren, die noch stärker an das Antigen binden, und sich dann zu Plasmazellen zu entwickeln. **d** Nach T-Zell-Hilfe und unter Stimulation mit B-Zell-Wachstumshormonen wie BAFF/BLyS (wird durch Belimumab, einen therapeutischen Antikörper, neutralisiert) entwickeln sich B-Zellen zu Plasmazellen, die krankmachende Anti-Nukleosomen-Antikörper produzieren und ins Blut oder Gewebe abgeben. Dort treffen die Anti-Nukleosomen-Antikörper auf Nukleosomen, freigesetzt aus toten Zellen, und bilden Immunkomplexe. Komplement lagert sich an, es werden Lockstoffe für Entzündungszellen freigesetzt (z. B. C5a), so dass Entzündungszellen in Organe wie die Niere einwandern und eine Entzündungsreaktion und Organschädigung weiter verstärken

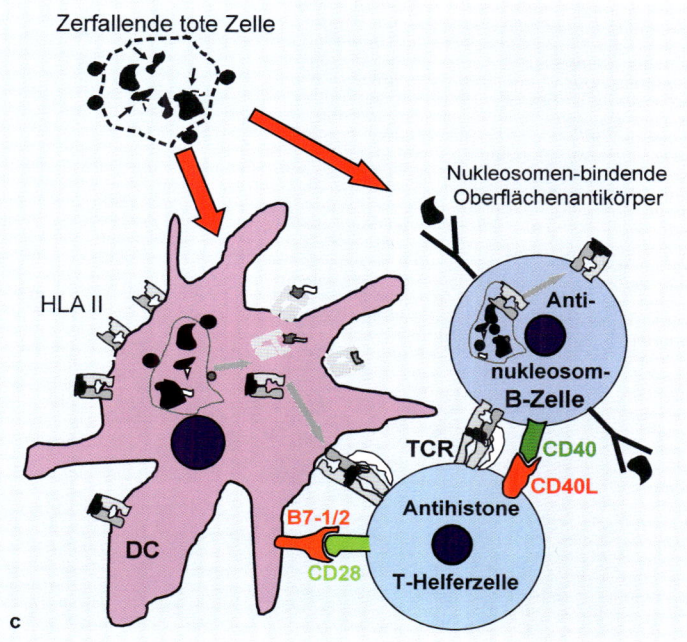

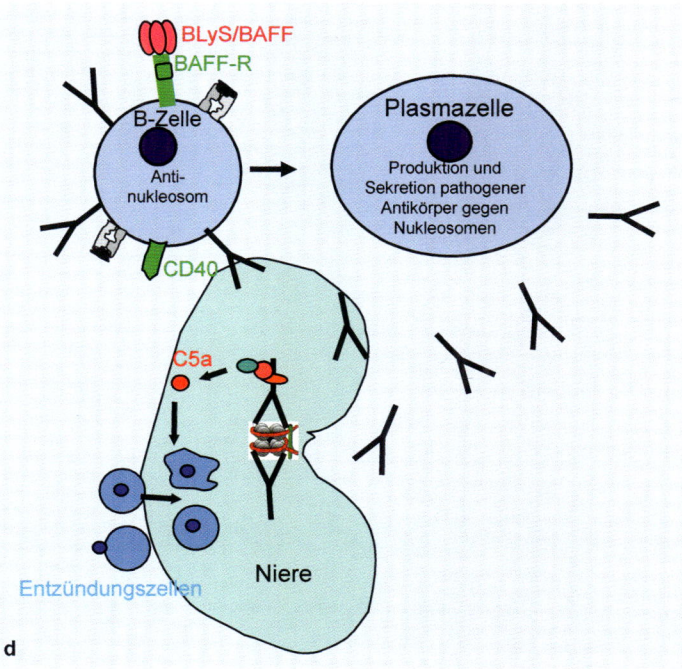

:black_square_button: **Abb. 3.4** Fortsetzung

ihre DNS mit den Verpackungsproteinen, den Histonen, frei. Histone und DNS bilden das sogenannte Nukleosom (Abb. 3.2), das vermutlich wichtigste Selbst-Antigen beim Lupus. Nukleosomen werden von dendritischen Zellen aufgenommen, verdaut und Histonstücke an der Oberfläche der dendritischen Zelle den T-Zellen präsentiert (Abb. 3.4c). T-Helferzellen, die Histone erkennen, werden hierdurch aktiviert und helfen solchen B-Zellen, die Antikörper gegen doppelsträngige DNS oder ganze Nukleosomen an ihrer Zelloberfläche haben, sich in Antikörper-produzierende Plasmazellen zu entwickeln (Abb. 3.4d).

Eine einzelne Plasmazelle bildet pro Sekunde bis zu 10.000 Antikörper, die alle das gleiche Antigen erkennen. Durch einen Sonnenbrand oder Infektionen sterben viele Zellen und setzen, wenn sie nicht rechtzeitig von Makophagen gefressen werden, ihre DNS in Form von Nukleosomen frei. Treffen die gegen doppelsträngige DNS bzw. gegen Nukleosomen gerichteten Antikörper auf die Nukleosomen, so bilden sich Antigen-Antikörper-Komplexe (sog. Immunkomplexe) aus Nukleosomen/DNS einerseits und den Antikörpern andererseits (Abb. 3.3 u. Abb. 3.4d). Diese Immunkomplexe sind entscheidend für viele Krankheitserscheinungen beim Lupus. An den Immunkomplexen wird das Komplementsystem aktiviert, wodurch Entzündungszellen (weiße Blutkörperchen wie Granulozyten, Makrophagen und Lymphozyten) angelockt werden. Folglich kommt zu einer zunehmenden Entzündung, die letztlich zur Organschädigung führt (Abb. 3.4d). Bilden sich die Immunkomplexe in den Nieren, so entwickelt sich eine Nierenentzündung, die ohne Behandlung bis zur Zerstörung der Nieren führen kann; eine Nierenersatztherapie (Dialysebehandlung) wird dann erforderlich. Bilden sich die Immunkomplexe in der Haut, führen sie hier zu dem Lupus-typischen Hautausschlag; lagern sich Immunkomplexe in den Blutgefäßen ab, so kommt es zur Gefäßentzündung (Vaskulitis). Wahrscheinlich sind Immunkomplexe auch an der Entstehung der Gelenkentzündung (Arthritis) beteiligt.

Autoantikörper können Zellen auch direkt schädigen. Beim Lupus finden sich zum Beispiel auch Antikörper gegen rote Blutkörperchen (Erythrozyten) oder Blutplättchen (Thrombozyten), wodurch diese geschädigt werden. Eine Blutarmut ist die Folge einer Zerstörung der roten Blutkörperchen. Folglich kommt es zur mangelnden Sauerstoffversorgung des Körpers, was sich in verminderter Leistungsfähigkeit und Atemnot äußert. Werden die Blutplättchen zerstört, ist die Blutstillung nicht mehr gewährleistet und eine Blutungsneigung ist die Folge.

Möglicherweise ist auch eine Funktionsstörung der regulatorischen T-Zellen, die eigentlich Immunantworten wieder abschalten und Autoimmunreaktionen verhindern sollen, an der Entstehung des Lupus beteiligt. Neben regulatorischen T-Zellen gibt es auch regulatorische B-Zellen, deren Funktion bei Lupus-Patienten gestört ist, was ebenfalls die Entstehung von Autoimmunität begünstigt.

Zusammenfassend   führen bestimmte Auslöser wie UV-Bestrahlung, Infektionen etc. bei Menschen mit einer erblichen Veranlagung zur Entwicklung eines Lupus. Ein wesentlicher Faktor ist wahrscheinlich die Freisetzung von dsDNA bzw. Nukleosomen aus toten Zellen, die nicht wie üblich von Makrophagen beseitigt wurden. Bestandteile der Nukleosomen werden von dendritischen Zellen an T-Zellen präsentiert. Die aktivierten T-Zellen helfen dann den B-Zellen, die Antikörper gegen Nukleosomen besitzen, sich zu Antikörper-produzierenden Plasmazellen zu entwickeln. Autoantikörper gegen doppelsträngige DNS bzw. Nukleosomen bilden Immunkomplexe, die zur Komplementaktivierung und Entzündungsreaktion mit Organschädigung führen.

Woran erkenne ich, ob ich Lupus habe?

Stufendiagnostik

C. Specker, M. Aringer

© Springer-Verlag GmbH Deutschland 2017
M. Schneider (Hrsg.), *Lupus erythematodes*,
DOI 10.1007/978-3-662-53844-9_4

■ **Verdacht auf Lupus**

Auf Grund der Vielfalt der Antikörper zeigt sich ein systemischer Lupus erythematodes häufig durch mehrere klinische (bei der körperlichen Untersuchung fassbare) Symptome und Befunde. Beim systemischen Lupus erythematodes, im Folgenden einfach als Lupus bezeichnet, sind – im Gegensatz zum reinen Hautlupus – schnell mehrere Organsysteme betroffen: Haut, Gelenke, Blut und innere Organe. So können typische Hautausschläge, eine Gelenkentzündung oder eine Nierenentzündung den Verdacht auf einen Lupus lenken.

Als Folge der beim Lupus fehlerhaft durch das Immunsystem (die „Körperpolizei") bedingten Entzündung („der Körper greift sich selbst an") findet man zudem oft Allgemeinsymptome wie Gliederschmerzen, Abgeschlagenheit, Leistungsknick, Temperaturen, Lymphknotenschwellungen, Appetitmangel oder ungewollte Gewichtsabnahme. Solche Beschwerden treten aber auch bei vielen anderen Erkrankungen auf. Spezifischer, d. h. deutlicher auf die Diagnose eines Lupus hinweisend, sind typische Veränderungen im Blut.

Bei der Stufendiagnostik des Lupus muss man unterscheiden zwischen Untersuchungen, welche die Diagnose eines Lupus bestätigen oder auszuschließen sollen, und solchen, welche dazu dienen festzustellen, wie aktiv die Erkrankung ist, welche Organe und Körpersysteme hiervon betroffen sind und ob es bereits Hinweise auf Schäden durch frühere Schübe oder frühere Therapien gibt. Es ist ja wichtig, nicht nur die Diagnose zu stellen, sondern auch eine Einschätzung der Prognose vorzunehmen, um unter Abwägung von Nutzen und Risiko dem Patienten die richtige Therapie empfehlen zu können.

■ **Anamnese und körperliche Untersuchung**

Die meisten Auswirkungen des Lupus entdeckt der Arzt durch ein gezieltes Fragen nach Beschwerden und durch die körperliche Untersuchung nach passenden Befunden. Typisch für den Lupus sind bestimmte rötliche Hautveränderungen von Gesicht, Dekolleté und Rücken, die oft durch Sonnenlicht ausgelöst oder verstärkt werden, oder kleine rote Flecken der Beine (wie „Streusel"). Oder ein weißes Abblassen der Finger bei Kälte mit Blauverfärbung, wenn die Durchblutung sich in der Wärme wieder bessert (Raynaud-Phänomen), immer wieder auftretende

wunde Stellen der Mundschleimhaut und eine leichte Vergrößerung von Lymphknoten. Es kann auch zu Entzündungen des Rippenfells oder Herzbeutels mit atem- und lageabhängigen Schmerzen im Brustkorb kommen. Gelenkschmerzen (Arthralgien) sind bei Lupus-Patienten zwar ein häufiges, aber auch sehr unspezifisches Symptom: Sie können bei allen rheumatischen Erkrankungen vorkommen. Gelenkschwellungen (sog. Arthritiden) sind beim Lupus sogar seltener als bei anderen Rheumaerkrankungen, können aber einen frühen Befund darstellen.

Je nach Verdacht wird der Arzt dann weitere technische Untersuchungen wie Ultraschall, Röntgen usw. selber durchführen oder veranlassen, um sich Klarheit über die Erkrankung zu verschaffen. Entscheidend für die Diagnose sind nach der Anamnese und der körperlichen Untersuchung die Labortests.

■ **Laboruntersuchungen**

■■ **Allgemeine Laborwerte**

Einfache Laboruntersuchungen, die von jedem Arzt durchgeführt werden können, sind die Bestimmung der Blutsenkungsgeschwindigkeit (BSG), die anzeigt, ob im Körper überhaupt eine Entzündung irgendeiner Art vorliegt, und das sogenannte Blutbild zur Bestimmung der verschiedenen Blutkörperchen. Im Rahmen des Lupus können eine Blutarmut (Anämie), also ein Mangel an roten Blutkörperchen, ein Mangel an weißen Blutkörperchen (Leukozytopenie) oder ein Mangel an Blutplättchen (Thrombopenie) vorkommen, wovon insbesondere die Anämie und die Leukozytopenie häufig sind. Ergänzend sollten im Blut des Patienten auch noch die Leber-, Nieren- und Muskelwerte bestimmt werden. Wichtig ist auch eine Untersuchung des Urins auf Eiweiß (Proteinurie) und rote Blutkörperchen (Erythrozyturie), weil dies auf eine Nierenentzündung (Nephritis) hinweisen kann. Sind diese einfachen Blut- und Urinuntersuchungen alle normal, kann eine aktive, akut behandlungsbedürftige Form eines Lupus praktisch ausgeschlossen werden.

■■ **Spezielle immunologische Laboruntersuchungen**

Erster spezieller Labortest bei Verdacht auf das Vorliegen eines Lupus ist die Bestimmung der antinukleären Antikörper (ANA). Da es einen Lupus ohne

ANA praktisch nicht gibt, ist ein solcher so gut wie ausgeschlossen, wenn ANA nicht nachweisbar sind (zu Methodik und Grenzwerten der ANA ▶ Kap. 5). Da ANA aber auch bei anderen, dem Lupus verwandten Erkrankungen (Kollagenosen) vorkommen, etwa auch bei bestimmten relativ harmlosen Immunerkrankungen z. B. der Schilddrüse und sogar bei Gesunden, darf der Nachweis von ANA im Blut nicht mit der Diagnose eines Lupus gleichgesetzt werden. Die Untersuchung auf ANA ist ein erster Suchtest darauf, ob im Blut des Patienten überhaupt Autoantikörper – also Antikörper, die sich gegen den eigenen Körper richten – vorhanden sind.

Sehr viel spezifischer für den Lupus sind die sogenannten DNS-Antikörper, das sind Antikörper gegen die Erbsubstanz in den Zellkernen. DNS-Antikörper findet man – je nach Bestimmungsmethode – nie bis selten bei anderen Erkrankungen. Die Konzentration („Höhe") dieser DNS-Antikörper (engl. DNA-Antikörper) im Blut spiegelt auch die Krankheitsaktivität des Lupus wider. Bedeutsam für die Aktivitätsbeurteilung sind die DNS-Antikörper insbesondere dann, wenn es gleichzeitig zu einer Verminderung der sogenannten Komplementfaktoren (C3 und C4) im Blut kommt, da diese verbraucht werden, wenn DNS-Antikörper zu einer Entzündung führen. Sehr hilfreich in der Beurteilung ist dabei der Vergleich mit Voruntersuchungen. Wenn sich die Befunde der DNS-Antikörper und der Komplementfaktoren gleichzeitig deutlich gegenüber den Vorwerten verschlechtern, ist die Wahrscheinlichkeit für einen bestehenden oder drohenden Schub des Lupus hoch.

Auch Antikörper gegen RNA-bindende Proteine können mehr oder weniger charakteristisch für bestimmte Organbeteiligungen (wie z. B. die SS-A(Ro)-Antikörper für eine Lichtempfindlichkeit der Haut) sein. Die Einordnung dieser Befunde ist schon eher etwas für einen Lupus-Spezialisten. Wichtig ist aber, dass nach den relativ unspezifischen ANA weitere, spezifischere Autoantikörper (DNS-Antikörper, ENA-Antikörper) die Sicherheit erhöhen, mit der die Diagnose eines Lupus gestellt werden kann.

Eine spezielle Untergruppe von Antikörpern stellen bei Lupus-Patienten und vor allem -Patientinnen die sogenannten Antiphospholipid-Antikörper dar, die – besonders wenn sie deutlich erhöht sind – eine gesteigerte Neigung zu Thrombosen, Embolien (Verschlüsse venöser oder arterielle Gefäße) und Fehlgeburten anzeigen können (Antiphospholipidsyndrom, ▶ Kap. 8).

■ **Zusatzuntersuchungen**

Für die Untersuchung der Beteiligung innerer Organe sind verschiedene, meist wenig belastende Untersuchungen notwendig. Die Schwere eines Eiweißverlustes bei Nierenbeteiligung kann mittels Urinprobe oder (besser) 24-Stunden-Sammelurin festgestellt werden, eine Beteiligung der Lunge mittels Lungenfunktionsuntersuchung („Atemtest") und Computertomografie. Viele der inneren Organe, u. a. auch das Herz oder das Rippenfell, lassen sich gut mit Ultraschall untersuchen. Das Gehirn (auch dies kann beim Lupus betroffen sein) wird schmerzlos mittels Magnetresonanztomografie (MRT) untersucht. Selten sind belastende Untersuchungen notwendig, wie Bronchoskopie (Lungenspiegelung), Biopsien (Gewebsproben) von Niere, Muskel, Nerv oder Knochenmark bzw. die Untersuchung des Gehirnwassers (Lumbalpunktion). Solche Zusatzuntersuchungen kommen überhaupt nur dann in Frage, wenn die klinischen Befunde und Laboruntersuchungen den Verdacht auf eine Organbeteiligung nahelegen.

■ **Endgültige Diagnose Lupus?**

Für den Arzt, der sich mit Lupus auskennt, ist die Diagnose oft leicht und schnell zu stellen. Es ist dabei wichtig, dass man an dieses Krankheitsbild denkt; es ist aber mindestens genauso wichtig, nicht aus einem einzelnen Symptom oder Laborwert eine Diagnose zu „konstruieren", die dann unkritisch weiter verfolgt wird, ohne dass wirklich ein Lupus vorliegt. Besonders zu Beginn ist die Diagnose eines Lupus oder einer anderen Autoimmunerkrankung nicht immer mit Sicherheit zu stellen. Muss die Diagnose geändert werden, verunsichert das Patienten oft. Das lässt sich aber manchmal nicht vermeiden. Das Hinterfragen von Diagnosen – und wenn nötig das Zugestehen einer eigenen Fehleinschätzung – ist in Wirklichkeit ein gutes Zeichen und ein ärztliches Qualitätsmerkmal.

■ **Zusammenfassung**

Grundsätzlich ist es gerade bei Patientinnen (90 % der Lupus-Erkrankten sind Frauen) und Patienten mit unerklärten Problemen in verschiedenen

Organsystemen wichtig, auch an die Diagnose
Lupus zu denken. Die Bestimmung der antinukleären Antikörper dient dabei als erster Suchtest. Ist
dieser positiv, sollten die Patienten an Rheumatologen oder andere Ärzte mit entsprechender Erfahrung
mit Lupus und anderen Autoimmunerkrankungen
überwiesen werden. Typische und schwere Fälle von
Lupus werden meist rasch diagnostiziert. Gerade bei
milder Erkrankung ohne typische Organbeteiligung
kann das aber auch schwierig sein, so dass der Arzt
zunächst nur den Verdacht auf einen Lupus äußert
oder eine sogenannte undifferenzierte Kollagenose
diagnostiziert.

Kriterien und Diagnose

M. Aringer, C. Specker

© Springer-Verlag GmbH Deutschland 2017
M. Schneider (Hrsg.), *Lupus erythematodes*,
DOI 10.1007/978-3-662-53844-9_5

Je vielfältiger eine Erkrankung in Erscheinung treten kann, desto schwieriger ist es sie sicher zu diagnostizieren. Ein typisches Beispiel dafür ist der Lupus, wie Sie möglicherweise schon aus Berichten von anderen Betroffenen oder selbst festgestellt haben. Für solche Erkrankungen ist es wichtig, dass die Medizin sich darauf verständigt, welche Kriterien (Bedingungen, Symptome und Befunde) erfüllt sein müssen, damit eine bestimmte Diagnose gestellt werden kann. Dies ist nicht nur für Arzneimittelstudien wichtig, sondern ebenso für Untersuchungen zu Antikörpern und auch für wissenschaftliche Projekte, die im Labor das Krankheitsgeschehen besser verstehen wollen. Für eine komplexe Erkrankung wie den Lupus ist das nicht ganz einfach. Lupus-Patienten können ja sehr unterschiedliche Symptome und Befunde aufweisen.

Die übliche wissenschaftliche Lösung hierfür sind sogenannte Klassifikationskriterien. Erfüllt ein Patient solche Kriterien in ausreichendem Maß, kann er in eine wissenschaftliche Studie zu dieser Erkrankung eingeschlossen werden. Solche Kriterien sollten möglichst wenige Patienten fehlerhaft klassifizieren, denn der Einschluss in eine Studie ist meist nicht mehr rückgängig zu machen.

Kriterien dürfen aber auch nicht zu kompliziert werden, um verwendbar zu bleiben. Das wirkt sich aber auf ihre Genauigkeit aus. Fehler können dabei in zwei Richtungen passieren. Zum einen kann ein Patient als an Lupus erkrankt klassifiziert werden, eigentlich aber eine andere Erkrankung aufweisen. Das Maß der Sicherheit, dass das nicht passiert, nennt die Wissenschaft Spezifität. Etwas öfter werden Patienten mit einem Lupus mit Hilfe solcher Kriterien *nicht* als Lupus-Patienten eingestuft. Das Maß dafür, wie gut Kriterien möglichst alle Patienten erkennen, heißt Sensitivität. Was das bedeutet, ist im Folgenden dargestellt.

■ **ACR- und SLICC-Kriterien**

Über mehr als drei Jahrzehnte stellten für den Lupus die Klassifikationskriterien des American College of Rheumatology (ACR) den unangefochtenen Goldstandard dar. Diese 1982 publizierten Kriterien sind schon auf „moderne" Art entstanden: Es wurden 177 Patienten mit Lupus und 162 Patienten mit anderen Erkrankungen verglichen, um zu sehen, was für den Lupus typisch ist. Herausgekommen sind 11 Kriterien, von denen mindestens 4 vorliegen müssen, damit eine Erkrankung als Lupus klassifiziert werden kann. Diese Kriterien wurden 1997 geringfügig verändert, weil neue Labormethoden dazukamen und ein alter Test nirgendwo mehr durchgeführt wurde. Die Kriterien sind in ◘ Tab. 5.1 dargestellt.

2012 wurde von der SLICC (SLE International Cooperating Clinics)-Gruppe nach mehrjähriger Arbeit ein zweites Set Kriterien publiziert. Die Grundstruktur blieb die gleiche, aber für die SLICC-Klassifikation muss zumindest ein Lupus-typischer

◘ **Tab. 5.1** Lupus-Klassifikationskriterien des American College of Rheumatology (ACR)

Kriterium	Was ist gemeint?	Vorsicht
Schmetterlingsausschlag	Typischer Hautbefund	Rosacea-ähnlich
Diskoider Hautlupus	Typischer Hautbefund	Oft reiner Hautlupus
UV-Empfindlichkeit	Anamnese	Sehr ungenau
Mundschleimhautgeschwüre	Typischer Schleimhautbefund	Virusinfektionen
Gelenkentzündung	2 geschwollene Gelenke	Andere Arthritiden
Rippenfell-/Herzbeutelentzündung	Schmerz, Geräusch, Erguss	Infektionen, Infarkt
Nierenentzündung	Eiweiß, Zylinder im Urin	Harnwegsinfekte
ZNS-Störung	Krampfanfälle, Psychose	Medikamente, Drogen
Hämatologie	Blutkörperchen vermindert	Bluterkrankungen
Immunologie (Antikörper gegen)	dsDNS, Sm oder Phospholipide	Stark testabhängig
Antinukleäre Antikörper	ANA-positiv	Nur als Suchtest gut

Antikörper im Blut nachgewiesen werden. Dafür reicht bei diesen Kriterien zum Beispiel die Kombination aus Antikörper und einer mittels Punktion (Biopsie) gesicherten Nierenbeteiligung aus. Die SLICC-Kriterien sind komplizierter als die ACR-Kriterien. Sie schließen mehr Lupus-Patienten ein, haben also eine etwas höhere „Trefferquote" (Sensitivität). Aber sie schließen auch mehr Patienten ein, die eigentlich keinen Lupus haben, verlieren also etwas an Spezifität (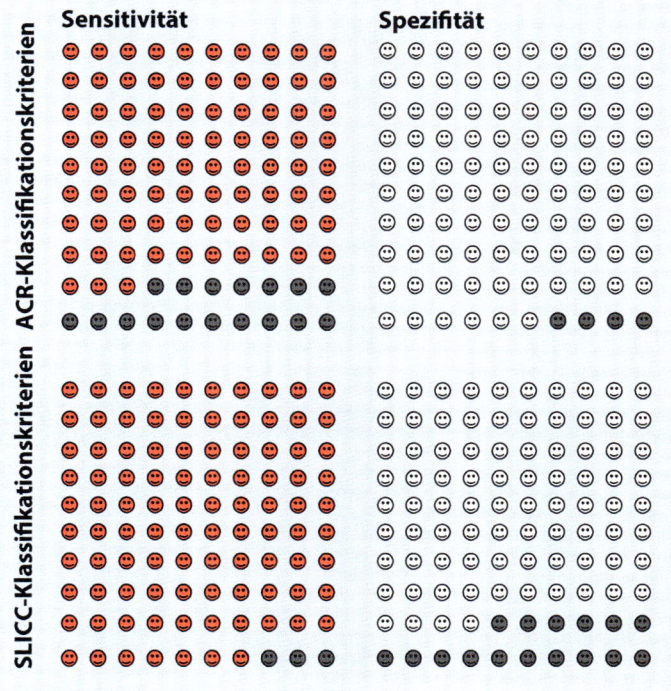 Abb. 5.1).

Derzeit liegen daher zwei unterschiedliche Sets an Kriterien vor. Während die Arzneimittelbehörden EMA (European Medicines Agency) und FDA (Food and Drug Administration) die neuen SLICC-Kriterien akzeptiert haben, wurden sie von den wissenschaftlichen rheumatologischen Gesellschaften in den USA (ACR) und Europa (EULAR, European League Against Rheumatism) nicht anerkannt. Weil beide Sets an Kriterien aus heutiger Sicht noch Schwächen haben, versucht eine internationale Gruppe von Experten mit Unterstützung von EULAR und ACR noch bessere Kriterien zu entwickeln, die logischer sind und die Erkrankung

möglichst früh und mit hoher Treffsicherheit erkennen helfen. Ein Ansatz, der dabei verfolgt wird, ist eine Staffelung von Tests. Wenn die Erkrankung vermutet wird, sollen zuerst Antikörper gegen Zellkerne (als „antinukleäre Antikörper" bezeichnet, abgekürzt ANA) in einem Suchtest bestimmt werden, und nur, wenn dieser Test positiv ist, soll nach weiteren Kriterien gesucht werden (siehe hierzu auch ▶ Kap. 4). Vorarbeiten haben gezeigt, dass fast alle Lupus-Patienten (über 98 %) antinukleäre Antikörper in ihrem Blut haben.

■ **Klassifikation ist nicht Diagnose**

Folgende Zahlen für Sensitivität und Spezifität machen deutlich, dass die Klassifikationskriterien nicht für die Diagnose entwickelt wurden. In eine Studie 2 % aller Lupus-Patienten nicht einschließen zu können, ist in der Regel unproblematisch. Bei 2 von 100 Patienten aber nicht die (richtige) Diagnose Lupus stellen zu können, kann ernste Folgen für diese Patienten haben. Diagnose und Klassifikation unterscheiden sich also erheblich in ihrer Zielsetzung. Während die Klassifikation alles „über

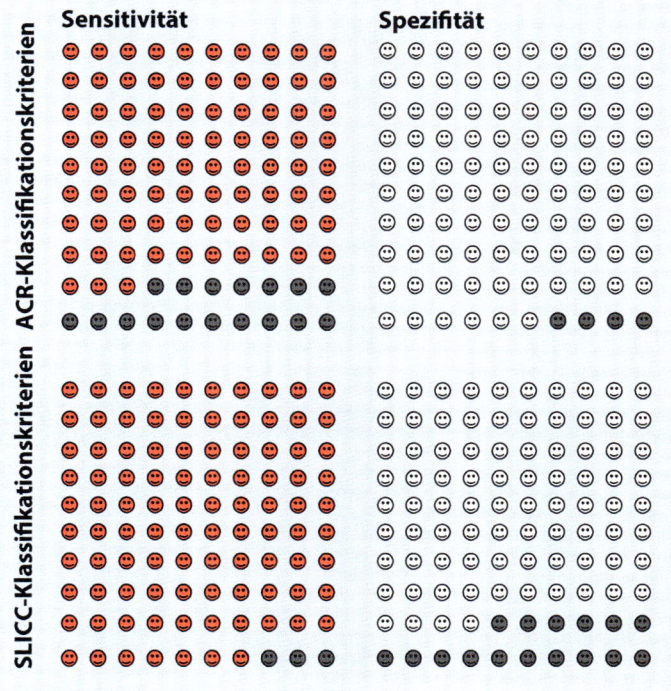

■ Abb. 5.1 Sensitivität (wie viele von 100 Lupus-Patienten [rot] werden durch die Kriterien richtig als Lupus-Patienten erkannt, links) und Spezifität (wie viele von 100 Patienten ohne Lupus [weiß] werden korrekt als Menschen ohne Lupus klassifiziert, rechts) unterscheiden sich zwischen den ACR-Kriterien (oben) und den SLICC-Kriterien (unten). Dunkelgrau unterlegt sind die Symbole der fehlerhaft nicht erkannten (links, Sensitivität) beziehungsweise als Lupus fehlklassifizierten (rechts, Spezifität) Patienten

einen Kamm scheren" und mit einer begrenzten Zahl an Daten auskommen kann, soll die ärztliche Diagnose alles einbeziehen, was individuell verfügbar ist. Beispiele sind das Rheuma der Mutter, das eher für einen Lupus spricht, die Virusinfektion im Kindergarten des Sohnes, die bestimmte Symptome ganz anders erklären hilft, und sogar das ärztliche „Bauchgefühl". Während die Klassifikation nicht umgestoßen werden darf, kann die Diagnose immer wieder hinterfragt werden, wenn sich die Erkrankung nicht verhält, wie wir erwarten. Daher helfen die Klassifikationskriterien zwar, die häufigen Symptome und ein Bild der Erkrankung zu vermitteln, es gibt aber definitiv Lupus-Patienten, die diese Kriterien nicht erfüllen und Patienten ohne Lupus, deren Erkrankung als Lupus fehlklassifiziert wird.

■   „Werkzeuge", um den Lupus zu erkennen
Wenn wir über die Diagnose Lupus nachdenken, kommen wir ganz automatisch zur Frage, was für eine Erkrankung der Lupus eigentlich ist. Egal, welche Organsymptome ein Lupus-Patient individuell hat, es stehen sogenannte Autoantikörper dahinter, Eiweiße des Immunsystems, die sich gegen körpereigene Strukturen richten und so zum Beispiel zu Entzündungen in der Haut oder in den Nieren führen.

Typisch für den Lupus ist, dass nicht nur *ein* Autoantikörper zu finden ist wie bei anderen Erkrankungen. Lupus-Patienten haben in der Regel viele verschiedene Autoantikörper, von denen wir aber nur einen Teil kennen bzw. messen. Fast immer finden sich darunter Antikörper gegen Strukturen im Zellkern, die sogenannten antinukleären Antikörper (ANA). Diese lassen sich mit dem ANA-Test erkennen.

Ist der (mit der richtigen Methode) durchgeführte ANA-Test negativ, ist ein Lupus zumindest sehr unwahrscheinlich. Andererseits bedeutet ein positiver ANA-Test nicht, dass ein Lupus vorliegen muss oder die Erkrankung aktiv ist. Bei positivem Test müssen weitere Tests angeschlossen werden. Unter den Antikörpern, die sich nur beim Lupus aus der Gruppe der ANA finden, sind Antikörper gegen doppelsträngige Desoxyribonukleinsäure (dsDNS) am wichtigsten. Es finden sich darunter aber auch Antikörper gegen die sogenannten extrahierbaren nukleären Antigene (ENA) mit eigenartigen Abkürzungen wie Sm, Ro (SS-A), La (SS-B) oder U1RNP.

Für die Bewertung des Ergebnisses sind nicht nur die verschiedenen Antikörper, sondern auch die Genauigkeit der Tests wichtig. Antikörper gegen Sm (die Abkürzung stammt von einer Frau Smith, einer Lupus-Patientin, bei der dieser Antikörper zuerst gefunden wurde) kommen vor allem beim Lupus vor. Antikörper gegen Ro, auch SS-A genannt, finden sich hingegen noch häufiger beim Sjögren-Syndrom als beim Lupus, und sie kommen auch bei anderen Kollagenosen wie der systemischen Sklerose vor. Antikörper gegen U1RNP und Sm oder gegen U1RNP und dsDNS sprechen für einen Lupus, isolierte Antikörper gegen U1RNP hingegen für eine sogenannte Mischkollagenose.

Auch Antikörper gegen Phospholipide, einem Zellwandbestandteil von Blutplättchen und Gefäßwandzellen, werden relativ häufig bei Lupus-Patienten gefunden. Diese Antikörper können als Anti-Cardiolipin-Antikörper, als Anti-Beta-2-Glykoprotein-I-Antikörper oder in Form des (positiven) Lupus-Antikoagulans bestimmt werden. Liegen sie in deutlich erhöhter Zahl vor, so spricht dies für ein Antiphospholipidsyndrom (APS). Davon betroffene Patienten weisen eine Neigung zur Entwicklung von Thrombosen, Embolien und Fehlgeburten auf. Dieses APS kommt in ca. ¼ der Fälle eines Lupus vor, kann aber auch ohne Lupus auftreten und wird dann „primäres APS" genannt. Ähnliches gilt auch für den Coombs-Test, bei dem Antikörper gegen rote Blutkörperchen bestimmt werden, welche zu deren Auflösung (Hämolyse) führen können. Das gibt es beim Lupus, aber auch isoliert bei der autoimmunhämolytischen Anämie.

In vielen anderen Fällen wissen wir, dass einem Laborwert oder einer klinischen Beschwerdesymptomatik Autoantikörper zugrunde liegen müssen, wir können sie aber nicht immer messen. Messbar sind dann nur Veränderungen zum Beispiel in der Zahl der Blutkörperchen oder bei Immunkomplexen der Verbrauch von Komplement, der sich oft als Verminderung der Komplementkomponenten C3 und C4 zeigt.

Labortests

S. Vordenbäumen

© Springer-Verlag GmbH Deutschland 2017
M. Schneider (Hrsg.), *Lupus erythematodes*,
DOI 10.1007/978-3-662-53844-9_6

Laboruntersuchungen vor allem aus Blut oder Urin haben eine große Bedeutung bei der Diagnosestellung und der Verlaufsbeurteilung des Lupus. Die Diagnose eines Lupus kann jedoch immer nur im Zusammenhang mit dem klinischen Erscheinungsbild gestellt werden und beruht nie alleine auf Laborwerten (▶ Tabelle 5.1 „Klassifikationskriterien" in ▶ Kap. 5). Die wichtigsten für den Lupus relevanten Labortests werden im Folgenden beschrieben.

■ Antinukleäre Antikörper

Antikörper sind von Immunzellen produzierte Eiweiße, die sich bei gesunden Menschen vorwiegend gegen körperfremde Strukturen richten und diese zur Zerstörung markieren oder inaktivieren. Darüber hinaus können in geringen Konzentrationen auch bei gesunden Menschen Antikörper nachgewiesen werden, die sich gegen körpereigene Strukturen richten, zum Beispiel gegen Zellkerne (sog. antinukleäre Antikörper, kurz ANA). Hohe Konzentrationen von ANA kommen bei gesunden Menschen nur selten vor. Bei praktisch allen unbehandelten Patienten mit einem Lupus sind ANA dagegen nachweisbar (d. h. die Sensitivität ist hoch). Allerdings bedeutet der Nachweis selbst von hohen Konzentrationen nicht automatisch die Diagnose eines Lupus (d. h. die Spezifität ist gering), da auch bei zahlreichen anderen Erkrankungen ANA vorkommen können (■ Abb. 6.1). Auch gesunde Menschen können antinukleäre Antikörper aufweisen.

Der am häufigsten eingesetzt Test zum Nachweis der ANA ist der indirekte Immunfluoreszenztest (oft IFT abgekürzt). Die Durchführung des Tests wird schematisch in ■ Abb. 6.2 erläutert. Mittels Mikroskop wird die höchste Verdünnungsstufe des Patientenblutes ermittelt, bei der eine Fluoreszenz (d. h. eine Abstrahlung von Licht, die eine Bindung der ANA anzeigt) noch sichtbar ist. Je höher diese Titerstufe, desto höher ist die Konzentration der ANA im Blut. Der Grenzwert, ab wann ein ANA auffällig ist, variiert je nach Labor und Untersucher. Anstiege oder Abfälle der ANA-Titer zeigen in aller Regel keine Verschlimmerung der Erkrankung an und spiegeln Messungenauigkeiten im Labor wider. Beispielsweise entspricht eine scheinbar große Änderung des ANA-Befundes von 1:640 zu 1:1280 nur *einer* Titerstufe und kann allein schon durch eine unterschiedliche Interpretation eines grenzwertig „positiven" Befundes des mikroskopierenden Untersuchers zustande kommen. Anhand des Verteilungsmusters der Fluoreszenz innerhalb des Zellkerns können erste Rückschlüsse auf das genaue Ziel der Antikörper gezogen werden.

■ ■ ANA-Differenzierung

Nachdem ANA festgestellt worden sind, können diese spezifiziert werden, indem man deren genaue Bindungsstelle identifiziert. Da diese Bindungsstellen meistens Strukturen des Zellkerns sind, werden sie manchmal auch als Antikörper gegen extrahierbare nukleäre Antigene (ENA) bezeichnet. Die bedeutsamsten ENA-Antikörper in der klinischen Routine und deren Bedeutung sind in ■ Tab. 6.1 zusammengefasst. Wichtig ist zu beachten, dass ENA-Antikörper gehäuft, aber nicht zwingend bei bestimmten klinischen Erscheinungsformen (z. B. Hautbeteiligung, Nierenbeteiligung etc.) nachweisbar sind und dass sie auch bei anderen Autoimmunerkrankungen außer dem Lupus vorhanden sein können.

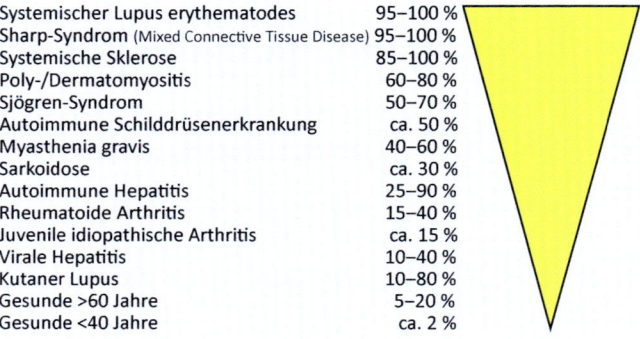

■ **Abb. 6.1**   Häufigkeit des Nachweises antinukleärer Antikörper (ANA) in beispielhaften Gruppen von Patienten und Gesunden

Systemischer Lupus erythematodes	95–100 %
Sharp-Syndrom (Mixed Connective Tissue Disease)	95–100 %
Systemische Sklerose	85–100 %
Poly-/Dermatomyositis	60–80 %
Sjögren-Syndrom	50–70 %
Autoimmune Schilddrüsenerkrankung	ca. 50 %
Myasthenia gravis	40–60 %
Sarkoidose	ca. 30 %
Autoimmune Hepatitis	25–90 %
Rheumatoide Arthritis	15–40 %
Juvenile idiopathische Arthritis	ca. 15 %
Virale Hepatitis	10–40 %
Kutaner Lupus	10–80 %
Gesunde >60 Jahre	5–20 %
Gesunde <40 Jahre	ca. 2 %

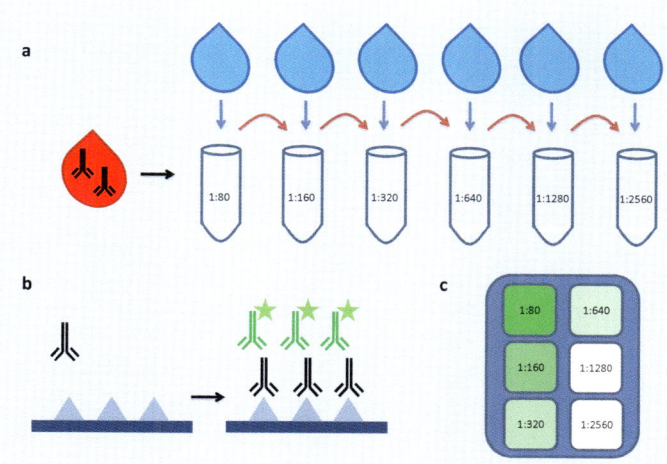

🔹 **Abb. 6.2** Immunfluoreszenztest (IFT) auf antinukläre Antiköper (ANA): **a** Blut von Patienten mit den darin möglicherweise enthaltenen ANA (roter Tropfen) wird in verschiedenen Stufen mit einer wässrigen Lösung (blaue Tropfen) verdünnt (1:80, 1:160 usw.). **b** Aus jeder Verdünnung wird Flüssigkeit mitsamt der darin möglicherweise enthaltenen ANA auf vorbereitete Zellen (blau) gegeben. Wenn ANA vorhanden sind (schwarze Antikörper), binden diese an die Zellen (blau), nichtbindende Antikörper werden abgewaschen. Falls nun ANA gebunden haben, werden diese dargestellt, indem ein vorbereiteter, fluoreszierender (= lichtabstrahlender) Antikörper diese ANA erkennt (grün). **c** Anschließend wird im Mikroskop ausgewertet, bei welcher Verdünnungsstufe eine Fluoreszenz gerade noch deutlich ist. Im vorliegenden Fall ist dies bei 1:320. Diese Titerstufe wird als Ergebnis ausgegeben. Je höher die Titerstufe, umso höher war die Konzentration der ANA im Blut des Patienten (roter Tropfen in A)

▪▪ Antikörper gegen doppelsträngige DNA (dsDNA-AK)

Die Erbanlagen jedes Menschen sind in der Desoxyribonukleinsäure (kurz DNS oder häufiger engl. DNA) abgespeichert, die im Zellkern lagert. Antikörper gegen DNA fallen daher in den ANA-Tests (IFT) mit einer gleichmäßigen Fluoreszenz auf, die als homogenes Muster bezeichnet wird. Je nach Funktionszustand kann die DNA in einzel- oder doppelsträngiger Struktur vorliegen. Während Antikörper gegen einzelsträngige DNA unspezifisch sind und zum Beispiel auch durch Infekte hervorgerufen werden können, ist der Nachweis von Antikörpern gegen doppelsträngige DNA (dsDNA) charakteristisch für einen Lupus. Bei der Interpretation der dsDNA-Antikörper ist es jedoch wichtig zu beachten, mit welchem Testverfahren sie gemessen wurden. Die Testverfahren lassen sich in 3 Kategorien einordnen:

– Radioimmunoassay (auch Farr-Assay) – hier wird radioaktiv markierte dsDNA zusammen mit Patientenblut im Labor vermischt (d. h. der Patient selbst kommt nicht mit Radioaktivität in Kontakt, wohl aber das Laborpersonal).

– Immunfluoreszenztest – hier wird die Bindung von Antikörpern des zu testenden Patienten an den Mikroorganismus *Crithidia luciliae* gemessen. Der Test wird oft kurz als CLIFT bezeichnet.

– Schließlich gibt es noch verschiedene, in der Regel einfach zu automatisierende Messungen der Antikörperbindung an aufgereinigte dsDNA auf der Basis von Lumineszenz (z. B. ELISA).

Der Radioimmunoassay gilt als Referenzverfahren, weil er bislang am besten zwischen inaktivem und aktivem Lupus unterscheidet, insbesondere wenn eine Nierenbeteiligung vorliegt. Er wird jedoch immer seltener eingesetzt, da er sehr aufwändig ist und neuere Messverfahren in den letzten Jahren stetige Verbesserungen erfahren haben. Ähnlich wie der Radioimmunoassay hat der CLIFT eine hohe Spezifität (d. h. fast alle Patienten mit dem Nachweis von dsDNA in diesen Tests haben einen Lupus), mit allerdings eingeschränkter Sensitivität (d. h. 40–80 % der Lupus-Patienten haben bei

◻ Tab. 6.1 Spezifizierung antinuklärer Antikörper und ihre Bedeutung

Zielantigen	Klinische Assoziation
dsDNS	Bei Nachweis fast immer Lupus vorliegend, bei vielen Lupus-Patienten nicht nachweisbar. Anstieg/neues Auftreten kann Zeichen für zunehmende Lupus-Aktivität sein
SS-A (Ro)	Lupus, Lupus-Hautmanifestation, Sjögren-Syndrom, neonataler Lupus bei Kindern von SS-A-positiven Müttern
SS-B (La)	Sjögren-Syndrom, seltener Lupus, neonataler Lupus bei Kindern von SS-B-positiven Müttern
U1-RNP	Lupus, Sharp-Syndrom (Mixed Connective Tissue Disease), systemische Sklerose, Raynaud-Syndrom
Sm	Sehr spezifisch für Lupus (>95 %), aber nur bei 10–30 % der Lupus-Patienten nachweisbar
PCNA	Sehr spezifisch für Lupus (>95 %), aber nur bei 2–5 % der Lupus-Patienten nachweisbar
To/Th	Lupus, systemische Sklerose, Raynaud-Syndrom
Ribosomale P-Proteine	Lupus, v. a. neuropsychiatrische Manifestationen
Histon	Medikamenteninduzierter Lupus, passager bei Infekten/gesunden Menschen, persistierend auch bei anderen rheumatischen Erkrankungen
Nukleosomen	Oft bei Lupus, Bedeutung noch unklar
Scl-70, Centromer, RNA-Polymerase III, Fibrillarin	Systemische Sklerose
Ku, U1-RNP, Jo1, PL-7, PL-12, EJ, OJ, SRP, Mi-2, PM-Scl	Myositis
Mitochondrien	Primär biliäre Zirrhose
Zytoskelett, Golgi-Apparat	Nicht diagnostisch wegweisend, evtl. Autoimmunhepatitis (Aktin)

diesem Test keinen Nachweis von dsDNA-Antikörpern). Im Gegensatz zum Radioimmunoassay und zum CLIFT können Verfahren auf Lumineszenzbasis (d. h. Abstrahlung von Licht nach Anregung von außen) einfach automatisiert werden. Probleme ergeben sich jedoch durch eine häufig geringere Spezifität dieser Testverfahren gegenüber CLIFT oder Radioimmunoassay.

Generell gilt, dass das Auftreten von dsDNA-Antikörpern oder ein deutlicher Konzentrationsanstieg eine Aktivierung des Lupus (z. B. eine Nierenbeteiligung) anzeigen kann und daher meist zum Anlass genommen wird, weitere klinische Untersuchungen und/oder eine intensivierte Überwachung der Krankheitsaktivität durchzuführen. Welcher Anstieg hierbei als relevant gilt, hängt vor allem vom Testverfahren ab.

Antikörper gegen doppelsträngige DNA (dsDNA-AK)
- Sensitivität und Spezifität variieren je nach Testverfahren.
- Bei Nachweis liegt meist ein Lupus vor.
- Trotz gesichertem Lupus müssen nicht immer dsDNA-Antikörper vorliegen.
- Anstiege können einen Lupus-Schub begleiten oder ihn ankündigen (z. B. eine Nierenbeteiligung, insbesondere beim Radioimmunoassay).

▪ Komplementfaktoren
Als Komplementsystem wird eine Gruppe von natürlicherweise im Menschen vorkommenden Proteinen

bezeichnet, deren eigentliche Aufgabe vor allem in der Abwehr von Fremdorganismen liegt. Die einzelnen Proteine des Komplementsystems aktivieren sich gegenseitig und werden dann in einer festgelegten Reihenfolge verbraucht, die vom auslösenden Reiz abhängt. Ursache für eine Aktivierung können zum Beispiel bakterielle Bestandteile sein, aber auch gebundene Antikörper, wie zum Beispiel Autoantikörper beim Lupus. Im Labor wird zum Erfassen des Ausmaßes des Komplementabfalls meist die Konzentration der Komplementfaktoren C3 und C4 (oder deren Abbauprodukte, z. B. C3c) gemessen, seltener wird die Funktion des gesamten Komplementsystems simuliert (sog. CH_{50}- und AP_{50}-Test).

Ein Abfall von C3 und C4 zeigt eine Aktivierung des Komplementsystems an: Eine Verminderung von Komplementfaktoren ist ein laborchemisches Zeichen eines aktiven Lupus. Der Nutzen der C3- und C4-Bestimmung liegt indes vor allem in der Überwachung der Krankheitsaktivität. Eine Verminderung von C3 oder C4 erlaubt für sich genommen keine Diagnose eines Lupus, da auch bei anderen Erkrankungen wie zum Beispiel starken bakteriellen oder viralen Infektionen, bestimmten allergischen Erkrankungen oder isolierten Nierenentzündungen Verminderungen gemessen werden können.

Neben einem krankheitsbedingten Abfall der Komplementfaktoren gibt es auch einen genetisch bedingten Mangel einzelner Komponenten. Dies führt in unterschiedlicher Häufigkeit zu einem Lupus, der auch genetisch vererbt werden kann. Dies betrifft insbesondere Defekte in den Genen für C1, C2 und C4.

■ **Antikörper gegen Phospholipide**

Patienten mit Lupus bilden in 20–50 % der Fälle Antikörper gegen Phospholipide. Diese Antikörper bedingen bei ca. 20–30 % der Lupus-Patienten eine gesteigerte Thromboseneigung (▶ Kap. 8). Zur Abschätzung des Risikos wird die Bestimmung von Antikörpern des Typs IgG oder IgM gegen die Phospholipide Cardiolipin und β_2-Glykoprotein empfohlen. Dabei ist zu beachten, dass

– IgG-Antikörper mit einem höheren Risiko einer Thrombose einhergehen,
– nur deutlich erhöhte Werte als auffällig gewertet werden sollten und

– die Werte im Abstand von 12 Wochen bestätigt werden sollten, da auch Infektionen zu einem zeitlich begrenzten Auftreten der Antikörper ohne erhöhte Thromboseneigung im Langzeitverlauf führen können.

Zusätzlich sollte ein Test auf Lupus-Antikoagulans durchgeführt werden. Hierbei macht man sich zunutze, dass die Gerinnungszeit im Labor beim Vorliegen mancher Antiphospholipid-Antikörper methodisch bedingt verlängert ist. Insgesamt handelt es sich um eine Abfolge von störungsempfindlichen Gerinnungsuntersuchungen, die durch unsachgemäße Blutentnahme, Probenlagerung oder Einnahme von Medikamenten verfälscht werden können.

■ **Entzündungsparameter**

Verschiedene Laborwerte dienen der Abschätzung der allgemeinen Entzündungsaktivität. Routinemäßig werden vor allem das C-reaktive Protein (CRP), die Blutsenkungsgeschwindigkeit (BSG) und das Procalcitonin (PCT) bestimmt, wobei ein Anstieg jeweils eine erhöhte Entzündungsaktivität anzeigt. Leider ist keiner der Laborwerte von ausreichender Qualität, um im Einzelfall eine sichere Unterscheidung zwischen erhöhter Lupus-Aktivität (also einem „Schub" der Erkrankung) und einer Infektion treffen zu können. Besonders beachtet werden sollte immer, dass immunsuppressive Therapien einen Anstieg der angesprochenen Entzündungsparameter trotz einer Infektion hemmen können. Im Zweifelsfall muss eine Infektion also immer mit weiteren Untersuchungen ausgeschlossen werden. Für die einzelnen Parameter gelten die in der Übersicht dargestellten Besonderheiten:

Rolle von systemischen Entzündungsparametern beim Lupus

– C-reaktives Protein (CRP) steigt bei bakteriellen Infekten besonders stark an, aber insbesondere auch bei Lupus-bedingter Arthritis (Gelenkentzündung) und Serositis (Pleuraerguss, Perikarderguss).

- Procalcitonin-Anstiege müssen immer an eine bakterielle Infektion denken lassen, diese ist aber bei fehlendem Anstieg nicht ausgeschlossen.
- Die Blutsenkungsgeschwindigkeit ist zahlreichen Einflüssen unterworfen (z. B. Anstieg bei Blutarmut oder erhöhten Blutfettwerten) und somit wenig spezifisch.

■ **Blutbild**

Blutbildveränderungen finden sich sehr häufig bei Patienten mit Lupus, oft bereits zu Beginn der Erkrankung. Charakteristisch ist hierbei ein Abfall von roten Blutkörperchen (Anämie), weißen Blutzellen (Leukozytopenie) oder Blutplättchen (Thrombozytopenie) sowie eine Kombination aus diesen Veränderungen:

Anämie   Eine Anämie erkennt man im Labor u. a. an einer geringen Konzentration des Blutfarbstoffs Hämoglobin (Hb-Wert). Aufgabe der roten Blutkörperchen ist vor allem der Sauerstofftransport; eine Blutarmut macht sich also zum Beispiel durch Einschränkungen der Belastbarkeit und Atemnot bemerkbar. Typische Ursachen einer Anämie bei Lupus sind Entzündung und Eisenmangel oder eine durch Autoantikörper bedingte Zerstörung von Blutzellen (autoimmunhämolytische Anämie). Oft liegt auch eine Kombination dieser Ursachen vor. Eine Unterscheidung gelingt in der Regel durch gezielte ergänzende Laboruntersuchungen.

Leukozytopenie   Eine Leukozytopenie kann im Zuge der Erkrankung oder auch durch eingesetzte Medikamente entstehen. Weiße Blutzellen (Leukozyten) sind vor allem für die Infektabwehr verantwortlich. Hierbei ist für den Lupus eine Reduktion bestimmter Leukozyten, nämlich der Lymphozyten, charakteristisch.

Thrombozytopenie   Blutplättchen (Thrombozyten) sind für die Blutgerinnung wichtig. Zu wenig Blutplättchen können zu Blutungen führen: von kleinen Einblutungen der Haut (Petechien) bis zu ausgedehnteren Blutungen. Ein geringer Abfall wird häufig bei Patienten mit Phospholipid-Antikörpern

beobachtet, dieser ist dann nicht mit einem erhöhten Blutungsrisiko verbunden.

■ **Nierenwerte und Urinuntersuchung**

Die Nierenbeteiligung (Lupus-Nephritis) gehört beim Lupus zu den häufigeren Organbeteiligungen (▶ Kap. 15). Verschiedene Labormessungen erlauben Rückschlüsse auf die Nierenfunktion:

Kreatinin-, Harnstoff- und Cystatin-C-Werte aus dem Blutserum (sog. Retentionswerte) erlauben eine Abschätzung der Nierenfunktion (je höher, desto schlechter). Sie sind leider nicht sensitiv genug, um frühe Formen der Lupus-Nephritis zu erkennen. Das Serumkreatinin beispielsweise steigt erst an, wenn bereits ca. 50 % der Filterfunktion der Niere verloren gegangen sind. In unterschiedlichem Ausmaß hängen die Werte darüber hinaus von Alter, Geschlecht und Muskelmasse ab.

Aus dem Urin lassen sich verschiedene Messwerte erheben. Rote Blutzellen im Urin (Hämaturie) können auf eine Nierenbeteiligung hindeuten, selbst wenn die Retentionswerte noch normal sind. Insbesondere gilt dies, wenn die roten Blutzellen im Urin mikroskopisch verändert aussehen (sog. Akanthozyten) oder gleichzeitig Eiweiß nachgewiesen wird (sog. Proteinurie). Eiweiß wiederum wird am häufigsten im Spontanurin nachgewiesen, indem das Verhältnis von Albumin (einem Haupteiweißbestandteil) zu Kreatinin bestimmt wird (UACR-Quotient), oder im Sammelurin über 24 Stunden. Insbesondere das Messen der Eiweißausscheidung wird bei Patienten mit bekannter Lupus-Nephritis herangezogen, um das Therapieansprechen im Verlauf abzuschätzen.

Die wichtigste Laboruntersuchung zur frühen Diagnose einer Lupus-Nephritis ist die Untersuchung des Urins auf Blut und Eiweiß. Ist eine Nierenbeteiligung aufgrund der Beschwerden oder der Laborwerte möglich, wird den Patienten meist eine Nierenpunktion empfohlen, da Laborwerte alleine derzeit noch keine sichere Diagnose einer Lupus-Nephritis erlauben und auch der Typ der Lupus-Nephritis durch die feingewebliche Untersuchung der Biopsie bestimmt wird (▶ Kap. 15).

■ **Weitere Laborparameter**

Es gibt noch zahlreiche weitere Laborbestimmungen, die zur optimalen Betreuung von Patienten mit

◘ Tab. 6.2 Wichtige Laborwerte für Diagnose und Verlaufsbeurteilung des Lupus

Laborparameter	Typische Abkürzung	Bedeutung für Diagnose	Bedeutung für Verlaufsbeurteilung
Antinukleäre Antikörper	ANA, ANA-IFT	Bei nahezu allen Lupus-Patienten nachweisbar, oft auch bei anderen Erkrankungen	Gering (insbesondere Anstiege oder Abfälle der Titerstufe haben geringe Bedeutung)
Antikörper gegen doppelsträngige DNA	dsDNA-AK, dsDNA-RIA/ELISA, CLIFT	Abhängig vom Testverfahren: i. d. R. bei Nachweis fast immer Lupus vorliegend, bei vielen Lupus-Patienten nicht nachweisbar	Abhängig vom Testverfahren: Bei Anstieg/neuem Auftreten evtl. Zeichen für zunehmende Lupus-Aktivität
ANA-Differenzierung	ENA-Blot, ENA-ELISA	Bestimmte ANA sind mit Organmanifestationen assoziiert (◘ Tab. 6.1)	Gering, bleibt meist stabil SS-A/SS-B vor Schwangerschaft ggf. erneut testen (neonataler Lupus)
Antiphospholipid-Antikörper/ Lupusantikoagulans	APS, β_2-Mirkoglobulin-AK, Cardiolipin-AK, Lupus-Antikoagulans	Bei 20–50 % der Lupus-Patienten, auch ohne Lupus möglich Abschätzung Thromboserisiko	Wiederholung vor Schwangerschaft, Operation, Transplantation, Beginn der Pille, neue Thrombose/Embolie
Komplementfaktoren	C3, C3c, C4, CH50	Bei aktivem Lupus oft vermindert	Abfall evtl. Zeichen für zunehmende Lupus-Aktivität
Direkter Coombs-Test	DCT	Bei autoimmunhämolytischer Anämie meist positiv	Dient bei neu aufgetretener Anämie der Ursachenklärung
Blutbild (Hämoglobinwert, Leukozyten, Thromboyzten)	Hb, Leukos (L), Thrombos (T)	Verminderung aller 3 Zellreihen durch Lupus möglich	Neue Verminderung aller 3 Zellereihen im Lupus-Schub möglich Überwachung der Medikamententerträglichkeit
Eiweißausscheidung im Urin	UACR, Albumin o. Gesamteiweiß/24 h	Zeigt mögliche Nierenbeteiligung bei Diagnose an	Zeigt mögliche Nierenbeteiligung im Verlauf an
Urinstatus/Urinsediment	U-Status	Rote Blutzellen im Urin, insbesondere Akanthozyten zeigen mögliche Nierenbteiligung an	Neues Auftreten von Akanthozyten zeigt mögliche Nierenbeteiligung im Verlauf an
Retentionswerte (Kreatinin, Harnstoff)	Crea, HST	Zeigen Funktionsstatus der Niere an	Anstieg im Verlauf kann auf Nierenbeteiligung hinweisen Überwachung der Medikamententerträglichkeit
Entzündungsparameter (C-reaktives Protein, Blutsenkung, Procalcitonin)	CRP, BSG, PCT	Können auch bei Lupus-Schub normal sein Zeigen mögliche Infekte an CRP meist erhöht bei Lupus-bedingter Arthritis/Serositis	Zur Differenzierung zwischen Infekt und Schub nicht sicher einsetzbar
Leberwerte	GOT, GPT, GGT, AP	Gering	Überwachung Verträglichkeit Medikamente

Lupus zur Verfügung stehen und je nach Situation eingesetzt werden. Dies sind u. a.:

— die Erfassung von Fettstoffwechselstörungen (Bestimmung von Fettsäuren, Cholesterin, LDL, HDL), welche bei Lupus-Patienten deutlich gehäuft sind und die Gesamtprognose beeinflussen können;

— Tests auf HIV, Hepatitis B und C, Tuberkulose, Zytomegalievirus vor Einleitung einer immunsuppressiven Therapie;

— Laborwerte, mit deren Hilfe die Verträglichkeit einer immunsuppressiven Therapie überwacht wird. Detaillierte Informationen hierzu für Patienten und Hausärzte stellt die Deutsche Gesellschaft für Rheumatologie auf ihrer Homepage übersichtlich und ständig aktualisiert für die verschiedenen Therapien zur Verfügung (▶ http://dgrh.de/therapieueber-wachen.html).

■ **Bedeutung des Labors für Diagnose und Verlaufsbeurteilung**

Abschließend sind in ◘ Tab. 6.2 die wichtigsten Laborwerte in ihrer Bedeutung für Diagnose und Verlaufskontrolle gemäß den aktuellen Empfehlungen (in Ergänzung zu ▶ Tabelle 5.1 „Klassifikationskriterien", ▶ Kap. 5) zusammengefasst.

Kurz und kompakt

— Laboruntersuchungen tragen wesentlich zur Diagnosestellung und Verlaufsbeurteilung des Lupus bei.

— Antikörper gegen Zellkernbestandteile, sogenannte antinukleäre Antikörper (ANA), sind bei nahezu allen Patienten nachweisbar.

— Eine Spezifizierung der ANA kann erfolgen, um das Risiko für bestimmte Verlaufsformen abzuschätzen.

— Die Krankheitsaktivität des Lupus kann durch Messung der ANA gegen doppelsträngige DNA sowie der Konzentration von als Komplement bezeichneten Proteinen des Abwehrsystems abgeschätzt werden.

— Allgemeine Entzündungsparameter (z. B. C-reaktives Protein) können sowohl eine Infektion als auch (seltener) einen Schub des Lupus anzeigen und sind daher mit Vorsicht zu interpretieren.

— Daneben geben weitere Labormessungen Hinweise auf eine mögliche Organbeteiligung. Schließlich spielen Laborwerte bei der Überwachung einer immunsuppressiven Therapie eine wichtige Rolle.

Literatur

Bertsias GK, Tektonidou M, Amoura Z, et al. (2012) Joint European League Against Rheumatism and European Renal Association-European Dialysis and Transplant Association (EULAR/ERA-EDTA) recommendations for the management of adult and pediatric lupus nephritis. Ann Rheum Dis 71: 1771–1782. DOI: 10.1136/annrheum-dis-2012–201940

Deutsche Gesellschaft für Rheumatologie (2016) Empfehlungen zur Therapie-Überwachung. http://dgrh.de/therapie-ueberwachen.html (Zugegriffen: 22.02.2016)

Kuhn A, Bonsmann G, Anders HJ, Herzer P, Tenbrock K, Schneider M (2015) The diagnosis and treatment of systemic lupus erythematosus. Dtsch Arztebl Int 112: 423–432. DOI: 10.3238/arztebl.2015.0423

Mosca M, Tani C, Aringer M, et al. (2010) European League Against Rheumatism recommendations for monitoring patients with systemic lupus erythematosus in clinical practice and in observational studies. Ann Rheum Dis 69: 1269–1274

Petri M, Orbai A-M, Alcarón GC, et al. (2012) Collaborating Clinics Classification Criteria for Systemic Lupus Erhytematosus. Arthritis Rheum 64: 2677–2686

Das Sjögren-Syndrom

T. Dörner, T. Rose

© Springer-Verlag GmbH Deutschland 2017
M. Schneider (Hrsg.), *Lupus erythematodes*,
DOI 10.1007/978-3-662-53844-9_7

Das Sjögren-Syndrom weist viele klinische, laborchemische und serologische Ähnlichkeiten zum Lupus auf und ist deshalb eine wichtige Differenzialdiagnose. Darüber hinaus haben etwa 15 % der Lupus-Patienten zusätzlich ein Sjögren-Syndrom. Diese Gruppe von Lupus-Patienten ist häufig älter, mit längerer Krankheitsgeschichte und weist seltener Antikörper gegen Doppelstrang-DNA auf.

Das Sjögren-Syndrom ist eine Autoimmunerkrankung, die, ähnlich dem Lupus, vornehmlich Frauen betrifft, und zwar in einem Verhältnis gegenüber Männern von 10:1. Es ist durch eine chronische Entzündung der Tränen- und Speicheldrüsen sowie durch die Produktion von Autoantikörpern gekennzeichnet. Infolge der Entzündungsprozesse in den Speicheldrüsen ist die Produktion von Speichel- und Tränenflüssigkeit vermindert. Weiterhin können die exkretorischen Drüsen der Haut, der Luftröhre und der Vaginalschleimhaut betroffen sein. Etwa 20–40 % der Sjögren-Patienten entwickeln über die chronische Entzündung der Drüsen hinaus auch eine Beteiligung innerer Organe. Im Falle einer

Nierenbeteiligung ist beim Sjögren-Syndrom eine interstitielle Nephritis zu finden, während eine Glomerulonephritis eher typisch für einen Lupus ist.

Häufig beklagen die Sjögren-Patienten Mund- und Augentrockenheit, aber durch die Vielgestaltigkeit der Erkrankung werden auch viele weitere Symptome von den Betroffenen beschrieben (◘ Tab. 7.1). Die Schwierigkeit für den Arzt besteht darin, diese Symptome einzuordnen. Viele dieser Symptome sind nicht spezifisch für das Sjögren-Syndrom, sondern kommen auch bei vielen anderen chronisch entzündlichen Erkrankungen vor.

▪ Diagnose

Das Sjögren-Syndrom und der Lupus weisen viele Gemeinsamkeiten auf, so dass die Differenzierung mitunter schwierig sein kann. Da nur wenige Medikamente explizit für die Behandlung des Sjögren-Syndroms verfügbar sind, hat die Diagnose therapeutische Relevanz und sollte von Ärzten mit Erfahrung auf dem Gebiet der Rheumatologie abgeklärt werden. Tritt ein Sjögren-Syndrom im Rahmen

◘ **Tab. 7.1** Die wichtigsten Symptome des Sjögren-Syndroms [a]

Allgemein	Müdigkeit, ständige Erschöpfung, sich fühlen wie bei einer Grippe, Appetitlosigkeit, Fieber, Gewichtsverlust, Blähungen, Obstipation, wechselnde Schmerzen an verschiedenen Körperstellen, die brennend, bohrend und stechend vernommen werden
Augen	Trockenheitsgefühl, Juckreiz, Rötungen, Fremdkörpergefühl im Auge, Müdigkeit der Augen, Verklebungen der Augen am Morgen, Schwierigkeiten beim Sehen, Schwellungen der Augendrüsen
Mund und Rachen	Trockener Mund, aufgesprungene, entzündete Lippen, kleine Aphten im Mund- und Rachenraum, Brennen der Zunge, glatte Zunge, Schwierigkeiten zu sprechen, Geschmackseinbußen, häufiges Räuspern
Kopf/Hals	Schwellungen der Lymphknoten am Hals, Schwellung der Ohrspeicheldrüse
Atemwege und Lunge	Trockener Reizhusten, Schmerzen beim Atmen, Luftnot unter Belastung und/oder Ruhe, Beinödeme
Gelenke	Schmerzende Gelenke, Schwellungen und Überwärmung der Gelenke, Morgensteifigkeit
Nieren	Schäumender Urin, rötliche Verfärbung, geringer werdende Urinmenge
Haut	Trockene Haut, tastbare Verdickung der Haut mit Rötungen und Einblutungen als Zeichen einer Vaskulitis, Ödeme als Zeichen einer Thrombose, Rheumaknoten im Bereich der Ellenbogen
Nervensystem	Einschießende Schmerzen, pelziges Gefühl in Händen und Füßen, Lähmungen, Muskelschwäche, Sensibilitätsstörungen, kognitive Störungen, Krämpfe, Anfallsleiden

[a] Die Liste erhebt keinen Anspruch auf Vollständigkeit.

des Lupus oder einer weiteren Autoimmunerkrankung auf, wird dies als „sekundäres Sjögren-Syndrom" bezeichnet. Ohne weitere Autoimmunerkrankung wird von einem „primären Sjögren-Syndrom" gesprochen. Die Unterscheidung ist zudem von prognostischer Bedeutung, da ein erhöhtes Lymphomrisiko nur beim primären Sjögren-Syndrom beobachtet wurde.

Die Klassifikationskriterien eines Sjögren-Syndroms können in der täglichen Praxis eine Diagnosestellung nicht ganz ersetzen. In Studien möchte man möglichst viele Patienten mit einem typischen Krankheitsbild des Sjögren-Syndroms einschließen und hat daher striktere Klassifikationskriterien entwickelt. In diese Kriterien fließen Symptome ein wie Mund- und Augentrockenheit, die objektiven Kriterien wie Drüsenfunktionstest, Antikörperbefunde sowie auch histopathologische Veränderungen in einer Lippendrüsenbiopsie. Da die Erkrankung in ihrer Ausprägung jedoch variabel ist, gibt es Patienten, die diese Kriterien zwar nicht erfüllen, aber trotzdem eine Sjögren-Syndrom haben. Die Diagnose eines Sjögren-Syndroms ist deshalb nicht an diese Kriterien gebunden.

Folgende Fragen sind hilfreich für die Beurteilung der Symptome:

Augentrockenheit

- Haben Sie seit mindestens 3 Monaten anhaltend trockene Augen?
- Haben Sie wiederholt ein Sand- oder Fremdkörpergefühl in den Augen?
- Verwenden Sie mehr als 3-mal täglich künstliche Tränen?

Mundtrockenheit

- Haben Sie seit mindestens 3 Monaten einen trockenen Mund?
- Hatten Sie im Erwachsenenalter wiederholt oder anhaltend geschwollene Speicheldrüsen?
- Trinken Sie oft beim Essen, um trockene Speisen besser schlucken zu können?

Diese Symptome sollten mit Hilfe von weiteren Untersuchungen objektiviert werden. Eine wichtige und einfach durchzuführende Prüfung der Tränenflüssigkeitsproduktion kann mit Hilfe des Schirmer-I-Testes erfolgen. Hierbei wird ein länglicher Teststreifen in den Bindehautsack eingelegt (ohne lokalanästhetische Augentropfen) und dort für 5 Minuten belassen. Das Papier saugt sich über die Zeit langsam voll und wird nach 5 Minuten abgelesen. Weniger als 5 mm zeigen eine verminderte Produktion von Tränenflüssigkeit an; 5–8 mm entsprechen einem Grenzbefund.

Die Funktion der Speicheldrüsen kann ebenfalls getestet werden. Der gebräuchlichste Test ist die Bestimmung der sogenannten nichtstimulierten Speichelsekretion. Der Patient sammelt das ohne Kauen über einen Zeitraum von 15 Minuten produzierte Sekret in einem Becher. Ein Volumen von weniger als 1,5 ml in diesem Zeitraum weist auf eine Fehlfunktion der Drüsen hin.

Neben den Funktionstests sind die Bestimmung von Autoantikörpern und ggf. eine feingewebliche (histologische) Untersuchung einer Lippendrüsenbiopsie sinnvoll. Typische Autoantikörper sind beim Sjögren-Syndrom die antinukleären Antikörper (ANA) mit den Subspezifitäten Anti-Ro- und Anti-La-Antikörper, die bei etwa 60 % der Betroffenen ebenso wie der Nachweis von Rheumafaktoren vorliegen. Im Zusammenhang mit einer Schwangerschaft ist es wichtig zu wissen, dass diese Antikörper zu einem neonatalen Lupus führen können, der u. a. einen Herzblock beim Kind bereits im Mutterleib zur Folge hat (▶ Kap. 20). Deshalb ist bei Vorliegen dieser Antikörper eine besondere Überwachung der Schwangerschaft durch erfahrene Geburtshelfer und Rheumatologen erforderlich.

Im Biopsiematerial der Lippendrüse findet der Pathologe typischerweise vermehrt lymphozytäre Infiltrationen – auch Foci genannt. Diese liegen vor, wenn mehr als 50 mononukleäre Zellen als Zellhaufen zusammenliegen. Gelegentlich wird auch eine Biopsie der Ohrspeicheldrüse vorgenommen, insbesondere dann, wenn ein Lymphom ausgegrenzt werden soll. Die Indikation zur Ohrspeicheldrüsenbiopsie wird aber sehr eng gestellt, in der Regel erfolgt eine Biopsie der kleinen Drüsen aus der Mundschleimhaut. Dennoch ist die Ausgrenzung eines Lymphoms, einer sogenannten IgG4-Erkrankung mit Fibrosierung, einer Sarkoidose sowie auch von Lipidablagerungen in den Drüsen bei Stoffwechselerkrankungen durch eine Biopsie möglich.

■ **Krankheitsentwicklung**

Die Ursache für die Entwicklung eines Sjögren-Syndroms ist bisher nicht geklärt. Es gibt hierzu verschiedene Theorien. So werden virale Infektionen mit dem Epstein-Barr-Virus, dem humanen Parvovirus B19 oder Hepatitis C diskutiert. Allerdings wurde bisher kein viraler Auslöser eindeutig identifiziert. Der Mechanismus, der dann von einer möglicherweise ursächlichen Infektion zu einer Autoimmunerkrankung führt, ist bisher nicht gesichert. Eine Mitbeteiligung durch Sexualhormone und genetisch prädisponierende Faktoren in der Krankheitsentwicklung wird ebenfalls diskutiert, da über 90 % der Sjögrenerkrankten Frauen sind. Als Folge einer möglichen viralen Infektion kommt es zu einer Entzündung der Drüsenzellen, die im Zuge dessen absterben können. Körpereigene Stoffe werden – unklar bleibt jedoch warum – als fremd angesehen und induzieren eine chronische Autoimmunreaktion. Dies führt zu einem Teufelskreis mit dem Verlust weiterer Drüsenzellen und hat eine Abnahme der Drüsensekretion zur Folge. Zwei Merkmale in diesem Prozess werden im Folgenden besprochen.

Eine bestimmte Untergruppe der weißen Blutkörperchen, die B-Lymphozyten (B-Zellen), ist bei Sjögren-Erkrankten „aktiver" als bei Gesunden. Diese B-Zellen produzieren vermehrt Antikörper, die gezielt gegen Infektionserreger vorgehen, aber auch gegen Bestandteile des eigenen Körpers gerichtet sein können, sogenannte Autoantikörper. Als Komplikation der ständigen B-Zell-Aktivierung beim primären, aber nicht beim sekundären Sjögren-Syndrom können diese Zellen entarten und zu einem Lymphom führen. Das Risiko, ein Lymphom zu entwickeln, ist unter allen Autoimmunerkrankungen beim Sjögren-Syndrom mit am höchsten. Etwa 5 von 100 (5 %) primären Sjögren-Patienten entwickeln im Verlauf ihrer Erkrankung ein Lymphom, so dass dies bei der Beurteilung der Krankheit mitbedacht werden muss, insbesondere dann, wenn eine ständig vergrößerte Speicheldrüse oder eine erhöhte Krankheitsaktivität im Blut vorliegt (erhöhtes IgG, erniedrigtes C4). Neben den Veränderungen der B-Zellen zeigt sich eine Aktivierung des Interferon-Systems. Interferone sind Botenstoffe, die viele Funktionen im Immunsystem aufweisen und bei der Abwehr von Viren, wie zum Beispiel bei der Influenza-Grippe eine Rolle spielen. Viele Lupus- und Sjögren-Patienten berichten eine ausgeprägte grippeähnliche Erschöpfungserscheinung (Fatigue). Der Umstand, nicht leistungsfähig zu sein und sich wegen Erschöpfung zurückzuziehen, ist ein wesentlicher Faktor, der die Lebensqualität mindert.

■ **Therapie und Empfehlung**

Die Behandlung des Sjögren-Syndroms liegt häufig in der Hand verschiedener Fachärzte, vor allem den Augenärzte, den Zahnärzten, den Hals-Nasen-Ohren-Ärzten, den Rheumatologen sowie den Hämatoonkologen. Der Grundpfeiler der Therapie ist derzeit die Kontrolle von Symptomen. Hierbei gilt es zu beachten, dass eine Vielzahl von Medikamenten, wie Antihistaminika, Antidepressiva, Diuretika und Betablocker, eine sekretionshemmende Nebenwirkung aufweisen und daher Sicca-Symptome hervorrufen können. Sie sollten deshalb nach Rücksprache mit dem behandelnden Arzt abgesetzt werden. Beim Vorliegen schwerwiegender Organmanifestationen muss eine immunsuppressive Therapie mit höherdosiertem Prednisolon, Cyclophosphamid oder MTX erfolgen, insbesondere zum Beispiel bei interstitiellen Lungenerkrankungen/Alveolitis, schwere Thrombopenien oder Vaskulitiden. Zur symptomatischen Therapie gibt es mittlerweile gute Studien und Therapieempfehlungen, für die immunsuppressive Therapie von Organmanifestationen hingegen sieht die Studienlage schlechter aus.

■ ■ **Augentrockenheit**

Die Tränenflüssigkeit beinhaltet eine Wasser-, eine Schleim- und auch eine dünne Fettschicht. Diese Zusammensetzung verhindert ein Verdunsten der Tränenflüssigkeit und soll einen reibungslosen Sehprozess ermöglichen. Ist der schützende, die Bindehaut benetzende Tränenfilm gestört, kann dies zum Beispiel zu einem Fremdkörpergefühl im Auge führen. Die Tränenflüssigkeit ist außerdem wichtig für den Stoffwechsel der Hornhaut, für die Abwehr von Bakterien und Viren, und schlussendlich ist sie auch Ausdruck von Emotionen. Die Symptome können mittels Augentropfen (am Tage) oder Augengelen (bevorzugt nachts) behandelt werden. Betroffene sollten möglichst langes Arbeiten am Computer und trockene, verrauchte Räume meiden. Kommt es zu nicht zur Besserung der Symptome, kann der Tränengang, der für den Abtransport der Tränenflüssigkeit zur Verfügung steht, mit einem „Punctum plug" verschlossen werden. Zudem kann bei deutlicher Entzündung der Augenbindehaut ein Therapieversuch mit Cyclosporin-A-Augentropfen versucht werden. Generell können Kontaktlinsen getragen werden, dies sollte jedoch ebenso mit dem Augenarzt besprochen werden wie die Auswahl der entsprechenden Augentropfen (mit/ohne Konservierungsstoffe etc.).

■ ■ Mundtrockenheit

Es gibt große und kleine Speicheldrüsen. Die größte ist die Ohrspeicheldrüse, die durch den Kauprozess angeregt wird. Gefolgt wird diese von submandibulären Drüsen unter der Zunge, die 70 % zur Gesamtspeichelmenge beitragen. Etwa 10.000 kleine Drüsen sind im Mundraum und an der Lippeninnenseite zu finden und sorgen dort für einen geschmeidigen, feuchten Mundraum.

Die Speichelflüssigkeit enthält Proteine zur Abwehr von Erregern, schützt die Schleimhaut, indem sie für einen reibungslosen Schluckakt sorgt und ist für die Remineralisierung der Zahnsubstanz wichtig. Eine verminderte Speichelproduktion kann zu Mundgeruch, Pilzbesiedlung der Zunge, Infektionen im Mundraum und Karies führen. Es gilt deshalb der weiteren Austrocknung entgegenzutreten und zum Beispiel die nächtliche Mundatmung möglichst zu verhindern. Das Kauen zuckerfreier Kaugummis und die Erhöhung der Trinkmenge können helfen, die Symptome zu lindern. Im Weiteren kommen künstliche Ersatzspeichel als Spray oder Flüssigkeit in Frage oder Medikamente, die die Speichelsekretion steigern. Ein gut untersuchtes Medikament ist Pilocarpin, allerdings interagiert es mit dem vegetativen Nervensystem und führt deshalb häufig zu Nebenwirkungen, wie Schweißausbrüchen, Kopfschmerzen, Schwindel und häufigem Harndrang. Es ist deshalb sehr wichtig, mit einer niedrigen Dosis zu beginnen und diese dann im Verlauf zu steigern.

Aufgrund des mangelnden Speichels ist die Mundschleimhaut vermehrt mechanischen Reizen ausgesetzt. Um einer weiteren Schädigung, die potenziell Infektionen hervorrufen kann, vorzubeugen, sind elektrische Schallzahnbürsten zu empfehlen, außerdem Zahncremes, die weniger reizend wirken. Sie sind zum Beispiel in Apotheken erhältlich. Eine prophylaktische Therapie mit Fluoriden hat in Studien zu einer Reduktion von Karies beigetragen.

Durch die trockene Schleimhaut sowie durch Schleimhautschädigungen sind Pilzbesiedlungen mit Candida im Mundraum ein häufiges Problem. Sie und können u. a. mit einer Entzündung der Lippen (angulare Cheleitis, Mundwinkelrhagaden) oder mit Zungenbrennen als Zeichen einer Candidiasis der Zunge einhergehen. Als Therapie kommen in diesen Fällen sogenannte Antimykotika lokal oder systemisch mit gutem Ergebnis zum Einsatz.

■ ■ Reizhusten

Die Luftröhre ist mit einer schützenden Schleimschicht ausgekleidet. Eine verminderte Schutzschicht kann damit schneller zu einer Reizung der Luftröhrenschleimhaut führen. Manche Betroffenen beschreiben einen trockenen Husten. Hier können regelmäßige Feuchtinhalationen helfen. Dieser Husten kann jedoch auch Ausdruck einer sich manifestierenden Lungenfibrose sein. Die Lungenbeteiligung im Rahmen des Sjögren-Syndroms ist eine gefürchtete Manifestation und kann bei Vorliegen einer aktiven Entzündung (Alveolitis) eine Indikation zur Immunsuppression darstellen.

■ ■ Trockene Vaginalschleimhaut

Die trockene Vaginalschleimhaut ist anfällig für Infektionen. Hier können verschiedene Gele helfen, die Symptome und lokale Entzündung zu lindern bzw. zu beherrschen. In jedem Fall ist eine gynäkologische Mitbeurteilung zur Beratung und Therapie angezeigt.

■ ■ Organmanifestationen

Sind Gelenke, Muskeln, das Nervensystem oder andere innere Organe betroffen, müssen häufig immunsystemhemmende Medikamente verabreicht werden. Als Mittel der Wahl gilt hier Prednisolon in Phasen von Schüben; die Wirkung einer Dauertherapie mit Prednisolon ist hingegen nicht gesichert. Darüber hinaus haben insbesondere Antimalariamittel einen festen Platz als Basistherapeutika (Hydroxychloroquin, Resochin), sie erfordern eine Mitüberwachung durch die Augenärzte. Methotrexat bzw. Cyclophosphamid werden in seltenen Fällen eingesetzt. Nach derzeitiger Lesart sollten alle Sjögren-Patienten Antimalariamittel bekommen.

Die Studienlage für die Therapie von Organmanifestationen weist ein niedriges Evidenzlevel auf (das bedeutet, wenig gesicherte Daten aus kontrollierten Studien), so dass die Erfahrung des Arztes im Umgang mit Organmanifestationen beim Sjögren-Syndrom besonders wichtig ist. Die Evidenzlage zur medikamentösen Therapie von Organmanifestationen im Rahmen des Sjögren-Syndroms wird sich, so bleibt zu hoffen, in den nächsten Jahren verbessern.

■ **Prognose**

Es ist nicht gesichert, ob eine gleichzeitig bestehende Sjögren-Erkrankung die Prognose des Lupus beeinflusst. Das Vorliegen schwerer Organbeteiligungen wird bei diesen Patienten regelhaft dem Lupus zugeordnet und entsprechend behandelt. Allerdings führen die typischen Sjögren-Symptome wie Sicca, Fatigue, depressive Verstimmungen, Schlafstörungen, Dyspareunie und Leistungsverfall zu erheblichen Einschränkungen der Lebensqualität. Hier ist speziell der Einsatz nichtmedikamentöser Behandlungsoptionen – wie physikalische Therapie, Ergotherapie und Psychotherapie – eine wertvolle Ergänzung.

Das Antiphospholipidsyndrom

E. Gromnica-Ihle

© Springer-Verlag GmbH Deutschland 2017
M. Schneider (Hrsg.), *Lupus erythematodes*,
DOI 10.1007/978-3-662-53844-9_8

■ **Definition des Antiphospholipidsyndroms**

Das Antiphospholipidsyndrom (APS) ist eine Auto-immunerkrankung, die durch Thrombosen oder/und geburtshilfliche Komplikationen (meist mehr-fache Fehlgeburten) gekennzeichnet ist. Im Labor lassen sich wiederholt Antikörper gegen Phospho-lipid-Eiweiß-Strukturen nachweisen. Man nennt sie vereinfachend „Antiphospholipid-Antikörper".

Das APS kann ohne eine andere Krankheit oder mit weiteren Autoimmunerkrankungen, meist dem Lupus, zusammen auftreten. Es betrifft mehr Frauen als Männer, häufig im jüngeren bis mittle-ren Lebensalter.

■ **Die Entdeckung der Krankheit**

Das APS ist eine „junge" Krankheit. Die Krankheits-entdeckung hat eine lange Vorgeschichte. Bereits 1952 wurde bei Patientinnen mit einem Lupus im Rahmen von Laboruntersuchungen eine verlän-gerte Gerinnungszeit beobachtet, das heißt, eine herabgesetzte Fähigkeit des Blutes zu gerinnen. Es wurde daher ein bisher unbekannter Faktor im Blut von Lupus-Patienten vermutet, der die Bezeich-nung „Lupus-Antikoagulans" erhielt. Diese Benen-nung ist aus heutiger Sicht im doppelten Sinne falsch: Das Lupus-Antikoagulans ist auch bei Nicht-Lupus-Kranken zu finden, und Antikoagulans heißt „gegen die Gerinnselbildung" („Koagulum" = Gerinnsel). Die meisten Kranken weisen aber gerade eine ver-mehrte Gerinnselbildung auf. Die Ergebnisse der Laboruntersuchungen spiegeln somit die Situation im Körper nicht optimal wider. Nur so erklärt sich, dass ein Lupus-Antikoagulans eine Thromboseneigung bewirken kann. Die Bezeichnung Lupus-Anti-koagulans wurde jedoch aus historischen Gründen beibehalten.

Anfang der 80er-Jahre beschrieb Graham Hughes (St Thomas' Hospital, London) Patienten mit mehrfachen Thrombosen und/oder Fehlge-burten, deren Blut verlängerte Gerinnungszeiten in Laboruntersuchungen aufwies. Seine Arbeits-gruppe fand bei diesen Kranken meist auch zusätz-lich Antikörper gegen das Phospholipid „Kardioli-pin", eingehüllt in Eiweißstrukturen. Phospholipide sind Fette, die vor allem in den Zellwänden zu finden sind und eine wichtige Rolle bei der Blutge-rinnung spielen. Hughes nannte die Krankheit daher „Antikardiolipinsyndrom".

Schließlich wurden bei diesen Kranken Antikör-per gegen weitere Phospholipid-Eiweiß-Strukturen nachgewiesen. Daher wählte man für das „Antikar-diolipinsyndrom" die umfassendere Bezeichnung „Antiphospholipidsyndrom" oder nach seinem Erst-beschreiber „Hughes-Syndrom".

■ **Exkurs zur Blutgerinnung**

Das Blutgerinnungssystem sorgt beim Menschen dafür, dass bei Verletzungen mit Eröffnung kleinerer Blutgefäße der Defekt in der Gefäßwand durch ein Blutgerinnsel rasch verschlossen wird. Der Betrof-fene „verblutet" nicht. Das Gerinnsel darf sich aber nur auf das verletzte Gebiet beschränken. Im übrigen Körper muss das Blut flüssig bleiben. Das Gerin-nungssystem kann nun in zwei Richtungen krank-haft gestört sein:

1. Es besteht eine vermehrte Gerinnbarkeit des Blutes. Blutgerinnsel bilden sich am falschen Ort und zur falschen Zeit. Das Blutgerinnsel im Blutge-fäß wird als Thrombus („Pfropf") bezeichnet. Ist ein Blutgefäß, eine Arterie oder eine Vene, durch solch einen Thrombus verschlossen, spricht man von einer Thrombose. Wird dieser Thrombus ganz oder teil-weise mit dem Blutstrom verschleppt, kann er als sogenannter Embolus – aus den Venen kommend – ein Lungengefäß verschließen (Lungenembolie). Bildet sich im Herzen ein Thrombus, ist es möglich, dass ein Teil des Thrombus als Embolus über die Arterien beispielsweise in das Gehirn gelangt und dort ein Gefäß verstopft (Hirnembolie). Diese Situa-tion führt zur Schädigung des Gehirnteils, der durch dieses Blutgefäß mit Blut und damit Sauerstoff ver-sorgt wurde.

2. Die Gerinnungsfähigkeit des Blutes ist herabge-setzt. Dies ist beispielsweise bei einem Mangel an Blutplättchen (Thrombozyten) der Fall. Normaler-weise werden durch Verletzung entstandene Gefäß-defekte zuerst sehr rasch durch die Blutplättchen ver-klebt. Sind die Blutplättchen stark vermindert, kann das Loch im Gefäß nicht verschlossen werden und die Blutung hört nicht auf. Der Erstverschluss durch die verklebten Blutplättchen muss durch die „plasma-tische" Blutgerinnung verfestigt werden. Bei diesem länger dauernden Vorgang reagieren Gerinnungsfak-toren am Ort der Verletzung in Form einer Kaskade miteinander. Am Ende der Kettenreaktion steht das Fibringerinnsel, das den Blutplättchenhaufen verfestigt, so dass dieser nicht mehr weggeschwemmt werden kann. Bei Patienten mit Hämophilie A (Bluterkrankheit) fehlt zum Beispiel der wichtige Blutgerinnungsfaktor VIII. So wird während der Blutgerinnungskaskade durch Fehlen dieses Faktors kein stabiles Fibringerinnsel gebildet. Der Blutplättchenhaufen kann nicht mit der Gefäßwand verwoben werden. Der Blutstrom schwemmt ihn weg, und der Kranke blutet wieder aus der Wunde.

▪▪ Therapie

Blutgerinnungshemmer werden auch als Medikamente verabreicht, um die Gerinnungsfähigkeit des Blutes herabzusetzen und so vor Thrombosen zu schützen. So hemmt Azetylsalizylsäure (ASS) die Klebrigkeit der Thrombozyten und schützt somit zum Beispiel vor einem Herzinfarkt oder einem Schlaganfall. Medikamente wie etwa Marcumar oder Heparin verzögern die plasmatische Blutgerinnung und damit die Gerinnungskaskade. Die Gerinnselbildung wird vermindert. Auch auf diesen Wegen ist ein Thromboseschutz möglich.

▪ Häufigkeit und Vererbbarkeit des Antiphospholipidsyndroms

Genaue Daten zur Häufigkeit des Antiphospholipidsyndroms in der Bevölkerung fehlen. Antiphospholipid-Antikörper kommen in meist niedrigem Titer bei 2–4 % der Normalbevölkerung vor. Patienten mit Lupus zeigen diese Antikörper deutlich häufiger. Ca. 20 % der Lupus-Patienten entwickeln das klinische Bild eines Antiphospholipidsyndroms. Familiäre Häufungen des Syndroms lassen eine genetische (erbliche) Basis annehmen.

▪ Krankheitszeichen bei Antiphospholipidsyndrom

Thrombosen in Venen und/oder Arterien – sowohl in Armen und Beinen als auch in den Gefäßen der inneren Organe – sind die häufigsten klinischen Symptome des Antiphospholipidsyndroms. Lupus-Patienten neigen durch die chronische Entzündung und weitere Faktoren wie Kortisoneinnahme ohnehin schon zu Gefäßverschlüssen. Liegen zusätzlich Antiphospholipid-Antikörper vor, so erhöht sich das Risiko für diese Komplikation deutlich. Am

häufigsten treten die Thrombosen in den Beinvenen auf. Sie können unbehandelt zu einer Lungenembolie mit plötzlicher starker Atemnot führen, da durch den Embolus ein Teil der Lunge nicht mehr mit Blut versorgt wird. Abgelaufene Thrombosen in den Hauptvenen der Beine und des Beckens führen häufig zu einem postthrombotischen Syndrom mit brauner Verfärbung der Haut (◘ Abb. 8.1) und stärkeren Schwellungen der betroffenen Gliedmaße bei längerem Stehen oder Sitzen.

Verschlüsse der Arterien können die Gehirnarterien betreffen und zu einem „großen" oder einem „kleinen" Schlaganfall führen. Die Ärzte bezeichnen letzteren als **t**ransitorische (vorübergehende) **i**schämische (Ischämie = Minderdurchblutung oder fehlende Durchblutung eines Organteiles) **A**ttacke, abgekürzt TIA. Die TIA führt zu neurologischen Ausfallerscheinungen, die sich innerhalb von 24 Stunden zurückbilden. Aber auch andere Symptome wie Migräne, Epilepsie, Kopfschmerzen oder Konzentrationsstörungen können im Zusammenhang mit einem Antiphospholipidsyndrom vorkommen. Ein thrombotischer Verschluss der Herzkranzgefäße, die den Herzmuskel versorgen, führt zu einem Herzinfarkt. Selbst in der Herzhöhle bilden sich bei manchen Betroffenen Thromben. Gelegentlich

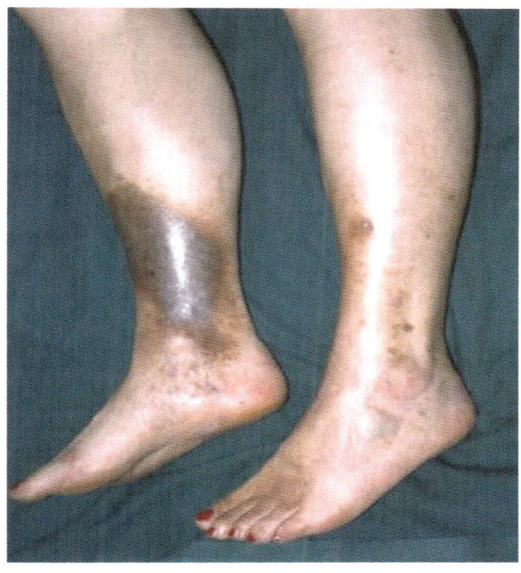

◘ **Abb. 8.1** Postthrombotisches Syndrom bei einer Patientin mit Antiphospholipidsyndrom bei Lupus

kommt es auch zu Veränderungen – meist Verdickungen – an den Herzklappen.

Theoretisch sind Verschlüsse sowohl von Venen als auch von Arterien in weiteren inneren Organen möglich. Sie führen dann jeweils zu organabhängigen klinischen Symptomen. Gelegentlich kommt es zur Thrombenbildung in kleinen Hautgefäßen. Dadurch wird eine girlandenförmige Hautzeichnung (◨ Abb. 8.2) hervorgerufen (Livedo racemosa).

Eine sehr seltene Komplikation stellt das „catastrophic" Antiphospholipidsyndrom (abgekürzt CAPS) dar. Hierbei bilden sich in vielen Gefäßen gleichzeitig Thromben und führen zum Versagen der betroffenen Organe, verbunden mit einer starken Blutungsneigung.

Mögliche Probleme in der Schwangerschaft wie Fehlgeburten, auch jenseits der 10. Schwangerschaftswoche, können ein Hinweis auf ein Antiphospholipidsyndrom sein. Aber auch Totgeburten,

ein zu geringes Geburtsgewicht oder Frühgeburten sowie eine EPH-Gestose sind möglich. Letztere ist eine in der Spätschwangerschaft sowie nach der Geburt auftretende Gestose, deren Krankheitsbild durch die Symptome Ödeme (= Wasseransammlung im Gewebe) Eiweißausscheidung im Urin und Bluthochdruck charakterisiert ist. Die Entwicklungsstörungen der Frucht gehen meist auf eine Gerinnselbildung im Mutterkuchen (Plazenta) zurück. Die Frucht kann dadurch nicht mehr ausreichend ernährt werden.

Es sind zahlreiche weitere Manifestationen des Antiphospholipidsyndroms beschrieben. Sie gehen jedoch nicht in die Klassifikationskriterien des Antiphospholipidsyndroms ein und werden als begleitende Befunde bezeichnet. Besonders wichtig ist hier die Verminderung der Blutplättchen (Thrombozytopenie). Dieser Zustand kann zu einer Blutungsneigung führen.

Zwischen Antiphospholipid-Antikörpern und Infektionskrankheiten besteht ein gewisser Zusammenhang. Syphilis war die erste Infektionskrankheit, bei der Antikörper gegen das Phospholipid Kardiolipin nachgewiesen wurden. Bakterielle oder Virusinfektionen gehen in unterschiedlicher Häufigkeit mit dem Auftreten von Antiphospholipid-Antikörpern einher. Diese Antikörper verschwinden nach einiger Zeit wieder und sind in der Regel nicht mit der Entwicklung klinischer Symptome des Antiphospholipidsyndroms assoziiert.

■ Diagnostik des Antiphospholipidsyndroms

Antiphospholipid-Antikörper werden als Lupus-Antikoagulans mittels Gerinnungstests und als Antikörper gegen verschiedene Phospholipid-Eiweiß-Strukturen im immunologischen Labor nachgewiesen. Die nachfolgende Übersicht zeigt die Kriterien, die bestehen müssen, um die Diagnose Antiphospholipidsyndrom zu stellen.

Klassifikationskriterien des Antiphospholipidsyndroms

Klinische Kriterien
1. Gefäßverschlüsse:
    1 klinisches Ereignis einer arteriellen, venösen oder Kleingefäßthrombose

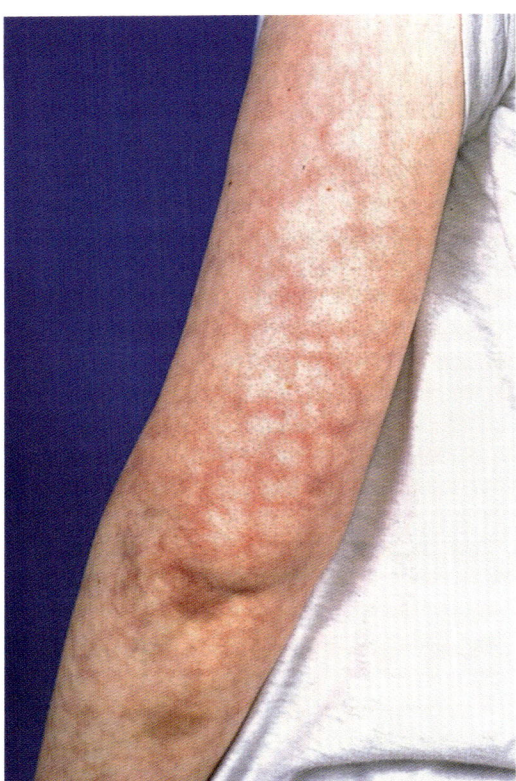

◨ **Abb. 8.2**   Livedo racemosa bei einer Patientin mit Antiphospholipidsyndrom bei Lupus

2. Schwangerschaftskomplikationen:
   1 Fehlgeburt in oder nach der 10.
   Schwangerschaftswoche
   oder
   1 Frühgeburt in oder vor der 34.
   Schwangerschaftswoche wegen
   EPH-Gestose oder Störung der
   Durchblutung des Mutterkuchens
   oder
   3 aufeinander folgende Fehlgeburten vor
   der 10. Schwangerschaftswoche

Laborkriterien
3. Lupus-Antikoagulans bei 2 oder
   mehr Bestimmungen im Abstand von
   mindestens 12 Wochen nach einer
   definierten Methodik
4. Antikardiolipin-Antikörper der IgG-
   oder IgM-Immunglobulinklasse von
   mittlerem bis hohen Titer bei 2 oder
   mehr Bestimmungen im Abstand von
   mindestens 12 Wochen nach einer
   standardisierten Methodik
5. Anti-β_2-Glykoprotein-1-Antikörper der
   IgG- oder IgM-Immunglobulinklasse
   von mittlerem bis hohen Titer bei 2
   oder mehr Bestimmungen im Abstand
   von mindestens 12 Wochen nach einer
   standardisierten Methodik

Ein sicheres Antiphospholipidsyndrom liegt vor, wenn mindestens ein klinisches und ein Laborkriterium erfüllt sind.

Für die Vorhersage klinischer Ereignisse (Thrombosen/Komplikationen in der Schwangerschaft) bei nachweisbaren Antiphospholipid-Antikörpern hat der gleichzeitige Nachweis aller drei in der Übersicht genannter Laborparameter (Triple-Positivität) in hohen Konzentrationen die größte Bedeutung. Das heißt, sind alle drei Laborwerte hoch positiv, ist das Risiko der Entstehung einer Thrombose oder einer Schwangerschaftskomplikation größer als bei Vorliegen nur eines positiven Laborwertes. Dem Nachweis des Lupusantikoagulans allein kommt allerdings ebenfalls ein hoher Vorhersagewert für klinische Ereignisse zu.

Antiphospholipid-Antikörper treten häufig nur vorübergehend, verbunden mit Infektionen, auf. Liegt beispielsweise nur ein positiver Antikardiolipin- oder Anti-β_2-Glykoprotein-1-Antiköper vor, ist die Wahrscheinlichkeit für die Entwicklung klinischer Symptome deutlich geringer, zumal wenn ihre Konzentrationen niedrig sind.

Einige Lupus-Kranke, ebenso wie auch Gesunde, erleiden trotz bestehender hoher Konzentrationen der Antiphospholipid-Antikörper ihr ganzes Leben lang weder Thrombosen noch geburtshilfliche Komplikationen. Es wird davon ausgegangen, dass bei vorliegenden Antiphospholipid-Antikörpern ein zweites Ereignis, zum Beispiel eine Infektion oder etwa eine hohe entzündliche Aktivität des Lupus, hinzukommen muss, damit sich das klinische Bild eines Antiphospholipidsyndroms entwickelt.

Bei längerer Bettlägerigkeit oder postoperativ ist bei Vorliegen von Antiphospholipid-Antikörpern häufiger mit Thrombosen zu rechnen als bei Fehlen der genannten Antikörper. In diesen Situationen ist somit eine Thromboseprophylaxe – meist mit Heparin – besonders notwendig.

Es ist derzeit noch nicht geklärt, warum einige Betroffene thrombotische, andere geburtshilfliche und manche beide Komplikationen aufweisen. Hier, wie auch zu vielen weiteren Fragen beim Antiphospholipidsyndrom, besteht noch großer Forschungsbedarf.

Für Patienten mit einem Lupus ist es wichtig zu wissen:
- Liegen Antiphospholipid-Antikörper oder/und das Lupus-Antikoagulans vor?
- Sind die Befunde konstant nachweisbar?
- Wie hoch sind ihre Titer bzw. Konzentrationen (niedrig oder hoch)?

Vorbeugung und Therapie des Antiphospholipidsyndroms

Asymptomatische Patienten mit Antiphospholipid-Antikörpern
Bei Lupus-Patienten ist in klinischen Studien Azetylsalizylsäure (ASS) zur Prophylaxe des APS dem Placebo überlegen. Nach den Empfehlungen der

EULAR, der europäischen Ärzte- und Patienten-vereinigung, ist daher ASS (100 mg/Tag) bei Lupus-Patienten mit positiven Antiphospholipid-Antikör-pern angeraten. Die Gabe von Hydroxychloroquin kann bei Lupus-Patienten auch im Hinblick auf eine Thromboseprophylaxe nützlich sein.

Bei Gesunden mit positiven Antiphospholipid-Antikörpern ohne weitere Risikofaktoren für eine Thrombose wird hingegen heute nicht mehr ASS empfohlen, da Beobachtungsstudien dieses früher übliche Vorgehen nicht unterstützen.

Östrogen-haltige Verhütungspillen erhöhen das Thromboserisiko. Alternative Verhütungsmethoden sollten angewandt werden. Bei Operationen sowie längerer Bettruhe aus anderen Gründen muss zur Thromboseprophylaxe Heparin angewandt werden.

Zur Vorbeugung von Thrombosen dienen auch Allgemeinmaßnahmen wie Einstellen des Rauchens oder Gewichtsabnahme bei Übergewicht.

▪ ▪ Therapie der Thrombosen

Die Akuttherapie erfolgt wie bei jeder Thrombose. Nach der ersten stattgehabten Venenthrombose ist eine Langzeitblutverdünnung mit Marcumar-Präpa-raten erforderlich, denn nach Absetzen der Antiko-agulation (Gerinnungsbremse) entstehen oft inner-halb des ersten Jahres erneut Thrombosen.

Ist es zu einer arteriellen Thrombose gekommen, so wird in Abhängigkeit vom Gefäßbefall meist mit ASS (100 mg/Tag) und Marcumar therapiert.

Von besonderer Bedeutung ist das gleichzeitige Auftreten von Thrombozytenverminderung und Thrombose. Hier ist in besonderem Maße ein indi-viduelles Vorgehen erforderlich.

▪ ▪ Therapie der Schwangerschaftskomplikationen

Über die Therapie des Antiphospholipidsyndroms in der Schwangerschaft liegen unterschiedliche Stu-dienergebnisse vor. Zurzeit werden ASS (100 mg/Tag) und Heparin (prophylaktische Dosis) für die Vorbeugung von Fehlgeburten bei Frauen mit gesi-chertem Antiphospholipidsyndrom und stattge-habten Fehlgeburten empfohlen. ASS als alleiniges Medikament ist als Vorbeugung bei Frauen mit nach-gewiesenen Antiphospholipid-Antikörpern ohne vorangegangene Fehlgeburten möglich.

Zur Vermeidung von Thrombosen im Wochen-bett sollte bis 6 Wochen nach der Geburt Heparin eingesetzt werden. Frauen mit vorangegangenen Thrombosen müssen in der Schwangerschaft und nach der Geburt mit Heparin in therapeutischer Dosis behandelt werden. Marcumar ist in der Schwanger-schaft kontraindiziert. Deshalb sollte möglichst schon ab Planung einer Schwangerschaft von einer Thera-pie mit Marcumar auf eine Therapie mit Heparin plus ASS umgestellt werden. Ein Wechsel von Marcumar auf Warfarin mit deutlich kürzerer Halbwertszeit (140 vs. 40 Stunden) empfiehlt sich bei aktuellem Kinder-wunsch, da Warfarin dann bis zum Ausbleiben der Regel verabreicht werden könnte.

Bei Schwangeren mit positiven Antiphospho-lipid-Antikörpern sollte ab der 16.–20. Schwan-gerschaftswoche monatlich eine Überprüfung des Wachstums der Frucht und der Durchblutung des Mutterkuchens (mittels Ultraschall) erfolgen.

Sowohl vorbeugende als auch therapeutische Maßnahmen bei der Behandlung von Betroffenen mit Antiphospholipidsyndrom müssen immer unter Einbeziehung der Gesamtsituation der Kranken getroffen werden und sind nach Aufklärung der Patientin gemeinsam von Arzt und Patientin zu ent-scheiden. Zusätzliche Risikofaktoren, die zu einer Thrombose führen können, wie Immobilisierung, chirurgische Eingriffe usw., müssen darüber hinaus berücksichtigt werden.

Über die neuen Blutverdünner, die (fast) ohne Laborkontrolle auch als Tabletten eingenommen werden können, liegen zur Anwendung bei Anti-phospholipidsyndrom noch keine ausreichenden Studien vor. In der Schwangerschaft sind diese Mittel ohnehin nicht zugelassen.

▪ Verlauf und Prognose des Antiphospholipidsyndroms

Verlauf und Prognose hängen vom Ort der Throm-bose und von der damit verbundenen Organschä-digung ab.

Da die Rezidivrate der Gefäßverschlüsse beim Antiphospholipidsyndrom höher ist als bei sonstigen Thrombosen, wird bis zum Auftreten von Kontra-indikationen eine Dauerblutverdünnung angeraten.

Die Mehrzahl der Frauen mit einem Anti-phospholipidsyndrom kann heute gesunde Kinder gebären. Das verdanken wir den besseren Kennt-nissen über die Schwangerschaftskomplikationen bei Vorliegen dieser Krankheit und der Betreuung in Zentren.

Mischkollagenose

R. Fischer-Betz

© Springer-Verlag GmbH Deutschland 2017
M. Schneider (Hrsg.), *Lupus erythematodes*,
DOI 10.1007/978-3-662-53844-9_9

In den 1970er Jahren wurde eine Überlappungs-krankheit mit Symptomen von verschiedenen Kollagenosen (Lupus, systemische Sklerose/Sklerodermie, Dermato- oder Polymyositis und rheumatoide Arthritis) beschrieben. Sie wurde als „mixed connective tissue disease" (MCTD; Mischkollagenose) bezeichnet oder auch als „Sharp-Syndrom" – nach dem Namen des Erstbeschreibers Greg Sharp, einem amerikanischen Rheumatologen. Im Labor fanden sich bei den Betroffenen Autoantikörper in hohen Titern gegen einen Proteinkomplex im Zellkern köpereigener Zellen, den U_1-Ribonucleoprotein-Komplex. Diese Antikörper nennt man U_1-snRNP-Antikörper. Sie sind zwar typisch für eine Mischkollagenose, sie finden sich teilweise aber auch bei Lupus oder anderen Bindegewebserkrankungen.

■   **Klinik**

Man schätzt, dass einer von 50.000–100.000 Menschen weltweit von einer Mischkollagenose betroffen ist. Frauen erkranken deutlich häufiger als Männer (Verhältnis etwa 10:1). Das mittlere Erkrankungsalter liegt im dritten Lebensjahrzehnt. Familiäre Häufungen sind selten. Das Krankheitsbild ist – wie bei allen Bindegewebserkrankungen – uneinheitlich. Es gibt keine Beschwerden oder Merkmale, die nur Menschen mit Mischkollagenose aufweisen, andererseits existieren bestimmte Symptome durchaus gehäuft. Das Spektrum ergibt sich aus den erwähnten überlappenden Erkrankungen. Typischerweise präsentieren sich die Beschwerden nicht gemeinsam zu einem Zeitpunkt, sondern entwickeln sich erst im Verlauf von Monaten bis Jahren (◻ Tab. 9.1). Regelmäßige, aber unspezifische Symptome, die auch während akuter Phasen auftreten, sind Erschöpfung, allgemeines Unwohlsein und erhöhte Temperaturen. Sie erfordern immer eine sorgfältige Suche nach infektiösen Ursachen.

90 Prozent der Betroffenen zeigen bei Kälte ein anfallsartiges Abblassen von Fingern und Zehen („Raynaud-Syndrom"), oft ist dies auch das erste Zeichen der Erkrankung. Als Folge dieses Raynaud-Syndroms kann es zu Durchblutungsstörungen und manchmal zu schlecht heilenden kleinen Wunden an den Fingerkuppen kommen. Typischerweise finden sich in der Anfangsphase oft diffus geschwollene Hände und Finger mit gespannter, glänzender und verdickter Haut („puffy

◻ **Tab. 9.1** Klinische Befunde bei Patienten mit gesicherter Mischkollagenose. (Nach Beyer et al. 2012)

	Bei Diagnose	Zusammen-gefasst nach 5 Jahren
Raynaud-Syndrom	89 %	96 %
Arthralgien/Arthritis	85 %	96 %
Handschwellungen	60 %	66 %
Störungen der Speise-röhrenfunktion	47 %	66 %
Auffällige Lungen-funktion	43 %	66 %
Pleuritis oder Perikarditis	34 %	43 %
Blutbildveränderungen	30 %	53 %
Hautausschläge	30 %	53 %
Muskelentzündung (Myositis)	28 %	51 %
Lungenhochdruck	9 %	23 %
Hautfibrose	4 %	19 %
Neurologische Manifestationen	0 %	17 %
Nieren-Manifestationen	2 %	11 %

hands"). Manchmal entwickeln die Betroffenen im Verlauf eine verdickte Haut vor allem im Bereich der Finger („Sklerodaktylie"). Daneben sind auch Lupus-typische Hautveränderungen möglich. Eine chronische Trockenheit von Mund und/oder Augen (Sicca-Symptomatik) wird von über der Hälfte der Patienten berichtet. Gelenkentzündungen betreffen neben den kleinen Fingergelenken oft auch die Gelenke im Bereich der Zehen. Im Röntgenbild finden sich manchmal knöcherne Veränderungen, vor allem bei Patienten, die im Labor „Rheumafaktoren" aufweisen. Manchmal kommt es zu Verformungen der Gelenke und zum Auftreten von Rheumaknötchen. Auch an der Muskulatur kann eine Entzündung (Myositis) entstehen mit für den Patienten bemerkbarer Schwäche der rumpfnahen Muskulatur und beispielsweise Schwierigkeiten beim Heben der Arme und dem Aufstehen vom Stuhl. Dies kann von muskelkaterartigen Schmerzen und allgemeiner Erkrankungsaktivität, zum

Beispiel Fieber, begleitet sein. Als Zeichen der entzündlichen Muskelschädigung findet sich im Blut eine Erhöhung von Muskelenzymen (Kreatinkinase [CK] und Myoglobin).

Die häufigste Erscheinung an der Lunge ist eine Rippenfellentzündung (Pleuritis), die meist gut behandelbar ist. Eine Rippenfellentzündung kann zu Schmerzen beim Atmen führen und auch zu Kurzatmigkeit. Manche Patienten entwickeln vernarbende Veränderungen am Lungengerüst (Lungenfibrose). Dies kann mit chronischem (Reiz-)Husten und Luftnot bei körperlichen Belastungen einhergehen. Im Röntgenbild finden sich knötchenartige Veränderungen oft in den Lungenunterfeldern. Einige Patienten mit Mischkollagenose entwickeln einen Lungenhochdruck (pulmonal-arterielle Hypertonie, PAH), der unerkannt bzw. unbehandelt die langfristige Prognose der Erkrankung beeinflusst. Ein Lungenhochdruck entsteht zum Beispiel, wenn Lungengefäße verengt sind und bindegewebig umgebaut werden. Im Frühstadium verursacht der Lungenhochdruck wenig oder allenfalls milde Symptome. Erst später treten zunehmend Beschwerden in Form einer deutlichen Einschränkung der körperlichen Belastbarkeit auf. Je nach Ursache und Schwergrad kann der Hochdruck in den Lungengefäßen lange stabil bleiben – oder auch zu einem Versagen der Herzleistung führen. Die Diagnose erfolgt durch einen Herzultraschall und bei auffälligen Befunden ggfs. durch einen Rechtsherz-Katheter.

Neben diesen Veränderungen sind bei Mischkollagenose auch Herzbeutelentzündungen (Perikarditis) oder Herzmuskelentzündungen (Myokarditis) beschrieben. Diese können zum Beispiel zu Schmerzen in der Brust oder Kurzatmigkeit führen. Patienten mit Mischkollagenose haben möglicherweise, ebenso wie Patienten mit Lupus, ein erhöhtes Risiko für eine Gefäßverkalkung (Arteriosklerose) und damit für Herzinfarkte oder Schlaganfälle.

An der Speiseröhre kann es zu Störungen der Peristaltik kommen. Unter Peristaltik versteht man das wellenförmige Sichzusammenziehen der glatten Muskulatur der Speiseröhre, wodurch deren Inhalt transportiert wird. Der Patient bemerkt dann zum Beispiel Sodbrennen oder Schluckbeschwerden. Wenn gleichzeitig eine Mundtrockenheit besteht, verstärken sich diese Beschwerden. Eine gestörte Peristaltik kann auch in anderen Bereichen

des Magen-Darm-Traktes auftreten, zum Beispiel am Darm.

Bei bis zu 40 % der Patienten treten Nierenveränderungen auf. Eine schwere Nierenbeteiligung ist aber selten. U_1-snRNP-Antikörper scheinen bei Mischkollagenose und Lupus einen gewissen „Schutz" vor einer schweren Nierenentzündung darzustellen. Manchmal entwickeln Patienten mit Mischkollagenose durch Veränderungen der kleinen Nierengefäße einen akuten schweren Bluthochdruck mit Nierenversagen.

Erscheinungen am Nervensystem sind deutlich seltener als zum Beispiel beim Lupus. Am häufigsten ist eine Trigeminus-Neuralgie. Dabei handelt es sich um einen schmerzhaften Reizungszustand des fünften Hirnnerven (des Nervus trigeminus) mit attackenartig auftetenden Schmerzen im Bereich des Gesichtes.

Die Blutbildveränderungen ähneln denen, die man beim Lupus findet. Häufig findet sich eine etwas zu niedrige Zahl weißer Blutkörperchen (Leukozytopenie) oder eine milde Blutarmut (Anämie) durch eine Entzündung. Seltener ist eine andere Form der Anämie, die hämolytische Anämie, eine Form der Blutarmut, die durch einen erhöhten bzw. vorzeitigen Zerfall von roten Blutkörperchen bedingt ist. Manchmal findet man auch eine zu niedrige Blutplättchenzahl (Thrombozytopenie).

■ **Labor**

Für die Diagnose einer Mischkollagenose wegweisend sind hochtitrige U_1-snRNP-Antikörper. Antinukleäre Antikörper (ANA) lassen sich deswegen meist noch in sehr hohen Serumverdünnungen (oft >1:10.000) nachweisen. Hochpositive Doppelstrang-DNS-Antikörper sprechen üblicherweise gegen die Diagnose einer Mischkollagenose, vor allem aber ein positiver Sm-Antikörper. Niedrigtitrige DNS-Antikörper, SS-A-Antikörper und Antikörper gegen den gesamten RNP/Sm-Komplex sowie Anticardiolipin-Antikörper wurden bei Mischkollagenose beschrieben. Rheumafaktoren finden sich bei 50–70 % der Patienten. Unspezifische Laborbefunde sind eine beschleunigte Blutsenkungsgeschwindigkeit und eine Hypergammaglobulinämie (übermäßiger Gehalt an bestimmten Eiweißen, verursacht durch die Antikörperbildung). Ein Komplementverbrauch ist selten und daher zur Verlaufs- und

Aktivitätsbeurteilung der Erkrankung nicht zu verwenden.

■ **Diagnose**

Die Diagnose „Mischkollagenose" wird aufgrund des Auftretens mehrerer typischer Symptome (Raynaud-Phänomen, diffus geschwollene Finger/Hände, Sklerodaktylie, Arthritis, Myositis) in Verbindung mit dem Nachweis von U_1-snRNP-Antikörpern gestellt. Jedoch ist zu berücksichtigen, dass U_1-snRNP-Antikörper – gerade in niedrigen Titern – auch bei Menschen vorkommen, die keine Krankheitsausprägung haben, die der Mischkollagenose entspricht!

■ **Therapie und Prognose**

Wie beim Lupus orientiert sich die Therapie auch bei Mischkollagenose an Beschwerden und Organbeteiligungen. Neben einer symptomatischen (beschwerdemindernden) Therapie wird gegebenenfalls auch eine immunsuppressive Behandlung vorgenommen. Kortison wird vor allem bei Schüben eingesetzt. Bei Gelenkbeschwerden werden zum Beispiel NSAR (nichtkortisonhaltige Antirheumatika) zur Schmerzlinderung und Entzündungshemmung verabreicht. Auch Antimalariamittel sind hier oft sehr wirkungsvoll. Bei Organmanifestationen bzw. in Abhängigkeit von der Schwere der Erkrankung werden Immunsuppressiva (z. B. Methotrexat, Azathioprin) gegeben.

Basis in der Therapie des Raynaud-Syndroms sind ein konsequenter Kälteschutz nicht nur der betroffenen Extremitäten, sondern auch des gesamten übrigen Körpers. An den hauptsächlich betroffenen Händen und Füßen können zusätzliche Kälteschutzmaßnahmen eingesetzt werden, zum Beispiel speziell beschichtete isolierende Handschuhe, das Benutzen von sogenannten „Taschenwärmern" oder isolierte bzw. heizbare Sohlen. Das Rauchen sollte unbedingt beendet werden! Manchen Betroffenen helfen Entspannungsmethoden, zum Beispiel das Erlernen von autogenem Training. An medikamentöser Therapie werden gefäßerweiternde Medikamente verabreicht, zum Beispiel einige Blutdruckmittel (Kalziumantagonisten wie Nifedipin oder Amlodipin). Wenn offene Stellen an den Fingern entstehen, was selten der Fall ist, setzt man Infusionen ein, die stark gefäßerweiternd wirken und so ein Abheilen fördern.

Bei Mischkollagenose ist eine regelmäßige Kontrolle in Hinblick auf eine Lungenbeteiligung bzw. Lungenhochdruck notwendig, diese erfolgt in Form einer Lungenfunktionsprüfung bzw. einer Herzultraschalluntersuchung (Echokardiografie). Ein Lungenhochdruck kann heute bei vielen der Betroffenen medikamentös behandelt werden. Spezielle Medikamente wirken nicht nur gegen die Beschwerden, sondern können schädigende Umbauvorgänge in den Blutgefäßen der Lunge verlangsamen. In der Regel werden Medikamente, die aktiv durch Gefäßerweiterung und Vorbeugen einer weiteren Verengung der Lungenarterien in das Krankheitsgeschehen eingreifen, mit Gerinnungshemmern und entwässernden Medikamenten kombiniert.

Je nach Schweregrad eingesetzt werden zum Beispiel Kalziumantagonisten oder „Endothelin-Rezeptor-Antagonisten" (Ambrisentan, Bosentan und Macitentan) oder „Phosphodiesterase-5-Hemmer" (Sildenafil und Tadalafil).

Insgesamt zeigen Langzeituntersuchungen zum Verlauf der Mischkollagenose-Erkrankung, dass etwa ein Drittel der Patienten langfristig kaum oder weniger Beschwerden hat, ein Drittel hat wiederkehrend Schübe (zum Beispiel mit Gelenkentzündungen), und ein weiteres Drittel erlebt im Verlauf fortschreitende Veränderungen, zum Beispiel mit einer Hautfibrose. Bei bis zu zwei Dritteln der Patienten, bei denen die Diagnose Mischkollagenose gestellt wurde, lässt sich nach 5–10 Jahren eine Einordnung in ein spezifisches Krankheitsbild (wie Lupus oder Sklerodermie) treffen. Wichtig ist, dass regelmäßige Kontrollen der Klinik und der Laborbefunde erfolgen, bei denen auch die Diagnose immer wieder überdacht werden sollte. Letztlich entscheidend für die Therapie ist jedoch nicht der Name der Erkrankung, sondern das Beschwerdebild, insbesondere die Organmanifestation.

Literatur

Beyer C, Distler O, Distler JHW (2012) Connective tissue diseases: concepts and overlap syndromes. In: Bijlsma JWJ (ed) Eular Textbook on rheumatic diseases. BMJ Publishing Group, London, pp 457–475

Wie kann sich Lupus auf meinen Körper auswirken?

Auswirkungen von Lupus auf die Haut

A. Kuhn, A. Landmann

Die klinischen Abbildungen wurden uns freundlicherweise vom Fotolabor der Klinik und Poliklinik für Hautkrankheiten, Universitätsklinikum Münster (mit Dank an Frau J. Bückmann und Herrn P. Wissel) überlassen.

■   **Klassifikation**

Die Haut ist eines der Organe, das bei Patienten mit
Lupus am häufigsten betroffen ist: Dabei treten die verschiedenen Symptome nicht immer gleichzeitig auf,
sondern können sich auch erst im Verlauf der Erkrankung entwickeln. Die Klassifikation der Hautveränderungen beruht auf der Einteilung des amerikanischen
Dermatologen James N. Gilliam, der in Zusammenarbeit mit seinem Kollegen Richard D. Sontheimer
verschiedene, für die Erkrankung spezifische und
unspezifische Hautveränderungen definiert hat. Die
spezifischen Hautveränderungen werden anhand von
klinischen, histologischen, serologischen und genetischen Befunden definiert und nach Überarbeitung
im Rahmen der „Düsseldorfer Klassifikation" 2004
in 4 Formen bzw. Subtypen eingeteilt (▶ Übersicht).
Die klinische Diagnose von Hautveränderungen bei
Lupus sollte möglichst immer durch eine Hautprobe
zur histologischen Analyse (= Gewebeuntersuchung)
unterstützt werden (Ausnahme: Schmetterlingserythem und Schleimhautentzündungen, wenn die Diagnose eines Lupus anderweitig gesichert ist).

> **Lupus-spezifische und -unspezifische Hautveränderungen**
>
> **Lupus-spezifische Hautveränderungen**
> 1. Akut kutaner Lupus erythematodes (ACLE)
>   – Lokalisierte Form
>   – Generalisierte Form
> 2. Subakut kutaner Lupus erythematodes (SCLE)
>   – Anuläre Form
>   – Papulosquamöse Form
> 3. Chronisch kutaner Lupus erythematodes (CCLE)
>   – Diskoider Lupus erythematodes (DLE)
>   – Lokalisierte Form
>   – Disseminierte Form
>   – Lupus erythematodes profundus (LEP; Synonym: LE panniculitis)
>   – Chilblain Lupus erythematodes (CHLE)
> 4. Intermittierender kutaner Lupus erythematodes (ICLE)
>   – Lupus erythematodes tumidus (LET)

> **Lupus-unspezifische Hautveränderungen**
> 1. Leukozytoklastische Vaskulitis
>   – palpable Purpura
>   – urtikarielle Vaskulitis
> 2. Livedo racemosa
> 3. Thrombophlebitis
> 4. Okklusive Vaskulopathie
> 5. Raynaud-Syndrom
> 6. Periunguale Teleangiektasien
> 7. Calcinosis cutis
> 8. Muzinosis papulosa

■   **Subtypen**

■ ■ **Akut kutaner Lupus erythematodes**

Der akut kutane Lupus erythematodes (ACLE)
kann entweder als lokalisierte (d. h. auf das Gesicht
begrenzte) oder als generalisierte (d. h. häufig den
ganzen Körper befallende) Form auftreten. Die lokalisierte Form kommt häufiger vor und zeigt meist
das charakteristische Bild eines „Schmetterlings-
erythems", das sich im Gesicht symmetrisch über
die Wangen und den Nasenrücken ausbreitet, wobei
die Bereiche neben der Nase („Nasolabialfalten")
ausgespart bleiben (■ Abb. 10.1). Diese scharf und
regelmäßig begrenzte Rötung kann aufgrund des
häufig nur vorübergehenden Auftretens als Sonnenbrand fehlgedeutet werden, ist aber meist mit einer

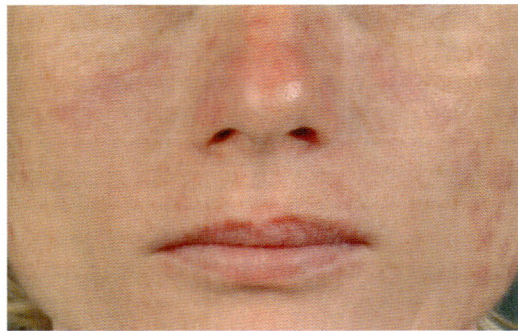

■ **Abb. 10.1**   Akut kutaner Lupus erythematodes (ACLE).
Schmetterlingserythem mit symmetrischer Ausbreitung
über Wangen und Nasenrücken unter Aussparung der
Nasolabialfalten. (Aus: Kuhn et al. 2011)

erhöhten Krankheitsaktivität des Lupus assoziiert. Die generalisierte Form des ACLE ist durch zahlreiche rote- bis tiefrote oder violette, ineinander übergehende Plaques (= Flecken) gekennzeichnet, die sich auf den gesamten Körper ausbreiten können. Die Abheilung des ACLE erfolgt in der Regel ohne Narbenbildung, vorübergehend kann sich jedoch eine Hyperpigmentierung (= vermehrte Pigmentierung der Haut) entwickeln. Bei Patienten mit aktivem Lupus kann sich am Haaransatz auch eine Ausdünnung der Haare, das sogenannte „Lupus-Haar", ausbilden.

▪▪ Subakut kutaner Lupus erythematodes
Beim subakut kutanen Lupus erythematodes (SCLE) zeigen sich entweder symmetrisch ringförmige, mit einer Rötung einhergehende oder einer Psoriasis (= Schuppenflechte) ähnelnde Plaques, die jeweils ineinander übergehen können. (◻ Abb. 10.2a). Da der SCLE durch eine ausgeprägte Photosensitivität (= Lichtempfindlichkeit) gekennzeichnet ist (▶ Kap. 26), finden sich die Hautveränderungen des SCLE bevorzugt an Arealen, die der Sonne ausgesetzt sind, zum Beispiel Hals, Schultern, Dekolleté und Streckseiten der Arme. Dieser Subtyp ist durch einen schubförmigen bzw. wiederkehrenden Verlauf geprägt und heilt ohne Narbenbildung ab, wobei jedoch in häufig Depigmentierungen (= Pigmentverluste) an der Haut verbleiben können (◻ Abb. 10.2b). Einzelne Medikamente, wie zum Beispiel Antimykotika, blutdrucksenkende Medikamente und Antidepressiva, können einen SCLE auslösen.

▪▪ Chronisch kutaner Lupus erythematodes (CCLE)

Diskoider Lupus erythematodes   Der diskoide Lupus erythematodes (DLE), der am häufigsten beschriebene Subtyp, wird in eine lokalisierte (d. h. auf den Kopf beschränkte) und eine disseminierte (d. h. sich zusätzlich auch auf andere Köperstellen ausbreitende) Form unterschieden. Die Hautveränderungen der lokalisierten Variante manifestieren sich meist im Gesicht (z. B. Wangen, Stirn, Ohren, Nase und Lippen) und an der Kopfhaut, können jedoch auch an der Mund- und Nasenschleimhaut auftreten. Je nach Dauer und Aktivität der Erkrankung sind die Hautveränderungen des DLE unterschiedlich stark ausgeprägt. Typisch sind festhaftende, weiße Hyperkeratosen (= Verhornungen der Haut), deren Berührung schmerzhaft sein kann. Im Verlauf heilt die DLE mit Atrophie (= Gewebeschwund), zentraler Narbenbildung, Pigmentstörungen und – in behaarten Arealen – mit vernarbender Alopezie ab (◻ Abb. 10.3). Die disseminierte Form, die sich meist am Rumpf des Körpers (z. B. Brust, Rücken) oder an den Streckseiten von Armen bzw. Beinen manifestiert, ist seltener als die lokalisierte Variante. Einzelne Hautveränderungen des DLE können auch nach unspezifischer Reizung (mechanisch, thermisch, chemisch) an einer vorher nicht befallenen Stelle der Haut auftreten (= „Köbner-Phänomen").

Lupus erythematodes profundus   Der Lupus erythematodes profundus (LEP; im Englischen auch

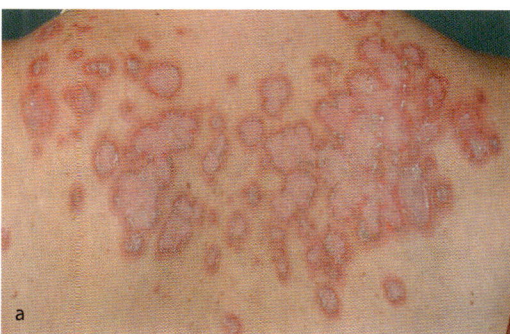
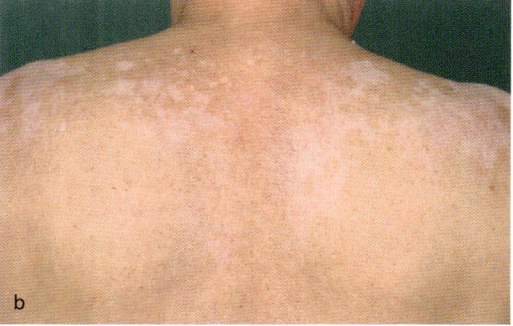

◻ **Abb. 10.2** **a** Subakut kutaner Lupus erythematodes (SCLE). Ineinander übergehende, ringförmige Plaques mit nach innen gerichteter Schuppenkrause und erythematösem Rand am oberen Rücken. **b** Depigmentierung (= Pigmentverlust) am oberen Rücken mit vereinzelten erythematösen Papeln. (a aus Kuhn et al. 2014)

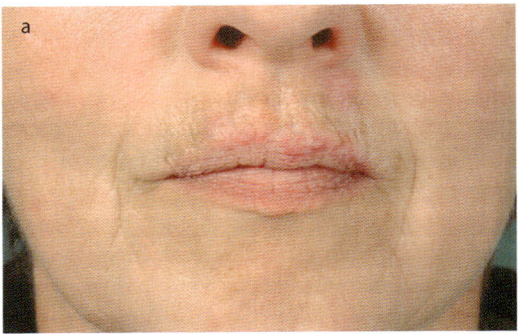
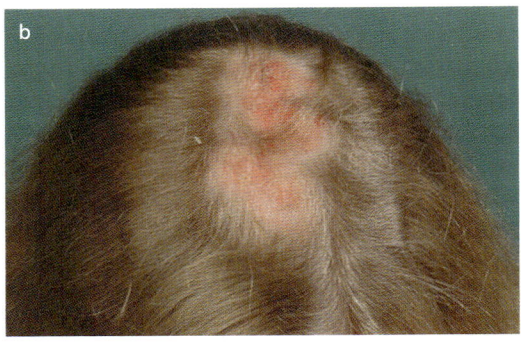

Abb. 10.3 **a** Diskoider Lupus erythematodes (DLE). Teils erythematöse, teils vernarbende Läsionen am Mund. **b** Vernarbender Haarverlust (= Alopezie) mit erythematösen aktiven Plaques an der behaarten Kopfhaut

„Lupus erythematosus panniculitis" genannt) ist eine sehr seltene Form, die sich meist an den Oberschenkeln und der Glutealregion (= Gesäß) sowie an den Armen entwickelt, aber auch im Gesicht und in der Brustregion auftreten kann. Dieser Subtyp ist durch knotige oder plattenartige Infiltrate in der Unterhaut charakterisiert, die bis in das Fettgewebe reichen und mit der darüber liegenden Haut verbacken sein können. Im Verlauf kann der LEP bis in die Unterhaut reichende Knoten und Ulzera (= Geschwüre) ausbilden und mit tief eingezogenen, kosmetisch stark beeinträchtigenden Narben und einem Schwund des subkutanen Fettgewebes abheilen (■ Abb. 10.4a).

Chilblain Lupus erythematodes   Der Chilblain Lupus erythematodes (CHLE) ist durch symmetrische, schmerzhafte, bläulich-livide Schwellungen und polsterartige Knoten gekennzeichnet, die meist in der feucht-kalten Jahreszeit auftreten. Diese eher selten auftretenden Hautveränderungen manifestieren sich besonders häufig an kälteexponierten Arealen der Arme und Beine, insbesondere an Fingern, Zehen und Fersen, seltener auch an Nase und Ohren (■ Abb. 10.4b).

■ ■ **Intermittierender kutaner Lupus erythematodes (ICLE)**

Lupus erythematodes tumidus   Der Lupus erythematodes tumidus (LET) ist nur sehr selten in der Literatur beschrieben worden, zumal diese Form fast immer ohne Beteiligung weiterer Organe als eigenständige Erkrankung auftritt. Auch kann sich der LET spontan zurückbilden, so dass die klinische Diagnose häufig erschwert ist und durch die

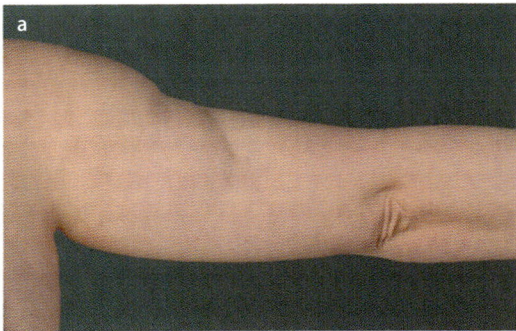
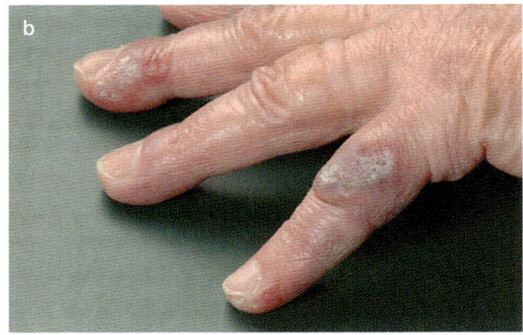

Abb. 10.4   **a** Lupus erythematodes profundus (LEP). Typischer Schwund des subkutanen Fettgewebes nach Abheilung eines LEP am rechten Oberarm. **b** Chilblain Lupus erythematodes (CHLE). Erythematöse, teils hyperkeratotische Plaques (Flecken) an den Fingergrund- und -endgliedern. (Aus Kuhn et al. 2014)

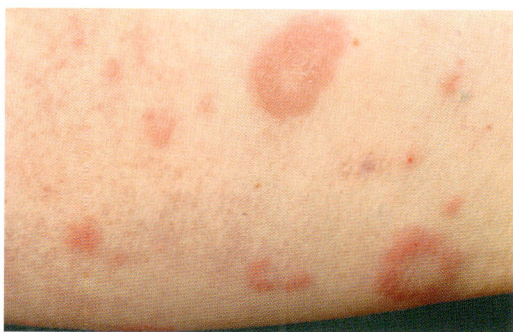

■ **Abb. 10.5** Lupus erythematodes tumidus (LET). Scharf begrenzte, ödematöse, erythematöse Plaques am Oberarm. (Aus Kuhr et al. 2011)

histologische Analyse einer Hautprobe unterstützt werden sollte. Dieser Subtyp ist sehr photosensitiv, und somit sind häufig die Areale betroffen, die der Sonne ausgesetzt sind, zum Beispiel Gesicht, Dekolleté und Arme. Die charakteristischen Hautveränderungen erscheinen als scharf begrenzte, ödematöse, rötliche Plaques mit meist glänzender Oberfläche, die einer Urtikaria (= Nesselsucht) ähnlich sind und ohne Vernarbung und Pigmentstörung abheilen. (■ Abb. 10.5).

■ ■ **Weitere Hautveränderungen bei Lupus**
Neben diesen klassischen spezifischen Hautveränderungen können auch viele unspezifische Hautveränderungen mit einem Lupus assoziiert sein, die jedoch auch bei anderen (Autoimmun)Erkrankungen auftreten können. Diese umfassen zum Beispiel eine leukozytoklastische Vaskulitis, Livedo racemosa, Thrombophlebitis, okklusive Vaskulopathie, Calcinosis cutis sowie periunguale Telangiektasien und ein Raynaud-Syndrom.

Literatur

Kuhn A, Ruland V, Bonsmann G (2011) Hautmanifestationen des Lupus erythematodes. Z Rheumatol 70: 213–227

Kuhn A, Landmann A, Bonsmann G (2014) Skin in SLE. In: Mackay IR, Rose NR (eds) Encyclopedia of Medical Immunology, vol 1: Autoimmune Diseases. Springer, Heidelberg Berlin New York Bremen, pp 1075–1088

Auswirkungen von Lupus auf die Gelenke

P. Herzer

© Springer-Verlag GmbH Deutschland 2017
M. Schneider (Hrsg.), *Lupus erythematodes*,
DOI 10.1007/978-3-662-53844-9_11

Gelenkbeschwerden oder allgemein Beeinträchtigungen des Bewegungsapparates werden im Volksmund als „Rheuma" bezeichnet. Als Ursache kommt hierfür eine Vielzahl unterschiedlicher Krankheiten in Betracht.

Beim Lupus gehören rheumatische Beschwerden zu den häufigsten Krankheitserscheinungen: bei über 90 % der Patienten kommt es im Verlauf der Erkrankung zu Gelenkschmerzen, Gelenksschwellungen oder auch zu Schmerzen der Muskeln.

Oft sind Gelenkbeschwerden das erste Krankheitszeichen des Lupus, sie können anderen Krankheitserscheinungen um viele Monate vorausgehen. In solchen Fällen erleben Patienten oft Irrwege bei der Diagnose und Therapie. Rheumatologen haben daher eine wichtige Schlüsselfunktion bei der Früherkennung des Lupus, womit gegebenenfalls auch der Befall innerer Organe rechtzeitig erkannt oder durch eine fachgerechte Therapie verhindert werden kann.

▪ Gelenkschmerzen und Gelenkschwellungen

Schmerzen können durch Entzündungen von Gelenken sowie Sehnen und Muskeln bedingt sein. Bei einer Entzündung der Gelenke, die im medizinischen Sprachgebrauch als „Arthritis" bezeichnet wird, kommt es in der Regel zu sichtbaren Anschwellungen der Gelenke. Am häufigsten sind die Hand- und Fingergelenke (◘ Abb. 11.1) sowie die Kniegelenke betroffen, seltener auch die Schultern, Ellbogen oder Sprunggelenke. Nicht selten leiden Patienten auch unter Gelenkschmerzen, ohne dass objektivierbare Befunden vorhanden sind.

Der Gelenkbefall ist oft wandernd, d. h. Gelenkbeschwerden in einem Gelenk können zum Beispiel innerhalb eines Tages wieder verschwinden und machen sich dann an anderer Stelle bemerkbar. Morgens oder nach längeren Ruhepausen fühlen sich die Patienten oft allgemein steif. In akuten Phasen kann der Gelenkbefall zu erheblichen Bewegungseinschränkungen führen.

Im Gegensatz zur rheumatoiden Arthritis, der häufigsten Form einer entzündlich rheumatischen Erkrankung, führt der Lupus in der Regel nicht zur Zerstörung der betroffenen Gelenke. Chronische Entzündungsprozesse der Gelenkkapseln, von Sehnen und Bändern bzw. allgemein des die Gelenke umgebenden Bindegewebes können bei einem langjährigen Verlauf allerdings auch zu Verformungen der Hände führen, wie man sie auch bei einer rheumatoiden Arthritis sehen kann. Beim Lupus lassen sich diese Deformierungen manuell geraderichten, da ja die Gelenke im Gegensatz zur rheumatoiden Arthritis nicht zerstört sind. Dennoch können solche Deformierungen sehr unangenehme funktionelle Beeinträchtigungen – insbesondere der Feinmotorik und Greiffunktion der Hände – verursachen.

▪ Seltene Befunde und Komplikationen

Rheumaknoten sind eigentlich typische Kennzeichen der rheumatoiden Arthritis. Es handelt sich hierbei um derbe, verschiebliche Knoten im Unterhautgewebe meist über der Streckseite von Gelenken. Solche Knoten können gelegentlich auch bei

◘ **Abb. 11.1** Schwellungen der Fingergelenke einer Patientin mit Lupus

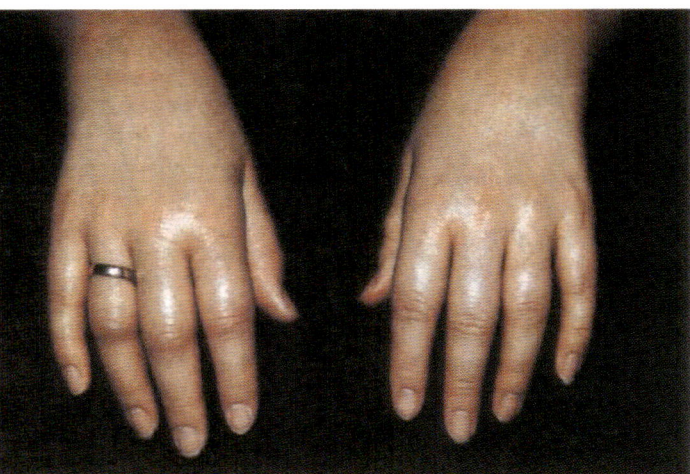

Patienten mit einem Lupus entstehen. Sie bereiten keine Schmerzen, sind aber oft lokal störend.

Eine seltene, aber dann schwerwiegende Komplikation ist eine Osteonekrose. Es handelt sich dabei um ein Absterben (Nekrose) eines umschriebenen Knochenbezirks. Am häufigsten betroffen ist der Hüftkopf (Hüftkopfnekrose) mit der Folge einer schmerzhaften Bewegungseinschränkung. Sehr selten kommt es zu solchen Nekrosen im Oberarmkopf oder Schienbeinkopf. Im Frühstadium sind solche Knochenprozesse mit Hilfe einer Kernspintomografie zu erkennen. Ursächlich ist eine Unterbrechung der Blutversorgung bzw. ein Knocheninfarkt. Oft handelt es sich um Patienten, die lange und mit hohen Dosen von Kortison behandelt werden mussten. In fortgeschritten Stadien ist gegebenenfalls ein Gelenkersatz erforderlich.

Auswirkungen von Lupus auf das Blut

J. Richter, O. Sander

© Springer-Verlag GmbH Deutschland 2017
M. Schneider (Hrsg.), *Lupus erythematodes*,
DOI 10.1007/978-3-662-53844-9_12

Ziel dieses Kapitels ist es, dass Sie nach dessen Lektüre

— den verschiedenen Blutzellen ihre Funktion zuordnen können,
— durch den Lupus verursachte oder davon unabhängige Ursachen für Veränderung der Blutzellen unterscheiden und gefährliche Verläufe früh erkennen,
— Medikamente kennen, die die Blutbildung beeinflussen können.

■ **Welche Bestandteile des Blutes gibt es und wie kann ich sie messen?**

Das Blut setzt sich aus den Blutzellen und dem Plasma zusammen. Es gibt verschiedene Blutzellen: Erythrozyten, Thrombozyten, Granulozyten und Lymphozyten (◘ Abb. 12.1). Im Plasma finden sich Stoffe für die Blutgerinnung, Abwehrstoffe wie Immunglobuline, Botenstoffe und zahlreiche Nährstoffe wie Fette, Zucker oder auch Abfallstoffe wie Harnsäure.

Die am häufigsten nachzuweisenden Blutzellen sind rote Blutkörperchen (Erythrozyten) mit einer Anzahl von 4.300.000–5.600.000 (Männer) und 3.900.000–5.000.000 (Frauen) in jedem Mikroliter (µl) Blut. Ihr wichtigster Bestandteil, der rote Blutfarbstoff (Hämoglobin), dient dem Transport von Sauerstoff und Kohlensäure. Daher wird oft dieser Farbstoff mehr beachtet als die Zahl der Zellen. Er beträgt 12,0–16,0 Gramm in jedem zehntel Liter (dl) Blut.

Die Blutplättchen (Thrombozyten) werden mit 150.000–400.000 in jedem Mikroliter Blut gemessen, sie helfen bei der Blutgerinnung und Immunabwehr.

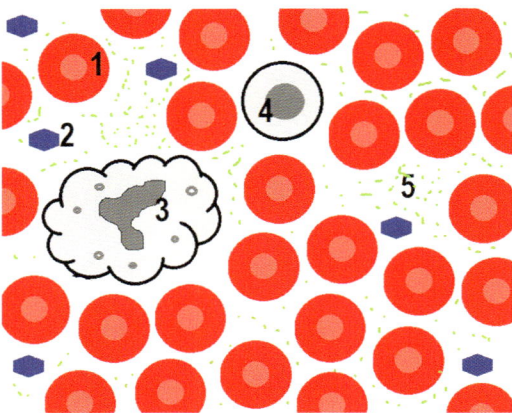

◘ **Abb. 12.1**   Blutbestandteile (*1* Erythrozyten, *2* Thrombozyten, *3* Granulozyten, *4* Lymphozyten, *5* Plasmaproteine)

Weiße Blutkörperchen (Leukozyten) machen mit 4.000–11.000 in jedem Mikroliter Blut nur einen geringen Anteil aus und bestehen ihrerseits wieder aus einer Vielzahl unterschiedlicher Zellen, die in den Untergruppen Granulozyten, Monozyten und Lymphozyten zusammengefasst werden. Diese haben viele unterschiedliche Funktionen, hauptsächlich bei Entzündungen wie der Abwehr von Infektionen, Tumorzellen und der Wundheilung.

Die Blutzellen werden in der Regel im Knochenmark gebildet, Plättchen und rote Blutkörperchen verbleiben in der Blutbahn und werden nach einiger Zeit abgebaut. Leukozyten können die Blutbahn aktiv verlassen und sich auch im Gewebe fortbewegen. Lymphozyten findet man vor allem in Lymphbahnen und Lymphknoten. Einige der Zellen haben ein sehr langes Leben, andere werden schnell verbraucht.

Für die Zählung der Blutzellen werden wenige Tropfen Blut benötigt. Für eine allgemeine Messung helfen automatische Systeme, bei der genaueren Bestimmung schaut sich der Untersucher gefärbte Ausstriche an oder es erfolgt eine Messung anhand spezieller Oberflächeneigenschaften.

Junge und alte Blutzellen können unterschieden werden, und auch Baustoffe sowie Abbauprodukte von Blutzellen sind im Labor nachweisbar.

■ **Welche Folgen haben Veränderungen des Blutes?**

Es kommt vor, dass ein Zelltyp verringert ist; bei roten Blutkörperchen wird das „Anämie", bei Blutplättchen „Thrombozytopenie" und bei Leukozyten „Leukozytopenie" genannt. Aber auch ein Mangel von zwei oder allen drei Zellarten, eine sogenannte „Bizytopenie" bzw. „Panzytopenie", kann auftreten. Die Verminderung der Zellen führt zu Funktionseinschränkungen, bei der Anämie zu vermindertem Sauerstofftransport und dadurch zu Schwäche und Luftnot, aufgrund des Farbstoffmangels außerdem zu Blässe. Bei einem Mangel an Blutplättchen treten Blutungen auf und bei starker Verminderung von Leukozyten kann es schneller zu Infekten kommen. Ursachen einer Verminderung können zu geringe Neubildung, Verlust nach außen (durch Blutverlust) oder ein Verbrauch sein. Näheres wird weiter unten erklärt (◘ Tab. 12.1).

Eine Vermehrung von Blutzellen kann, in der Regel in geringem Ausmaß, als Reaktion auf einen vermehrten Bedarf auftreten, zum Beispiel werden

Tab. 12.1 Ursachen von Mangel oder Zuviel an Blutzellen

	Notfall	Kritische Grenze	Ursache
Thrombozytopenie	<30.000/µl	<100.000/µl	Autoimmun, Verbrauch z. B. bei Antiphospho-lipidsyndrom oder Infekt
Anämie (Hämoglobin)	<7 g/dl	<10 g/dl	Blutung, autoimmun, Eisenmangel, Nierennsuffizienz
Leukozytopenie	<1.000/µl	<3.000/µl	Autoimmun, Medikamente
Leukozytose	>25.000/µl	>15.000/µl	Infekt, Leukämie
Panzytopenie			Autoimmun, Medikamente, Infekt
Anämie und Thrombo-zytopenie			Autoimmun, Verbrauch bei hämolytisch urämi-schem Syndrom mit thrombotisch thrombozyto-penischer Purpura (HUS-TTP)

mehr Erythrozyten bei Sauerstoffmangel – etwa in Höhenluft – gebildet, mehr Leukozyten bei Infektionen. Auch Medikamente wie Kortison und Rauchen können zu einem Anstieg weißer Blutkörperchen führen. Steigen die Zellzahlen aber ohne erkennbaren Grund anhaltend an, muss an eine vermehrte Bildung im Rahmen einer Neubildung (z. B. einer Leukämie) gedacht werden. Eine Vermehrung von Blutzellen ist bei Lupus und anderen Kollagenosen ungewöhnlich.

■ **Was verursacht beim Lupus Veränderungen des Blutes?**

Beim Lupus kommt es zu Autoantikörpern gegen Blutbestandteile, die die Lebensdauer der Blutzellen verkürzen können. Dadurch werden in der Regel eine Verringerung der betreffenden Blutzellen, eine vermehrte Neubildung und ein erhöhter Nachweis von Abbauprodukten gemessen. Mit dem Coombs-Test sind Antikörper gegen Erythrozyten recht einfach nachweisbar.

Eine Leukozytopenie ist bei über 50 % der Lupus-Patienten nachweisbar, eine Lymphozytopenie ist nahezu die Regel.

■ **Welche anderen Ursachen können bei Patienten mit Lupus zu Veränderungen des Blutes führen?**

Wichtigste Ursache ist ein Blutverlust, nach außen bei vermehrter Regelblutung oder Verletzung, aber auch nach innen wie bei einem Magengeschwür. Dann kann eine vermehrte Neubildung nachgewiesen werden, die Abbauprodukte sind aber nicht vermehrt.

Auch durch Infektionen kann es zu einem gesteigerten Verbrauch von Blutzellen kommen. Bei einer aktivierten Blutgerinnung, z. B. im Rahmen eines Antiphospholipid-Antikörpersyndroms (► Kap. 8) sind die Blutplättchen in der Regel vermindert.

Ursachen für eine verminderte Neubildung von Blutzellen können sein:

— Vitamin- und Eisenmangel,
— Medikamente, insbesondere Zellgifte (Zytostatika),
— Erkrankungen des Knochenmarks,
— chronische Nierenschwäche.

In der Regel sind alle drei Zellarten davon betroffen. Manchmal können mehrere Gründe gleichzeitig vorliegen, im Zweifelsfall muss das blutbildende Knochenmark untersucht werden. Bei der Nierenschwäche ist das Hormon „Erythropoetin", das die Bildung roter Blutkörperchen anregt, vermindert.

■ **Welche Diagnostik sollte bei Verdacht auf eine Beteiligung des Blutes im Rahmen eines Lupus durchgeführt werden?**

Es ist zunächst zu klären, ob die Veränderung kurzfristig akut aufgetreten ist, langsam zugenommen hat oder plötzlich ausgebrochen ist. Dazu sind die vorbestehenden Werte des Patienten notwendig. Ein Blutverlust muss ausgeschlossen werden.

Standard ist die Bestimmung des Blutbildes und des Differenzialblutbildes. Bei einer Anämie (► Tab. 12.2) sollten Retikulozyten (neu gebildete Erythrozyten), LDH, Kalium und Bilirubin (erhöht bei Zellabbau) sowie Haptoglobin (erniedrigt bei

Tab. 12.2 Mögliche Ursachen für eine Anämie und Hinweise bei anderen Blutbestandteilen

	Auftreten	Erythrozyten	Retikulozyten	Eisen	Speichereisen	LDH	Coombs-Test	Leukozyten	Thrombozyten
Akute Blutung	Rasch	Vermindert	Normal	Normal	Normal	Normal	Negativ	Leicht erhöht	Leicht erhöht
Chronische aktive Blutung/Eisenmangel	Langsam	Vermindert	Erhöht	Vermindert	Vermindert	Normal	Negativ	Normal	Normal
Chronischer Infekt	Langsam	Vermindert	Vermindert	Vermindert	Erhöht	Normal	Negativ	Leicht erhöht	Erhöht
Autoimmunhämolyse	Langsam	Vermindert	Erhöht	Normal	Normal oder erhöht	Erhöht	Positiv	Normal oder vermindert	Normal oder vermindert
HUS-TTP	Schnell	Vermindert	Erhöht	Normal	Normal	Erhöht	Negativ	Normal	Vermindert
Niereninsuffizienz	Langsam	Vermindert	Vermindert	Normal	Normal	Normal	Negativ	Normal	Normal
Vitaminmangel	Langsam	Vermindert	Vermindert bis normal	Normal	Normal	Erhöht	Negativ	Vermindert	Vermindert
Toxisch	Langsam oder Akut	Vermindert	Vermindert	Normal	Normal	Normal	Negativ	Vermindert	Vermindert

HUS-TTP hämolytisch urämisches Syndrom mit thrombotisch thrombozytopenischer Purpura.

Zellabbau) bestimmt und außerdem ein Coombs-Test (immunvermittelter Zellabbau) durchgeführt werden. Bei Hinweisen auf eine unzureichende Blutbildung sind Eisen, Speichereisen (Ferritin, niedrig bei Blutverlust, eher hoch bei Hämolyse), Vitamin B_{12} und Folsäure wichtig.

Da es gerade bei Patienten mit Lupus mehrere Ursachen gleichzeitig geben kann, sollte bei neu aufgetretener Veränderung in der Regel eine gründliche Abklärung erfolgen.

▪ Welche Therapie ist bei Veränderungen des Blutes notwendig?

Nicht jede Veränderung muss behandelt werden, lange bestehende Veränderungen ohne Symptome können in der Regel toleriert werden.

Ein nachgewiesener Vitamin- oder Eisenmangel sollte ausgeglichen werden, bei erhöhtem Zellumsatz sollten die für die Neubildung notwendigen Vitamine großzügig zugeführt werden. Dabei könnte es sein, dass der Körper Vitamin B_{12} oder Eisen nicht ausreichend aufnimmt.

Sollten Veränderungen unter Substanzen, die das Knochenmark unterdrücken, wie zum Beispiel Zytostatika, auftreten, kann eine Umstellung auf weniger toxische Substanzen sinnvoll sein.

Eine durch Antikörper vermittelte Verminderung der Blutbestandteile durch vermehrten Abbau spricht in der Regel rasch auf Kortison in höheren Dosen an.

Die weitere differenzierte Behandlung richtet sich nach der Ursache und sollte durch den Spezialisten (z. B. Rheumatologe, Hämatologe) gelenkt werden. Unterstützend können in schweren Fällen die Blutbildung anregende Substanzen (Erythropoetin, Granulozyten-Kolonien-stimulierende Faktoren [G-CSF]) oder direkt Blutbestandteile wie Erythrozyten oder Thrombozyten von Spendern notwendig sein. Diese Zellen halten sich aber in der Regel nur kurz im Körper und können allenfalls als Überbrückung dienen. In jedem Fall muss die Ursache behandelt bzw. beseitigt werden.

Auf einen Blick

- ▬ Veränderungen der Blutzellen sind beim Lupus häufige Manifestationen.
- ▬ Sie können viele Ursachen haben, sind aber eher selten Grund zur tieferen Sorge.
- ▬ Sie sollten beim ersten Auftreten oder einer deutlichen Verschlechterung fachärztlich abgeklärt werden.
- ▬ Eine gute Kontrolle der Grunderkrankung, ausreichende Zufuhr von Eisen und Vitaminen und eine möglichst geringe Exposition gegenüber knochenmarkschädigenden Medikamenten können vorbeugen.

Auswirkungen von Lupus auf das Herz

M. Gaubitz

© Springer-Verlag GmbH Deutschland 2017
M. Schneider (Hrsg.), *Lupus erythematodes*,
DOI 10.1007/978-3-662-53844-9_13

Bei vielen Rheumaerkrankungen erkannte man in den letzten Jahren, dass eine Beteiligung innerer Organe fern der Gelenke vorliegt. Dies führt zu überraschenden Empfehlungen wie zum Beispiel, Patienten mit rheumatoider Arthritis regelmäßig auf eine mögliche Miterkrankung der Lunge zu untersuchen.

Bei den Auswirkungen des Lupus auf das Herz verhält es sich anders: Schon vor über 100 Jahren erkannte der berühmte Arzt William Osler, dass die Miterkrankung des Herzens für Lupus-Patienten besonders wichtig ist.

Im folgenden Abschnitt sollen die häufigsten Krankheiten des Herzens bei Lupus-Patienten mit ihren Symptomen, der notwendigen Diagnostik und den Therapiemöglichkeiten besprochen werden. Im Einzelnen geht es dabei um

- Herzbeutelentzündung (Perikarditis),
- Herzmuskelentzündung (Myokarditis),
- Herzkranzgefäßverengung (koronare Herzerkrankung),
- Veränderungen der Herzklappen,
- Herzrhythmusstörungen beim Neugeborenen (kongenitaler Herzblock).

■ Herzbeutelentzündung (Perikarditis)

Der Herzbeutel (lateinisch: Perikard) ist eine aus 2 Blättern bestehende bindegewebige Umhüllung des Herzens. Es dient zum Schutz der Herzmuskulatur gegen Überdehnung und übergreifende Entzündungen.

Die Herzbeutelentzündung ist die häufigste Erkrankung des Herzens bei Lupus-Patienten. Etwa ¼ aller Patienten haben zu irgendeinem Zeitpunkt ihrer Erkrankung eine Herzbeutelentzündung, vermutlich tritt die Veränderung unbemerkt noch viel häufiger auf. Oft besteht die Herzbeutelentzündung gleichzeitig mit einer Rippenfellentzündung.

Typische Symptome sind ein schneller Herzschlag, Brennen oder Schmerz hinter dem Brustbein, Atemnot und lageabhängiger Schmerz. Manchmal kann man beim Abhören des Herzens mit dem Stethoskop ein Reiben hören, sicherer ist die Diagnose durch eine Ultraschalluntersuchung des Herzens (Echokardiografie). Hierbei sieht man oft Flüssigkeit im Herzbeutel. Bei wenig Flüssigkeit ist für den Patienten besonders der Schmerz quälend, bei viel Flüssigkeit wird wahrscheinlich die Luftnot die Hauptbeschwerde sein. Wenn sehr viel Flüssigkeit im Herzbeutel ist, ist die Füllung des Herzens mit Blut behindert, es folgt eine Herzschwäche.

Milde Formen einer Herzbeutelentzündung können mit entzündungshemmenden Schmerzmitteln wie Ibuprofen, Diclofenac oder ähnlichen Medikamenten behandelt werden. Oft ist jedoch eine Gabe von Kortison-Präparaten oder eine höhere Dosis dieser Mittel, sofern sie schon vorher genommen wurden, notwendig. Wenn sich eine Herzbeutelentzündung nicht bessert oder häufig auftritt, sollte überlegt werden, ob die Basistherapie verbessert werden kann, dann können Methotrexat, Azathioprin oder auch Biologika hilfreich sein.

■ Herzmuskelentzündung (Myokarditis)

Als Myokard bezeichnet man die muskuläre Wand des Herzens. Eine einwandfreie Funktion ist für eine gute Pumpleistung notwendig. Eine Herzmuskelentzündung kann durch Infektionen (z. B. durch Viren oder Bakterien) ausgelöst sein, sie kann jedoch auch im Rahmen rheumatischer oder allergischer Erkrankungen auftreten.

Typische Symptome einer Herzmuskelentzündung sind Herzschwäche mit Atemnot, schnelle Ermüdbarkeit, evtl. auch Rhythmusstörungen. Diagnostiziert wird eine Herzmuskelentzündung durch typische Symptome, eine Ultraschalluntersuchung des Herzens (dabei findet man oft eine schlechtere Pumpfunktion), in seltenen Fällen auch eine Punktion des Herzmuskels im Rahmen einer Katheteruntersuchung mit nachfolgender mikroskopischer Untersuchung des Gewebes.

Zur Therapie wird, ähnlich wie bei der Perikarditis, Kortison gegeben, eventuell wird auch die langfristige Basistherapie verbessert. Insgesamt sollte sich ein Patient mit Herzmuskelentzündung oder Verdacht darauf schonen – im Gegensatz zu vielen anderen Situationen sollten Training und sportliche Belastung vermieden werden.

Bei Lupus-Patienten kann es ebenfalls zu einer Verschlechterung der Leistung des Herzmuskels ohne sicheren Nachweis von Entzündungszeichen kommen. Dies nennt man Kardiomyopathie. Dabei wird die Spannung des Herzmuskels geringer, das Herz ist im Ultraschall oder im Röntgenbild der Lunge vergrößert. Die Herzleistung lässt nach. Neben der Lupus-Erkrankung können ein schlecht behandelter Bluthochdruck oder eine

Herzkranzgefäßerkrankung Ursache einer Kardiomyopathie sein, selten auch Medikamente.

- **Herzkranzgefäßverengung (koronare Herzerkrankung)**

Mehr als die meisten Organe benötigt das Herz eine funktionierende Blutversorgung. Diese wird durch die Herzkranzgefäße gewährleistet, die wie ein Netz über die Vorder- und Hinterwand des Herzens verteilt sind. Ein Verschluss eines oder mehrerer Gefäße führt meist zum Herzinfarkt, eine Verengung mit mangelhafter Durchblutung zu einer Verschlechterung der Herzleistung. Beide Befunde werden als koronare Herzerkrankung bezeichnet.

Für Lupus-Patienten ist die koronare Herzerkrankung die häufigste Todesursache, vor allem bei in höherem Lebensalter beginnendem oder lange bestehendem Lupus. Besonders wichtig ist die Erkenntnis der letzten Jahrzehnte, dass eine Verengung der Herzkranzgefäße nicht nur durch Bluthochdruck, Gefäßablagerungen und Thrombosen entstehen kann, sondern dass auch eine lange bestehende Entzündung eine solche Verengung der Herzkranzgefäße verursacht oder zumindest begünstigt. Daher ist die konsequente Unterdrückung der Entzündungsaktivität des Lupus zusammen mit der Vermeidung anderer Risikofaktoren (Bluthochdruck, Rauchen, hohe Blutfettwerte) ein wichtiger Punkt zur Verhinderung der koronaren Herzerkrankung.

Die Symptome der Herzkranzgefäßverengung können unterschiedlich sein: Brustschmerz, häufig hinter dem Brustbein – manchmal mit Ausstrahlung in Hals oder Kiefer, Arm oder Rücken –, der bei Anstrengung, eventuell auch bei Ruhe auftritt. Die schwerste Form der Herzkranzgefäßerkrankung ist der Herzinfarkt; dabei kommt es zum Untergang von Herzmuskelgewebe durch mangelhafte Durchblutung. Neben oft starken bis vernichtenden Schmerzen hinter dem Brustbein treten auch Schweißausbruch, Erbrechen und Angst auf.

Die Diagnose kann beim Infarkt durch Laboruntersuchungen und ein EKG erfolgen, ansonsten ist meist eine Kontrastdarstellung der Herzkranzgefäße in einer Katheteruntersuchung (Koronarangiografie) notwendig. Bei dieser Untersuchung können teils auch Herzkranzgefäße aufgeweitet oder eine Röhrchen (Stent) eingelegt werden.

Die Therapie der Herzkranzgefäßverengung geschieht durch den Kardiologen in der oben beschriebenen Weise. Wichtig ist die optimale Einstellung der Risikofaktoren. Die Aufgabe des Rheumatologen ist es, zusammen mit dem Patienten die Krankheitsaktivität möglichst konsequent klein zu halten; wenn das gelingt, ist die Entwicklung einer Herzkranzgefäßverengung bei Fehlen anderer Risikofaktoren meist vermeidbar.

- **Veränderungen der Herzklappen**

Vor fast 100 Jahren beschrieben Libman und Sacks knotige Verdickungen der Herzklappen, die auch heute noch bei vielen Lupus-Patienten zu entdecken sind. Betroffen sind zwischen 10 und 70 % der Patienten. Beteiligt sein können alle Herzklappen, besonders jedoch die Mitralklappe zwischen dem linken Vorhof und der linken Herzkammer.

Solche Auflagerungen auf den Herzklappen können, aber müssen nicht die Klappenfunktion verschlechtern. Es können sowohl eine Verengung der Klappe – mit der Folge geringeren Blutflusses – wie auch ein nicht kompletter Klappenschluss – mit der Folge von Blutrückfluss trotz Klappenschluss – entstehen.

Die Symptome einer Klappenveränderung können vielfältig sein: Häufig ist die Herzleistung eingeschränkt, es entsteht Luftnot bei Anstrengung, manchmal tritt Schwindel oder ein sehr niedriger Blutdruck auf.

Zur Diagnostik gehört ein genaues Abhören des Herzens mit dem Stethoskop (Auskultation), eine Ultraschalluntersuchung und eventuell auch eine Katheteruntersuchung.

Die Therapie kann bei leichteren Formen medikamentös sein, bei schwereren Formen ist manchmal eine Behandlung per Katheter möglich, in anderen Fällen muss auch ein Klappenersatz im Rahmen einer Operation durchgeführt werden.

- **Herzrhythmusstörungen bei Neugeborenen (kongenitaler Herzblock)**

Eine besonders wichtige Herzbeteiligung kann bereits bei Neugeborenen auftreten. Neugeborene Kinder von Müttern mit dem sogenannten Ro-Antikörper (andere Bezeichnung: SS-A) können als Folge einer Störung der Reizleitung im Herzen einen besonders langsamen Herzschlag aufweisen.

Diese Kinder haben oft schon vor der Geburt einen ungewöhnlich langsamen Herzschlag, was bei den routinemäßig durchgeführten Untersuchungen im Rahmen der Schwangerschaft auffällt. Der Versuch, einen solchen langsamen Herzschlag durch Medikamente – am ehesten Kortison – zu beeinflussen, ist nur manchmal erfolgreich. In extremen Fällen muss bereits das Neugeborene mit einem Schrittmacher versorgt werden. Glücklicherweise kommt es zu dieser Komplikation nur bei einem Teil der Kinder, deren Mütter den Ro-Antikörper aufweisen (▶ Kap. 20).

Auswirkungen von Lupus auf die Lunge

T. Witte

© Springer-Verlag GmbH Deutschland 2017
M. Schneider (Hrsg.), *Lupus erythematodes*,
DOI 10.1007/978-3-662-53844-9_14

Die Hälfte der Lupus-Patienten leidet im Krankheitsverlauf an Manifestationen an der Lunge bzw. im Rippenfell. Zu diesen Manifestationen zählen:
- Entzündungen des Rippenfells (Pleuritis, „shrinking lung syndrome"),
- Entzündungen der Lungenbläschen (Alveolitis),
- Entzündung des Lungengerüsts (fibrosierende Alveolitis, Lungenfibrose),
- Gefäßverschlüsse im Lungenkreislauf (Lungenembolie),
- Bluthochdruck in den Gefäßen in der Lunge (pulmonale Hypertonie).

Neben diesen direkten Auswirkungen des Lupus auf die Lunge werden Infektionen der Lunge (Pneumonien) durch in der Behandlung des Lupus verwendete Medikamente wie Kortison oder Cyclophosphamid begünstigt. Solche Medikamente sind in aktiven Phasen des Lupus aber unverzichtbar.

■ Symptome

Die Lunge ist für die Aufnahme von Sauerstoff aus der Atemluft zuständig. Alle genannten Manifestationen führen zu einer Erschwerung dieser Aufnahme. Das Leitsymptom der verschiedenen Lungenbeteiligungen beim Lupus ist daher die Luftnot, die bei leichteren Formen nur bei körperlichen Belastungen, zum Beispiel beim Treppensteigen, auffällt, bei schweren Formen sogar schon in Ruhe. Zu den weiteren Symptomen einer Beteiligung der Lunge zählen:
- Schmerzen im Bereich der Lunge,
- Schmerzen, die sich beim Ein- und Ausatmen verstärken,
- anhaltender trockener Husten (ohne Produktion von Auswurf),
- blutiger Auswurf beim Husten,
- beschleunigte Atemfrequenz ohne erkennbaren Grund.

Bei all diesen Symptomen sollte ein Arzt aufgesucht werden. Durch körperliche Untersuchung und Blutuntersuchungen kann dieser klären, ob eine Entzündung vorliegt. Weitere Abklärungsmöglichkeiten sind Röntgenuntersuchungen, EKG, Echokardiografie und eventuell die Punktion des Ergusses zwischen den Rippenfellen (Pleuraerguss) zur genaueren Analyse einschließlich Laboruntersuchungen sowie die Lungenspiegelung (Bronchoskopie).

■ Einzelne Manifestationen/Beteiligungen

■ ■ Rippenfellentzündung

Am häufigsten manifestiert sich der Lupus an der Lunge als eine Entzündung der Rippenfelle (Pleuritis). Diese Entzündung, die im Rahmen einer Aktivierung des Lupus auftritt, äußert sich durch einen scharfen, stechenden Schmerz im Brustbereich. Der Schmerz ist meistens atemabhängig, das heißt er wird beim Ein- bzw. Ausatmen verstärkt. Oft kommen diese Symptome zusammen mit anderen Zeichen des aktiven Lupus –zum Beispiel Gelenkschmerzen oder Hautausschlägen – vor, sie können aber auch das einzige Krankheitszeichen sein. Im Verlauf der Rippenfellentzündung wird oft Flüssigkeit in den Spalt zwischen dem inneren und äußeren Rippenfell abgesondert, so dass ein „Pleuraerguss" entsteht. Dieser kann in der ärztlichen Untersuchung durch Abklopfen und Abhorchen der Lunge erkannt und mittels Ultraschall oder Röntgenaufnahme bewiesen werden (❏ Abb. 14.1b). Ist viel Flüssigkeit im Rippenfell, kann der Erguss punktiert werden, um zu untersuchen,

❏ Abb. 14.1a,b
Röntgenaufnahmen mit Normalbefund (a) und beidseitigem Pleuraerguss (b)

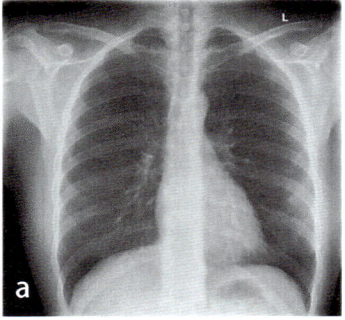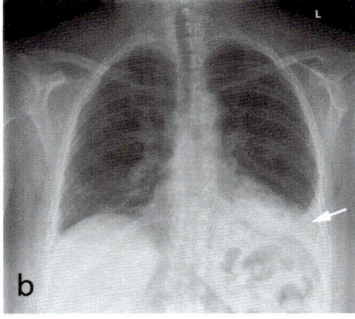

ob ein entzündlicher Erguss im Rahmen des Lupus vorliegt oder ob andere Ursachen gegeben sind, wie zum Beispiel Entzündungen durch Infekterreger oder Ergussbildung durch Flüssigkeitsrückstau im Rahmen einer Herzschwäche.

■■ **Erkrankungen der Lungenbläschen und des Lungengerüsts (Alveolitis/Pneumonitis/ Lungenfibrose)**

In Schüben des Lupus können sich die Lungenbläschen entzünden. Die betroffenen Patienten klagen dann neben anderen Symptomen des aktiven Lupus über Luftnot und haben oft Fieber. Sehr selten tritt bei starken Entzündungsschüben auch Blut in die Lunge aus und wird dann abgehustet. Durch eine Behandlung der Lupus-Aktivität kann diese Entzündung in aller Regel wirksam kontrolliert werden. Nur sehr selten tritt eine fortschreitende Entzündung mit bindegewebiger Durchsetzung der Lunge auf (Lungenfibrose). Die Durchsetzung der Lunge mit Bindegewebe beeinträchtigt die Sauerstoffaufnahme und führt zu Symptomen wie Luftnot und oft trockenem Husten. Die Erkrankung kann vom Arzt mit Hilfe von Lungenfunktionstests, Röntgenbildern und ggf. Computertomografien der Lunge diagnostiziert werden. Meistens wird auch eine Lungenspiegelung (Bronchoskopie)

erfolgen, um die Lungenbeteiligung im Rahmen des Lupus von anderen Ursachen der Fibrose wie zum Beispiel chronischen Infekten unterscheiden zu können. Die seltene Lungenfibrose bei Lupus ist Ausdruck einer nicht ausreichend kontrollierten Entzündungsaktivität und führt in der Regel daher zu einer Intensivierung der Therapie, initial mit Kortison, später mit anderen Medikamenten wie zum Beispiel Azathioprin oder, bei sehr schweren Schüben, Cyclophosphamid.

■■ **Blutgerinnsel in der Lunge (Lungenembolien)**

Patienten mit Lupus haben ein erhöhtes Risiko, Blutgerinnsel in den Beinen (Thrombosen) zu bilden. Von dort können Teile des Gerinnsels abbrechen und mit dem Blutstrom in die Lunge gelangen. Da die Gefäße in der Lunge sehr klein sind, bleiben die Gerinnsel hier stecken und verschließen die Blutgefäße (Lungenembolie). Die Betroffenen leiden dann an einer plötzlich auftretenden Luftnot. Zusätzlich können Schmerzen im Brustkorb und ein blutiger Auswurf auftreten. In diesem Fall muss umgehend ein Notarzt gerufen werden. Zur weiteren Diagnostik werden Blutuntersuchungen, EKG, Röntgenuntersuchungen und ggf. eine Computertomografie der Lunge eingesetzt.

◾ **Abb. 14.2** Röntgenaufnahme mit vergrößerten zentralen Blutgefäßen als Ausdruck einer pulmonalen Hypertonie

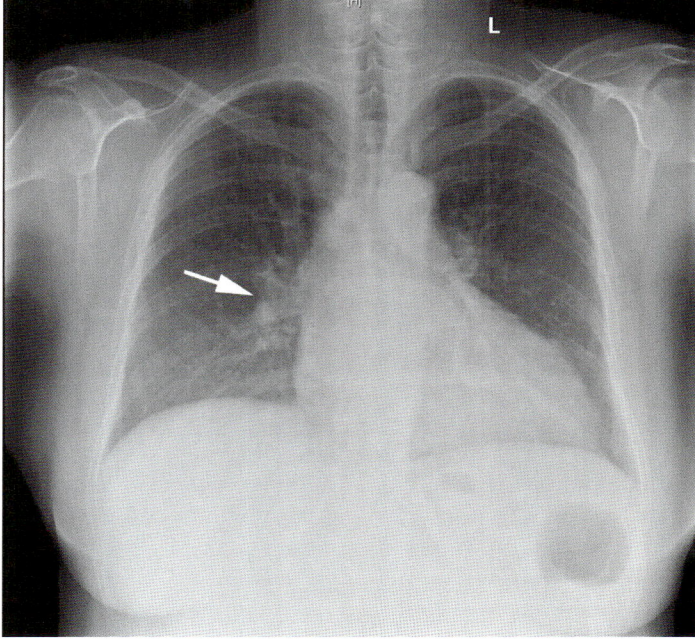

▪▪ Bluthochdruck in der Lunge (pulmonale Hypertonie)

Unter pulmonaler Hypertonie versteht man den Anstieg des Blutdrucks in der großen Schlagader, die vom Herzen in die Lunge führt. Dadurch wird es für die rechte Herzkammer schwerer, gegen den hohen Druck Blut in die Lunge zu befördern. Die Aufnahme von Sauerstoff in der Lunge geht zurück, und Blut staut sich vor dem Herzen. Als Konsequenz klagen die Betroffenen über Luftnot, verringerte Belastungsfähigkeit und Wasseransammlungen in den Beinen (Ödeme). Der Arzt kann die pulmonale Hypertonie gelegentlich im Röntgenbild an erweiterten Blutgefäßen erkennen (❏ Abb. 14.2), besser aber mit Hilfe einer Echokardiografie abschätzen. Eventuell muss zusätzlich eine Herzkatheteruntersuchung erfolgen, um den Druck in den Lungengefäßen genau zu messen.

▪ Vorbeugung von Komplikationen an der Lunge

Rauchen trägt zum Risiko bei, an Lupus zu erkranken. Zusätzlich erhöht Rauchen aber auch das Risiko für Infektionen der Atemwege. Solche Infekte sind besonders bei Patienten mit schon vorgeschädigter Lunge, zum Beispiel im Rahmen einer Manifestation des Lupus, gefährlich. Lupus-Patienten sollten daher nicht rauchen.

Gegen die häufigsten Erreger von Lungenentzündungen wie Pneumokokken kann man sich impfen lassen. Gerade für Lupus-Patienten, die Medikamente erhalten, die die Immunabwehr schwächen, ist die Impfung unbedingt anzuraten.

Auch eine jährliche Grippeimpfung wird für Lupus-Patienten und deren Angehörige – die potenzielle Erreger übertragen können – empfohlen.

Auswirkungen von Lupus auf die Nieren

H.-J. Anders

© Springer-Verlag GmbH Deutschland 2017
M. Schneider (Hrsg.), *Lupus erythematodes*,
DOI 10.1007/978-3-662-53844-9_15

Eine entzündliche Beteiligung der Nieren beim Lupus ist häufig. Welcher Lupus-Patient eine Lupus-Nephritis bekommt und wer nicht, ist vornehmlich genetisch determiniert. Genetische Tests, die eine Vorhersage erlauben würden, sind bisher aber nicht verfügbar. Im klinischen Alltag werden Urintests auf Blut und Eiweiß als diagnostische Tests verwendet. Bei positivem Befund muss eine Nierenbiopsie klären, ob und wenn ja, welche Form einer Lupus-Nephritis vorliegt. Da verschiedene Formen der Lupus-Nephritis unterschiedlich behandelt werden, ist die Unterscheidung per Biopsie wichtig.

Im nächsten Abschnitt erhalten Sie vorab einige grundlegende Informationen zu den Nieren und ihren sogenannten Nephronen.

■ **Aufbau und Funktion der Nieren**

Gesunde Nieren haben viele wichtige Funktionen für den Körper (◘ Tab. 15.1). Am bekanntesten ist die Entgiftungsfunktion für wasserlösliche Stoffe (fettlösliche Stoffe werden über die Galle ausgeschieden). Gesunde Nieren garantieren 24 Stunden am Tag ein „Entgiften" und „Entschlacken", ohne dass dafür eine Diät oder ein Heilfasten nötig wäre.

Nierenkrankheiten kann man nur in Kenntnis des Aufbaus der Nieren verstehen. Die Niere besteht aus einer Vielzahl einzelner, voneinander völlig unabhängiger Funktionseinheiten, den Nephronen (◘ Abb. 15.1a). Jedes Nephron wird einzeln durchblutet und besteht wiederum aus einem Filter (Nierenkörperchen = Glomerulus) und einem Harnkanälchen (Tubulus). Wie die vielen Toiletten eines Mehrfamilienhauses leiten die vielen Nephrone den Harn in ein Fallrohr, dass das Schmutzwasser in die Kanalisation (Nierenbecken – Harnleiter – Harnblase) abfließen lässt. Die Zahl der Nephrone bestimmt die Nierenfunktion, sie ist bei der Geburt festgelegt. Manche Menschen werden mit bis zu 2

◘ **Tab. 15.1** Funktionen der Nieren

Funktion	Symptome bei Fehlfunktion	Nachweis
Entgiftung	Zumeist keine (sehr spät: Übelkeit, Hautverfärbung, Uringeruch)	Kreatinin im Blut
Blut-/Urinschranke	Zumeist keine	Blut und/oder Eiweiß im Urintest
	Bei starker Blutung: roter Urin	
	Bei massivem Eiweißverlust: schäumender Urin, Beinschwellungen	
Wasserhaushalt	Zumeist keine	Blut-Natrium-Konzentration
	Ggfs. Durst bei Wasserverlust; Müdigkeit, Krämpfe bei Wasserretention	
Natriumhaushalt	Zumeist keine	Blutdruckmessung, körperliche Untersuchung
	Ggfs. Beinschwellungen bei Natriumretention, Schwindel bei Verlust	
Kaliumhaushalt	Zumeist keine	Blut-Kalium-Konzentration
	Müdigkeit bei Kaliumretention	
	Herzrhythmusstörungen bei Verlust	
Kalziumphosphathaushalt	Zumeist keine	Blut FGF 23-, Kalzium-, Phosphat-, PTH-Konzentration
Säure-Basen-Haushalt	Zumeist keine, ggfs. verstärkte Atmung bei Übersäuerung	Blutgasanalyse
Erythropoeitin-Produktion	Oftmals keine, ggfs. Müdigkeit und Herzrasen wegen Blutarmut	Blutbild

FGF 23 Fibroblast growth factor, *PTH* Parathormon.

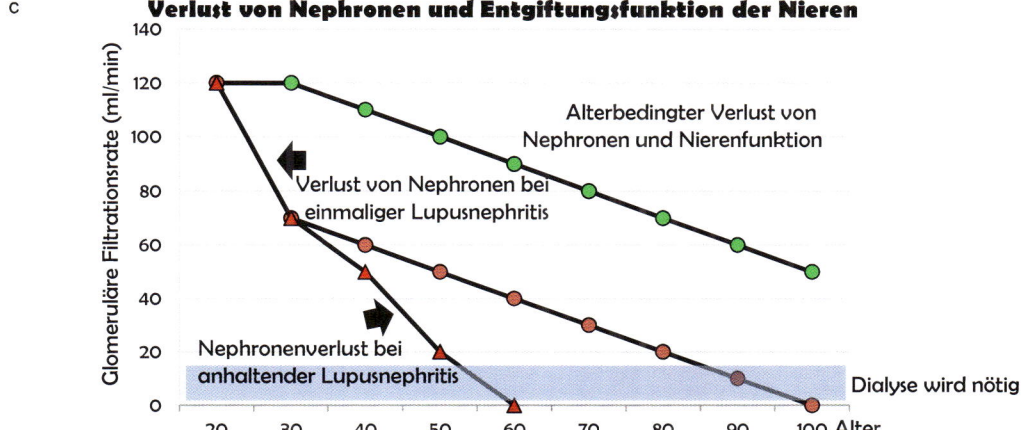

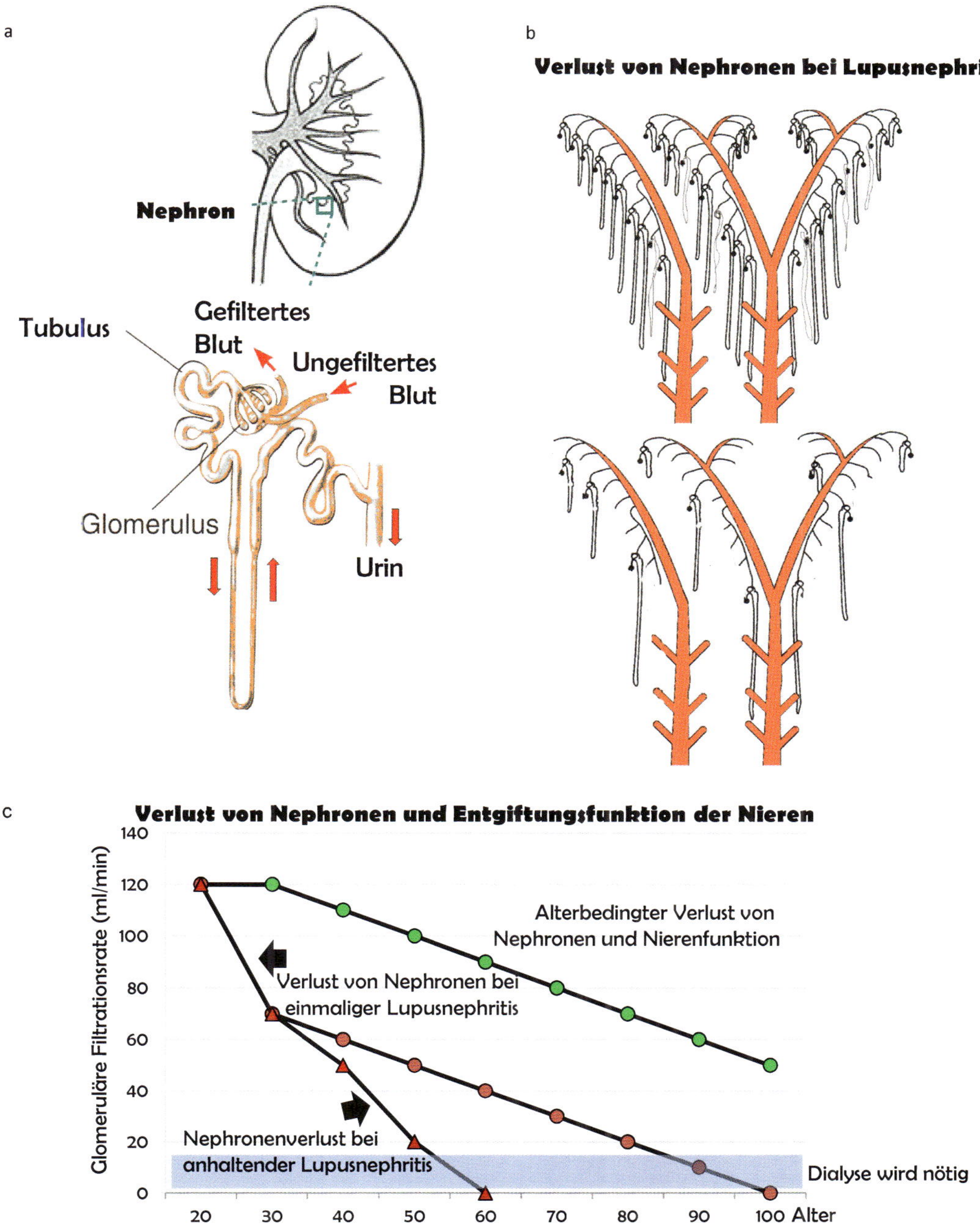

a
Nephron
Tubulus
Gefiltertes Blut
Ungefiltertes Blut
Glomerulus
Urin
b
Verlust von Nephronen bei Lupusnephritis
c
Verlust von Nephronen und Entgiftungsfunktion der Nieren
Glomeruläre Filtrationsrate (ml/min)
140
120
100
80
60
40
20
0
Alterbedingter Verlust von Nephronen und Nierenfunktion
Verlust von Nephronen bei einmaliger Lupusnephritis
Nephronenverlust bei anhaltender Lupusnephritis
Dialyse wird nötig
20
30
40
50
60
70
80
90
100 Alter

Abb. 15.1 **a** Aufbau der Niere: Die Niere als Organ ist eine Ansammlung vieler unabhängiger Nephrone. **b** Nephronenverlust, **c** grafische Darstellung der Abnahme der Nephronenanzahl

Millionen Nephronen geboren, andere mit wenigen 100.000. Im Gegensatz zu Fischen, denen bei Nierenschädigungen einfach neue Nephrone wachsen, ist dies beim Menschen unmöglich.

Im Glomerulus wird das Blut nun zunächst gefiltert, d. h. die festen Blutbestandteile (Blutzellen, Eiweiß) werden von den löslichen (Wasser, Salze, Abbaustoffe, Medikamentenabbauprodukte) getrennt. Findet man Blutzellen und Eiweiß im Urin, ist dies ein Hinweis auf eine gestörte Filtrationsbarriere (Schrankenfunktion), zum Beispiel bei einer Lupus-Nephritis. Im haarnadelförmig angelegten Harnkanälchen (Tubulus) erfolgt die Konzentration des Urins, denn ein Großteil der zunächst gefilterten Substanzen, etwa etwa Zucker oder Aminosäuren, wird dem Körper zurückgewonnen. Auch von ca. 120 l pro Tag gefilterten Wassers wird 99 % zurückresorbiert. In den Sammelrohren fließt der Urin aus vielen Nephronen zusammen ins Nierenbecken und weiter in die ableitenden Harnwege.

■ Was bedeutet Nephronenverlust und welche Folgen hat er?

Mit Ausnahme der Schrankenfunktion, bei der auch schon wenige geschädigte Nephrone zu Veränderungen der Urinzusammensetzung führen, bestimmt die Anzahl der Nephrone die „Nierenfunktion". Die Zahl der Nephrone ist bei der Geburt festgelegt und kann im klinischen Alltag nicht bestimmt werden. Risiken für eine geringe Nephronenzahl sind ein niedriges Geburtsgewicht, Fehlbildungen im Urogenitaltrakt (Doppelureter, Harnreflux, Hufeisenniere, Fehlen einer Niere oder kleine Nieren). Auch vorangegangene Nierenkrankheiten reduzieren die Nephronenzahl. Sicher sind zwei Dinge: Die Zahl der Nephrone nimmt allein schon mit dem Alter ab. Man kann den Prozess des Nephronenverlusts etwa mit dem altersbedingtem Haarausfall vergleichen. „Das Haar" besteht ja auch aus vielen einzelnen Haaren. Stirbt eine Haarwurzel ab, kommt kein neues Haar nach. „Das Haar" wird dünner. In gleicher Weise werden die Nephrone der Niere immer weniger (Abb. 15.1b). Bei einer Episode einer Lupus-Nephritis können wenige oder auch massenhaft Nephrone unwiederbringlich verloren gehen (Abb. 15.1c). Dies bedeutet nicht, dass der Patient gleich an die Dialyse muss. Auf lange Sicht gesehen besteht aber diese Gefahr, denn die Gesamtlebenszeit der Nieren wird mit dem Verlust eines jeden Nephrons immer weiter verkürzt. Daraus ergeben sich folgende Notwendigkeiten:

= möglichst frühzeitige Diagnosestellung,
= konsequente Therapie der Lupus-Nephritis und Überprüfung der Krankheitsaktivität (ggfs. durch wiederholte Nierenbiopsie),
= Vermeiden jeglicher zusätzlicher Nierenschädigungen (manche Antibiotika, Schmerzmittel, Röntgenkontrastmittel),
= regelmäßige Kontrolluntersuchungen.

■ Was ist eine Lupus-Nephritis?

Bei der Entzündung der Nieren durch den Lupus (= Lupus-Nephritis) werden vor allem die Nierenkörperchen, die Glomeruli, betroffen. Das fehlregulierte Immunsystem attackiert die Zellen der Glomeruli, so dass es über eine Entzündung zur Zerstörung der Glomeruli kommt, was einen Untergang des dazugehörigen Harnkanälchens nach sich zieht. Dann ist ein Nephron unwiederbringlich verloren. Dies geschieht leider auch bereits, wenn die Nierenwerte im Blut „noch" normal sind, denn Blutwerte wie der Serumkreatinin-Spiegel zeigen eine Nierenschädigung erst ab einem etwa 60%igen Verlust der Nephrone an. Der Verlust einiger Nephrone bewirkt somit zunächst keinerlei Symptome oder Veränderungen der Laborwerte. Die verbliebenen Nephrone gleichen den Verlust funktionell aus. Auf lange Sicht allerdings bleibt dies nicht folgenlos. Junge Leute haben heutzutage eine Lebenserwartung von ca. 90 Jahren. Der altersbedingte Verlust der Nephrone führt bereits dazu, dass alte, ansonsten „gesunde" Menschen zunehmend von einer eingeschränkten Nierenfunktion betroffen sind. Verliert ein junger Mensch im Rahmen eines Schubs einer Lupus-Nephritis eine erhebliche Anzahl von Nephronen, addiert sich dieser Verlust zur altersbedingten Reduzierung der Nephrone, und es wird sehr wahrscheinlich, dass seine Nieren vor Ende des Lebens versagen und er Dialysepatient wird (Abb. 15.1b,c). Dies kann 20–30 Jahre nach einer ausgeheilten Lupus-Nephritis der Fall sein und ist dennoch deren Folge. Leider gibt es bislang keinen im klinischen Alltag verwertbaren Marker der Nephronenzahl. Ärzte wissen einfach nicht, welcher Lupus-Patient viele oder wenige Nephrone von Beginn an hatte oder nach einer Therapie noch hat. Anhand von Blutwerten (Kreatininspiegel) bleiben Nephronenverluste zwischen 0 und 60 % der Ausgangsmenge unerkannt, so dass die Gefahr besteht, dieses Problem zu bagatellisieren und sich in falscher Sicherheit zu wiegen.

■ **Was kann man tun, um die Nephrone der Nieren zu schützen?**

Das Tückische an der Lupus-Nephritis ist, dass sie zumeist keinerlei Beschwerden verursacht, insbesondere keine Schmerzen. Lupus-Patienten befürchten oftmals bei Flankenschmerzen eine Nierenentzündung, jedoch haben Beschwerden in diesem Bereich zumeist andere Ursachen (Wirbelsäule, Muskulatur). Daher bleibt die regelmäßige Kontrolle des Urins die wichtigste Maßnahme, um Früherkennungszeichen einer Lupus-Nephritis nicht zu übersehen. Dies kann beim Hausarzt zum Beispiel in vierteljährlichen Abständen geschehen. Insbesondere die Kombination aus Eiweiß und Blut im Urin ist verdächtig. Gegebenenfalls ist ein Nierenspezialist (Nephrologe) hinzuzuziehen, der die Zellen im Urin mikroskopiert und die Eiweißausscheidung mit Spezialuntersuchungen weiter untersucht. Manchmal bieten ein plötzlich aufgetretener Bluthochdruck oder Schwellungen an beiden Beinen (Ödeme) Hinweise auf eine Lupus-Nephritis, vor allem wenn gleichzeitig Auffälligkeiten bei Urintests vorliegen. Erst, wenn die Nieren nahezu vollständig zerstört sind, entstehen Vergiftungssymptome.

■ **Die Nierenbiopsie**

Sind ausreichend viele Hinweise für eine mögliche Nierenbeteiligung des Lupus vorhanden, ist eine Probenentnahme (Nierenbiopsie) dringend notwendig, weil es verschiedene Formen der Nierenbeteiligung gibt, die nur durch Untersuchung einer Gewebeprobe unter dem Mikroskop unterschieden werden können. In der Regel wird die Nierenbiopsie im Rahmen eines 1- bis 2-tägigen stationären Aufenthalts in einer Nieren-Fachabteilung durchgeführt. Die Risiken einer Nierenbiopsie werden oftmals überschätzt. Die häufigste Komplikation sind ein kleiner, vorübergehender Bluterguss an der Nierenkapsel oder ein einmalig blutiger Urin. Stärkere Blutungen können bei Patienten mit Störung der Blutgerinnung auftreten. Bleibende Schäden nach einer

Nierenbiopsie sind eine Rarität. Bei jüngeren, anderweitig gesunden Patienten ist auch eine wiederholte Nierenbiopsie problemlos möglich. Bis das Ergebnis vorliegt, können einige Tage vergehen.

■ **Es liegt eine akut-floride Lupus-Nephritis vor, welche Behandlung ist notwendig?**

Für die Behandlung einer mikroskopisch nachgewiesenen floriden Lupus-Nephritis gibt es internationale Behandlungsrichtlinien amerikanischer und europäischer Fachgesellschaften, die auf den Ergebnissen internationaler Therapiestudien beruhen. In der Akutphase ist die Behandlung durch Experten in einem überregionalen Zentrum ratsam, wo entsprechende Erfahrung im Umgang auch mit neueren Therapieverfahren der Lupus-Nephritis vorliegt. Die Nachsorge kann eventuell auch heimatnah erfolgen. Wichtig ist eine umfassende Aufklärung, um eine möglichst optimale Zusammenarbeit zwischen Arzt und Patient sicherzustellen, wofür man sich an einem Zentrum schon auch mal eine Stunde Zeit nimmt. Im Sinne eines Behandlungsvertrags zwischen Patient und Arzt sollten daher zuvor alle Bedenken des Patienten ernst genommen und eine gemeinsame Strategie festgelegt werden. Das beste Therapiekonzept nützt nichts, wenn es nicht konsequent umgesetzt wird, zum Beispiel in Form der regelmäßigen Einnahme von Medikamenten. Die Abwägung des Für und Wider der einzelnen Therapien ist von besonderer Bedeutung. Auch hierbei ist die Erfahrung eines überregionalen Behandlungszentrums hilfreich, das eher mehrere Therapieoptionen zur Auswahl vorschlagen kann.

Lupus-Patienten, bei denen keine Gegenanzeigen vorliegen, werden mit einem der sogenannten „Antimalariamittel" Chloroquin oder Hydroxychloroquin behandelt. Das gehört auch zur Behandlung der Lupus-Nephritis. Die Behandlung einer *floriden* Lupus-Nephritis erfordert zusätzlich eine intensive Unterdrückung des Immunsystems mit Kortison und mindestens einem weiteren Medikament. Hierzu stehen entweder Cyclophosphamid oder Mycophenolsäure zur Verfügung. Patienten kaukasischer Herkunft (Weiße) können zwischen den beiden Medikamenten wählen, da in Studien kein Vorteil für die eine oder andere Substanz nachgewiesen werden konnte. Bei Patienten afrikanischer oder hispanischer Herkunft ist Mycophenolsäure überlegen und daher die

1. Wahl. Cyclophosphamid wird als Infusion 6-mal im Abstand von 2 Wochen verabreicht. Die früher verwendete hohe Dosierung (6-mal im Abstand von 4 Wochen) führte nicht selten zur Beeinträchtigung der Zeugungsfähigkeit mit Störungen des Menstruationszyklus bei Frauen oder der Spermienproduktion bei Männern. Bei der heute verwendeten und gleichsam potenten niedrigeren Dosierung, die nur 50 % der früheren Gesamtdosis entspricht, treten Zyklusstörungen kaum mehr auf. Sicherheitshalber kann dennoch eine vorrübergehende hormonelle Blockade des Zyklus bzw. eine Spermienkonservierung bei Männern durchgeführt werden. Dies muss im Detail vor dem Beginn der Cyclophosphamid-Therapie besprochen werden. Vorteile von Cyclophosphamid (in niedriger Dosis) sind die gute Verträglichkeit, die zuverlässige Anwendung per Infusion und die vorliegenden exzellenten Langzeitdaten bei europäischen Patienten. Mycophenolsäure wird in Tablettenform verabreicht. Es müssen in der Regel 4–6 Tabletten am Tag regelmäßig genommen werden. Ein einschleichender Beginn ist empfehlenswert, um Magen-Darm-Unverträglichkeit zu vermeiden. Cyclophosphamid und Mycophenolsäure bergen beide das Risiko einer verminderten Infektionsabwehr, damit sind Infektionen die größte Gefahr während einer solchen Behandlung. Die Kontrolle des Impfstatus, eine jährliche Grippeimpfung und eine Überprüfung auf Hepatitis-Viren vor Therapiebeginn werden empfohlen. In der Akutphase kann ein Antibiotikum – 3-mal pro Woche prophylaktisch eingenommen – das Risiko einer einer durch einen Pneumozystis-Erreger verursachten Lungenentzündung reduzieren.

Die Trinkmenge wird nicht festgelegt. Es darf und soll je nach Durst getrunken werden. Die Nieren müssen nicht „gut durchspült" werden. Im Gegenteil, eine übermäßig gesteigerte Flüssigkeitszufuhr ist eine Mehrbelastung für die Nephrone der Niere. Sie müssen dann mehr Blut filtern, was bei bereits eingeschränkter Nephronenzahl die verbliebenen Nephrone noch mehr belastet. Kranke Nieren müssen entlastet, nicht noch mehr belastet werden. Aus diesem Grund wird in der Regel ein ACE-Hemmer verordnet. Dieser senkt den Blutdruck und verringert die übermäßige Filtration der verbliebenen Nephrone. So halten sie länger. Bei jungen Patienten mit schon vorher eher niedrigem Blutdruck ist die Gabe eines ACE-Hemmers nicht immer möglich, wenn dadurch der Blutdruck zu stark abfällt und Schwindelattacken auftreten.

■ **Wann ist die Akutphase vorbei?**

Das Ansprechen der Therapie wird anhand der Urinanalyse bewertet, wobei das Ausmaß der Eiweißausscheidung der wichtigste Parameter ist, denn rote Blutkörperchen werden oftmals noch Jahre nach einer ausgeheilten Lupus-Nephritis im Urin gefunden. Tritt eine Halbierung der Eiweißmenge in den ersten 3 Monaten nach Therapiebeginn auf und liegt die Gesamtmenge unter 700 mg, ist die Langzeitprognose höchstwahrscheinlich gut. Besteht nach 6 Monaten immer noch eine deutliche Eiweißausscheidung, kann eine erneute Biopsie helfen, die weitere Therapie festzulegen. Sind keine Immunablagerungen in der Niere mehr nachweisbar, kann die intensive Immunsuppression reduziert werden. Die fortgeführte Unterdrückung des Immunsystems hat zum Ziel, erneute Schübe einer Lupus-Nephritis zu verhindern. Hierfür werden zwei gleich wirksame Medikamente eingesetzt: Azathioprin und Mycophenolsäure in niedrigerer Dosierung. Azathioprin ist ein seit Jahrzehnten bekanntes Medikament, mit dem viel Erfahrung besteht. Bei Überdosierungen kommen Blutbildungsstörungen und (reversible) Leberschäden vor, daher sind regelmäßige Blutbild- und Leberwertkontrollen beim Hausarzt notwendig. Das Kontrollintervall wird im Zentrum individuell festgelegt.

Patienten, die nicht ausreichend auf die Initialtherapie angesprochen haben und bei denen eine erneute Biopsie fortbestehende Immunablagerungen in der Niere zeigt, benötigen einen Wechsel des Therapieregimes. Hierfür stehen neben den genannten auch andere Substanzen wie Tacrolimus und Rituximab zur Verfügung. Weitere Substanzen sind in der Erprobung. Jedoch sollte die Behandlung mit neueren Medikamenten nur in spezialisierten Zentren im Rahmen kontrollierter Studien erfolgen.

■ **Was sind die Langzeitziele der Behandlung einer Lupus-Nephritis?**

Jeder Patient mit einer Lupus-Nephritis hat im Rahmen der ersten Episode bereits mehr oder weniger Nephrone verloren (■ Abb. 15.1c). Weitere Episoden einer Lupus-Nephritis sollten vermieden oder wenigstens frühzeitig erkannt werden, weswegen lebenslange regelmäßige Routinekontrollen anzuraten sind. Ebenso müssen Schäden vermieden werden, die zu einem weiteren Verlust von Nephronen führen können. Etliche Medikamente schädigen die Nieren, wie zum Beispiel manche Antibiotika (Gentamicin) oder manche Schmerzmittel (Diclofenac, Ibuprofen u. a.). Auch Magensäureblocker (Omeprazol, Pantozol u. a.) sollten nur kurzzeitig bei konkreten Indikationen wie einem blutendem Magengeschwür und nicht dauerhaft als „Magenschutz" eingenommen werden. Röntgenkontrastmittel, das bei Untersuchungen wie Herzkatheter, Angiografien oder Computertomografien eingesetzt wird, schädigt bekanntermaßen die Nieren und sollte zurückhaltend und nur unter begleitenden Vorsichtsmaßnahmen bei Nierenkranken angewendet werden. Es ist hilfreich, wenn Patienten mit/nach Lupus-Nephritis vor solchen Untersuchungen darauf hinweisen, dass sie „Nierenpatienten" sind und, sofern vertretbar, einen zurückhaltenden Einsatz wünschen. Bei einer Lupus-Nephritis können Schwellungen an den Beinen auftreten, die mit Medikamenten behandelt werden, welche die Ausscheidung von Salz fördern (Diuretika). Eine salzarme Diät unterstützt diese Maßnahme. Hierzu muss man wissen, dass viele konservierten Lebensmittel viel Salz enthalten. Die Packungsangaben sind bei der Auswahl hilfreich, am besten sind aber frische Lebensmittel wie Obst und Gemüse vom Wochenmarkt. Beschwerden können auch in Folge von unerwünschten Wirkungen der Medikamente auftreten (z. B. Übelkeit, Infektionen), was einen intensiven Dialog mit dem behandelnden Spezialisten erfordert, um abzuwägen, was zu ertragen ist, was abgemildert werden kann, und wo ein Wechsel der Therapie notwendig ist.

Zum Schluss

Eine Nierenbeteiligung bei Lupus ist häufig. Die bisher verfügbaren Therapieempfehlungen zur Lupus-Nephritis basieren auf der Bereitschaft von tausenden Patienten, die an Therapiestudien teilgenommen haben. Weitere Fortschritte in der Therapie wird es nur geben, wenn sich auch in Zukunft möglichst viele Patienten zur Teilnahme an Studien bereit erklären.

Merksätze

- Lupus-Patienten sollten bei jeder Blutabnahme auch eine Urinanalyse durchführen lassen.
- Bei auffälligen Urinbefunden und Verdacht auf eine Lupus-Nephritis ist eine Nierenbiopsie durchzuführen.
- Internationale Behandlungsleitlinien zur Behandlung einer Lupus-Nephritis liegen vor.
- Das Ziel der Behandlung ist der Erhalt der Nierenfunktion bis ins hohe Alter.
- Nach Beratung über die verschiedenen Behandlungsoptionen einer Lupus-Nephritis entscheiden Arzt und Patient gemeinsam über das weitere Vorgehen.
- Kommt es innerhalb von 6–12 Monaten nach Therapiebeginn nicht zu einer Ausheilung der Lupus-Nephritis, kann mit Hilfe einer erneuten Nierenbiopsie über das weitere Vorgehen entschieden werden.
- Neuere Therapieformen sollten bevorzugt im Rahmen kontrollierter Studien erfolgen.

Auswirkungen von Lupus auf das Nervensystem

D. Pöhlau

© Springer-Verlag GmbH Deutschland 2017
M. Schneider (Hrsg.), *Lupus erythematodes*,
DOI 10.1007/978-3-662-53844-9_16

Ob wir denken, fühlen, uns erinnern, Handlungen planen, einfach eine Tasse Tee zum Mund führen oder einen Schmerz spüren, weil wir ein Steinchen im Schuh haben – stets ist das Nervensystem beteiligt und steuert uns.

Das sogenannte Zentralnervensystem (ZNS) besteht aus Gehirn und Rückenmark. Die Nervenfasern, die davon wegziehen und praktisch überall im Körper zu finden sind, nennt man in ihrer Gesamtheit peripheres Nervensystem (PNS).

Beim Lupus ist eine Beteiligung beider Komponenten des Nervensystems nicht selten. Die Angaben, wie viele Patienten beim Lupus an neuropsychiatrischen Begleiterkrankungen leiden, schwanken zwischen 14 % und 90 %.

Insbesondere Gehirn und Rückenmark sind sehr verletzlich, und eingetretene Schäden können vom Körper nur schwer oder gar nicht repariert werden, deshalb ist es wichtig, Schädigungszeichen früh zu erkennen und zu behandeln.

Da neurologische Ausfälle auch im Rahmen von Infektionen, Nierenfunktionsstörungen, Blutdruckveränderungen und weiteren mit dem Lupus zusammenhängenden oder davon unabhängigen Erkrankungen sowie auch als Medikamentennebenwirkung auftreten können, ist in diesen Fällen eine gute Zusammenarbeit des Neurologen mit dem Rheumatologen wichtig.

Mögliche Störungen des Nervensystems bei Lupus sind in ◘ Tab. 16.1 zusammengestellt.

■ **Neurologische Diagnostik**
Die neurologische Diagnostik hängt von den jeweiligen Ausfällen und dem klinischen Untersuchungsbefund ab.
— Bei Verdacht auf eine Störung im Gehirn oder Rückenmark ist eine kernspintomografische Untersuchung des Organs nötig. Computertomogramme sind nicht ausreichend.
— Eine mögliche Nervenschädigung kann durch Messung von Nervenleitgeschwindigkeiten und der sogenannten evozierten Potenziale ermittelt werden.
— Eine Untersuchung von Nervenwasser nach einer Lumbalpunktion kann eine Entzündungsreaktion im Gehirn und Rückenmark beweisen, damit können auch andere Erkrankungen erkannt werden, die neurologische

Symptome verursachen (z. B. eine Neuroborreliose). Diese Untersuchung ist harmloser als ihr Ruf.
— Neuropsychologische Untersuchungen können das Kurz- und Langzeitgedächtnis, die Handlungsplanung, die Konzentrationsfähigkeit, die Reaktionsgeschwindigkeit, die Fähigkeit zum logischen Denken, zur Abstraktion und weitere kognitive Fähigkeiten exakt testen. Die Testergebnisse können mit Normwerten verglichen werden, oder – wenn von dem Betroffenen selbst ältere neuropsychologische Untersuchungsbefunde vorliegen – auch mit früheren Daten. So kann ermittelt werden, ob eine „kognitive Störung" vorliegt und welche Bereiche diese umfasst. Darauf aufbauend kann eine neuropsychologische oder ergotherapeutische Therapie geplant werden (▶ Kap. 17).

◘ **Tab. 16.1** Mögliche Störungen des Nervensystems beim Lupus

	Häufigkeit
Störungen des Zentralnervensystems	
Nicht erregerbedingte, „aseptische" Hirnhautentzündung	Ca. 1 %
Schlaganfälle und Entzündungen von Hirnarterien, im MRT nachweisbare Läsionen	Ca. 20 %
Kopfschmerzen	34–57 %
Entzündungen und Gefäßverschlüsse im Rückenmark	1–2 %
Epileptische Anfälle	13–35 %
Akute Verwirrtheitszustände	5–10 %
Kognitive Störungen	21–66 %
Hirnnervenausfälle	5–35 %
Störungen des peripheren Nervensystems	
Plötzlich auftretende Nervenentzündungen („Guillain-Barré-Syndrom")	Selten
Polyneuropathien	6–20 %
Störungen der Nervenplexus	Selten
Hirnnervenausfälle	5–35 %

- **Epileptische Anfälle**

Immer dann, wenn das ZNS, insbesondere die Großhirnrinde, geschädigt wird, können epileptische Anfälle auftreten. Sie äußern sich oft durch unkontrollierbares „Muskelzucken" mit oder ohne Bewusstlosigkeit. Das erstmalige Auftreten eines solchen Anfalles ist ein Notfall und muss sofort weiter abgeklärt und behandelt werden.

- **Hirndurchblutungstörungen („Schlaganfälle")**

Schlaganfälle können beim Lupus aus ganz verschiedenen Gründen auftreten: durch eine Gefäßentzündung im Gehirn, durch eine Arteriosklerose oder auch über ein Antiphospholipidsyndrom (▶ Kap. 8).

Schlaganfälle erkennt man an plötzlich („schlagartig") einsetzenden neurologischen Ausfällen, zum Beispiel Lähmungen einer Körperhälfte, eines Armes oder Beines. Aber auch Doppelbilder, Gesichtsfeldeinschränkungen, Gefühlsstörungen und Schwindel können Zeichen eines Schlaganfalles sein.

Bei Verdacht auf einen Schlaganfall ist es wichtig, den Betroffenen so schnell wie möglich in eine auf Schlaganfallbehandlung spezialisierte Einrichtung (eine „Stroke-Unit") zu bringen, da die Therapiemöglichkeiten innerhalb der ersten ca. 4,5 Stunden nach dem Ereignis am besten und die möglichen dauerhaften Ausfälle umso geringer sind, je früher ein Schlaganfall behandelt wird.

Aber auch ohne Schlaganfälle kann es durch den oft nicht direkt bemerkten Verschluss kleiner Hirnarterien zu neurologischen Ausfällen und kognitiven Störungen kommen.

- **Rückenmarkserkrankungen**

Entzündungen im Rückenmark äußern sich zum Beispiel durch querschnittartige Sensibilitätsstörungen und Schwäche von Armen und Beinen, die manchmal als aufsteigend wahrgenommen werden, auch Blasen- und Darmstörungen können als Folge der Rückenmarksschädigung auftreten.

- **Kognitive Störungen**

Kognition ist das, was den Menschen ausmacht; nämlich die Fähigkeit, Informationen aufzunehmen, zu bewerten, zu verknüpfen und zu speichern und die Summe aller Informationen in Planen und Handeln umzusetzen. Eine exakte Angabe zur Häufigkeit kognitiver Störungen beim Lupus ist kaum möglich. Auch psychische Störungen können die kognitive Leistungsfähigkeit beeinträchtigen, so können Depressionen zu einer „depressiven Denkhemmung" führen, die Ähnlichkeit mit einer Demenz hat (▶ Kap. 17).

Die kognitiven Fähigkeiten können mittels neuropsychologischen Untersuchungen gemessen werden, spätestens dann, wenn ein Lupus-Patient alltagsrelevante Störungen des Gedächtnisses, der Konzentration oder anderer kognitiver Leistungen hat, sollte eine entsprechende neuropsychologische Untersuchung erfolgen und eine mögliche Miterkrankung des ZNS untersucht werden.

- **Kopfschmerzen**

Kopfschmerzen treten beim Lupus etwas häufiger auf als in der Normalbevölkerung. Die wichtigste und zugleich schwierigste Frage ist, ob es sich um einen ganz „normalen" Kopfschmerz oder um ein Krankheitszeichen des Lupus handelt. Bei bestehendem Lupus können sie Hinweise auf eine Entzündung von Hirnarterien sein, sie können aber auch auf Thrombosen in den Hirnvenen hindeuten oder Zeichen einer aseptischen Meningitis sein (s. unten), womöglich sind sie auch auf Nebenwirkungen von Arzneimitteln oder auf Infektionen zurückzuführen. Wahrscheinlich ist bei Lupus-Patienten auch das Risiko für Migräne etwas erhöht.

- **Aseptische Meningitis**

Die aseptische Meningitis ist durch Fieber, Abgeschlagenheit, Kopfschmerzen und Nackensteifigkeit gekennzeichnet. Im Gegensatz zu den bakteriellen Meningitiden, die durch Bakterien verursacht sind, verlaufen die aseptischen Meningitiden weniger schwer und haben eine deutlich bessere Prognose mit in der Regel vollständiger Rückbildung unter symptomatischer Therapie. Eine aseptische Meningitis kann als Symptom eines Lupus einerseits, aber auch als Medikamentennebenwirkung (z. B. bei manchen Schmerzmitteln) auftreten. Diagnostisch beweisend ist eine erhöhte Zahl weißer Blutkörperchen im Nervenwasser in Verbindung mit einer meist leichten Erhöhung des Eiweißgehaltes des Nervenwassers; Krankheitserreger als Ursache müssen durch entsprechende Untersuchungen des Nervenwassers ausgeschlossen werden.

■ **Störungen des peripheren Nervensystems:**
   Polyneuropathien

Polyneuropathien entstehen oft schleichend. Man
erkennt sie u. a. daran, dass die Füße brennen oder
dass eine „strumpfförmige" Taubheit der Füße oder
der Hände – meist beginnend mit den Fingerspitzen –
auftritt. Neben diesem symmetrischen Auftreten
können auch isoliert einzelne Nerven befallen sein,
oder sogenannte Nervenplexus, in denen die Nerven,
die zum Beispiel einen Arm oder ein Bein versorgen,
dicht zusammenliegen. Schmerzen können ebenfalls
ein Symptom einer Polyneuropathie sein, insbesondere, wenn eine Entzündung der Blutgefäße, die die
Nerven versorgen, die Ursache ist.

■ **Erkrankungen des Nervensystems als**
   Nebenwirkungen der medikamentösen
   Therapie des Lupus

Manche Symptome und Krankheitsbilder können
sowohl durch den Lupus als auch durch Medikamente hervorgerufen werden, zum Beispiel steigt
bei der Therapie mit immunsuppressiven Medikamenten das Risiko für Infektionen mit Viren, Bakterien und Pilzen an, die dann auch das Nervensystem
befallen können.

Wenn eine Infektion des Zentralnervensystems ausgeschlossen werden muss, ist eine Lumbalpunktion die Methode der Wahl. Auch eine aseptic-
sche Meningitis kann sowohl beim Lupus an sich als
auch als Nebenwirkung von Arzneimitteltherapien
auftreten; die Symptomatik ist oben beschrieben.
Besonders sogenannte „nichtsteroidale Antiphlo-
gistika", also gängige und zum Teil freiverkäufliche
Schmerzmittel, können aseptische Meningitiden auslösen. Für Polyneuropathien gilt ebenfalls, dass sie
ein Symptom des Lupus sein können, aber auch als
Nebenwirkung von Arzneimitteln auftreten. Generell muss bei neuen Symptomen oder Organschäden
immer auch danach gefahndet werden, ob es sich
um Nebenwirkungen der eingesetzten Arzneimittel
handeln könnte.

Auswirkungen von Lupus auf die Psyche

M. Haupt

© Springer-Verlag GmbH Deutschland 2017
M. Schneider (Hrsg.), *Lupus erythematodes*,
DOI 10.1007/978-3-662-53844-9_17

Der Lupus betrifft neben inneren Organen, der Haut und den Gelenken auch das Gehirn. Die dabei unter Umständen entstehenden Schädigungen des Hirngewebes im Bereich von Gefäßen, Bindegewebe und Nervenzellen können bei einigen Betroffenen zu psychischen Veränderungen führen. Diese machen sich am häufigsten als eher leichtgradige Störungen der kognitiven Funktionen, des Antriebs und der Emotionalität bemerkbar. Bei rund drei Viertel aller Betroffenen kommen psychische Symptome im Verlauf der Krankheit vor. Die auftretenden psychischen Veränderungen sind oft nicht allein als hirnorganisch verursacht zu verstehen – also nicht allein durch die krankheitsbedingte Schädigung von Hirngewebe. Die bei der medikamentösen Behandlung möglicherweise auftretenden unerwünschten Wirkungen oder zusätzlich vorliegende Erkrankungen können das psychische Gleichgewicht instabil werden lassen. Aber auch die Auseinandersetzung des Betroffenen mit den Symptomen der Krankheit selbst kann zu Verhaltensänderungen in der Bewältigung des täglichen Lebens und in der sozialen Teilhabe führen.

Psychische Symptome bei Lupus betreffen vor allem drei Bereiche:

- kognitive Funktionen: z. B. Merkfähigkeit, Konzentration, Aufmerksamkeit, Reaktionszeit, Informationsverarbeitung,
- Antriebsfunktionen: z. B. Motivation, Initiative, Anstrengungs- und Handlungsbereitschaft, Umsetzung von Aktivitäten,
- emotionale Funktionen: z. B. Stimmungslage, Stimmungsstabilität, Angemessenheit von psychischen Reaktionen.

Seltener sind Beeinträchtigungen in der Wahrnehmung und Verarbeitung räumlicher Leistungen, etwa räumliche Orientierung, oder der Sprachfunktionen, etwa des Wortschatzabrufes oder der Sprachflüssigkeit. In den meisten Fällen sind die Symptome leicht ausgeprägt und bleiben nur über kürzere Zeiträume bestehen.

■ **Kognitive Funktionen**

In den vergangenen Jahren ist der medizinische Kenntnisstand zu den Beeinträchtigungen kognitiver Funktionen bei Lupus erheblich gewachsen. Bei rund der Hälfte aller Betroffenen treten im Krankheitsverlauf kognitive Symptome auf. Am häufigsten sind diese kognitiven Symptome gering ausgeprägt und nicht dauerhaft, für den Betroffenen sind sie gelegentlich als Minderung der Konzentrationsleistung oder der Aufnahmeleistung von Alltagsinformationen spürbar. Für den Zeitraum von Stunden oder auch wenigen Tagen stellt sich dann das Gefühl ein, sich weniger gut mit einer Sache befassen zu können, sich nicht über die Einspeicherung von Gelerntem sicher sein oder einfach das gewohnte Pensum nicht bewältigen zu können. Nimmt allerdings, was seltener ist, die Ausprägung der kognitiven Symptome zu, wird die Einbuße auch für die Umgebung erkennbar, zum Beispiel in Form von tatsächlich verringerter Arbeitsleistung, durch Vergessen von Terminen oder Verabredungen oder wiederkehrende Unaufmerksamkeit in gemeinsamen Gesprächen.

In den sehr wenigen Fällen, in denen die kognitive Leistungsbeeinträchtigung weiter voranschreitet, kann es zu weiteren Störungen kommen, sodass der Betroffene nur mit Hilfe Dritter seine anstehenden Alltagsaufgaben bewältigen kann. Neben der Gedächtnis- und Konzentrationsleistung können dann auch das sprachliche Ausdrucksvermögen, die zeitliche Orientiertheit oder auch die Planung und Umsetzung einfacher Aktivitäten gemindert sein. So schwere Einschränkungen treten aber wohl nur dann in Erscheinung, wenn zuvor dem psychischen Funktionsbereich über einen längeren Zeitraum in der Behandlung keine Beachtung geschenkt wurde.

Bis heute ist der Zusammenhang der kognitiven Symptome mit dem allgemeinen Krankheitsgeschehen nicht vollständig aufgeklärt. Die hierzu durchgeführten Untersuchungen weisen keine eindeutigen und übereinstimmenden Befunde auf. Wie bereits ausgeführt, nehmen kognitive Symptome bei der Krankheit in der Minderzahl der Fälle an Schwere zu. Zudem sind sie nicht unbedingt eng an die Krankheitsaktivität, das Vorliegen eines Antiphospholipidsyndroms (▶ Kap. 8), allgemeinen psychischen Stress durch die Krankheit oder das Vorhandensein weiterer Symptome des Zentralnervensystems geknüpft. Einige Untersuchungen mit der Kernspintomografie und der Positronenemissionstomografie legen den Zusammenhang zwischen kognitiven Störungen und Veränderungen der Hirnstruktur und -funktion nahe.

- **Emotionale und Antriebsfunktionen**

Stimmungsveränderungen und Antriebsstörungen treten bei Lupus häufig gemeinsam auf und bedingen sich gegenseitig. Daher sollen sie hier zusammen aufgeführt und betrachtet werden. Zunächst sollte man sich vor Augen halten, was diese Bezeichnungen für psychisches Befinden eigentlich bedeuten.

Die Störungen der emotionalen Funktionen umfassen im Wesentlichen eine emotionale Instabilität, das heißt in der Ausprägung mehr oder minder schwankende Verstimmungszustände, eine verringerte Belastbarkeit, vermehrte Ängstlichkeit, selten einmal aufkommende Lebensüberdrussgedanken und ein hieraus entstehendes Gefühl von Hilflosigkeit und gemindertem Selbstwert.

Die Antriebsstörungen beziehen sich auf ein Gefühl von Mattigkeit und Tagesmüdigkeit mit Initiativschwäche und Interessensverarmung bis hin zum chronischen Müdigkeitssyndrom (Fatigue), ferner Schlafstörungen mit Einschlafproblemen und häufigem nächtlichen Erwachen. Emotionale Symptome und Antriebsstörungen können sich bei gemeinsamem Vorliegen gegenseitig in der Ausprägung verstärken.

Wie bei den kognitiven Störungen besteht auch bei den emotionalen und Antriebsstörungen kein eindeutiger Zusammenhang mit organischen Krankheitsveränderungen (z. B. Entzündungen) im Gehirn. In einigen hierzu durchgeführten Untersuchungen fand man Verknüpfungen der psychischen Symptome mit spezifischen Antikörpern, aber auch mit neurologischen Symptomen wie Kopfschmerzen oder den relativ seltenen Anfällen und schließlich mit sozialen Stressereignissen wie Problemen am Arbeitsplatz oder im zwischenmenschlichen Bereich. Treten bei Lupus-Betroffenen emotionale Verstimmungen im Symptomverlauf auf, so weist deren Krankheitsvorgeschichte häufiger als bei Nichtbetroffenen einen übermäßigen Gebrauch von Nikotin oder psychisch wirkenden Medikamenten auf.

Störungen der Wahrnehmung mit Realitätsverkennung und wahnhaftem Erleben bis hin zum Auftreten von Trugwahrnehmungen (Halluzinationen) sind bei Patienten mit Lupus sehr selten. Sie können sich als Bestehlungs- oder Verfolgungswahn äußern, ferner in Fehlwahrnehmungen des Hörens (akustisch) oder des Sehens (optisch). Im Allgemeinen wird eine relativ enge Verknüpfung dieser Symptome mit organischen Veränderungen im Schläfenhirn angenommen. Diese zu den seltenen psychischen Symptomen zählenden Auffälligkeiten lassen sich in aller Regel gut behandeln.

- **Auswirkungen der psychischen Symptome auf die Lebensbewältigung**

Der Lupus bedeutet für die Betroffenen die Konfrontation mit einer andauernden, unter Umständen chronischen und in ihren Ausprägungsgraden schwer vorhersagbaren gesundheitlichen Beeinträchtigung, die das tägliche Leben in vielen Fällen anhaltend begleitet und spürbar einschränkt. Die Auswirkungen der Krankheit selbst auf die Psyche und auch die psychischen Veränderungen, die als Reaktion auf die von jedem Betroffenen anders wahrgenommenen organischen Symptome entstehen, erschweren die Auseinandersetzung mit den Krankheitssymptomen und deren Bewältigung. Die Betroffenen üben in der Regel eine berufliche Tätigkeit aus bzw. sind in die Organisation und Alltagsplanung für die Versorgung ihrer Familie, der Kinder oder Partner eingebunden. Belastend empfunden werden häufig auch Fehlzeiten am Arbeitsplatz; in einigen Fällen droht sogar der Verlust des Beschäftigungsverhältnisses. Die psychischen Symptome des Lupus und die eigenen psychischen Anstrengungen zur Bewältigung der körperlichen Krankheitssymptome zwingen den Betroffenen häufig Verhaltensänderungen in Alltag und Beruf auf. Insbesondere Symptome von Angst, Unsicherheit, emotionaler Verstimmung, Antriebs- und Initiativminderung sowie Konzentrations- und Merkfähigkeitseinbußen fordern die Betroffenen immer wieder neu dazu heraus, die ursprüngliche Planung für den Alltag an die krankheitsbedingt aufkommenden Umstände anzupassen, ferner müssen Phasen mit Energieverlust, Schlafstörungen, unerwünschten Wirkungen der medikamentösen Verordnung, mit unvorhergesehenen Belastungen oder Schmerzzeiten angenommen und in den Lebensvollzug integriert werden. Die Folgen für den Einzelnen können sehr unterschiedlich sein.

Eine erfolgreiche Auseinandersetzung mit der Krankheit und ihren Auswirkungen hängt in starkem Maße davon ab,

1. wie umfassend der Informationsstand des Betroffenen zur Krankheit selbst ist,
2. ob und in welcher Weise die Toleranz gegenüber Belastungen und Frustrationen stabilisiert werden kann und
3. ob eine Teilhabe am normalen Leben trotz bedrohter Selbstbestimmung und krankheitsbedingter Lebensstilanpassung aufrecht erhalten werden kann.

Darüber hinaus führt der im Verlauf schwer vorhersagbare Lupus immer wieder zu medizinischen Behandlungserfordernissen, Medikamentenänderungen, Phasen von Arbeitsunfähigkeit bis zum Verlust des Arbeitsplatzes, stationärer Einweisung oder auch zu unterschiedlichen Graden von Schwerbehinderung. Unter diesen Umständen hält die Symptomatik den Kranken sozusagen oft im Griff, lässt ihn nicht immer über größere Zeiträume zur Ruhe kommen und erfordert damit stets neu bedachte und sorgsam überlegte Verhaltensweisen für ein gelingendes Arrangement. Am stärksten belastend für eine verringerte subjektive Lebensqualität sind dabei wohl ein höheres Alter, chronische Müdigkeit (Fatigue) oder auch das Vorhandensein von ängstlichen Phasen und emotionaler Instabilität.

Die hier ausgeführten Überlegungen zu den Auswirkungen des Lupus erythematodes auf das psychische Befinden der Betroffenen machen einmal mehr deutlich, dass die bestmögliche Versorgung nicht allein auf die medizinisch notwendige und dabei überwiegend pharmakologisch geprägte Behandlung beschränkt bleiben darf; dies gilt auch deswegen, weil die pharmakologische Behandlung selbst – im Sinne der unerwünschten Wirkungen – in einigen Fällen einen ungünstigen Einfluss auf die psychische Stabilität ausüben kann.

Die an Lupus erkrankten Personen benötigen daher auch erreichbare und kompetente Hilfestellung zur Bewältigung der Symptome ihrer Krankheit und deren Auswirkungen auf das tägliche Leben.

Auswirkungen von Lupus auf die Durchblutung

O. Sander, J. Richter

© Springer-Verlag GmbH Deutschland 2017
M. Schneider (Hrsg.), *Lupus erythematodes*,
DOI 10.1007/978-3-662-53844-9_18

Ziel für dieses Kapitel ist, dass der Leser

- die durch den Lupus verursachten oder davon unabhängigen, entzündlichen und nichtentzündlichen Ursachen für kalte/verfärbte Extremitäten unterscheiden und gefährliche Verläufe früh erkennen kann,
- den Wert von kreislaufwirksamen Medikamenten verstanden hat,
- einige Beschwerden selber verbessern oder verhindern kann.

Wie häufig muss ich bei einem Lupus mit Störungen der Durchblutung wie kalten/verfärbten Fingern oder Zehen rechnen?

Kalte, verfärbte Finger treten bei etwa 6 % der Bevölkerung auf, in Deutschland leiden etwa 3 % der Bevölkerung unter Folgen wie Schmerzen oder eingeschränkte Fingerfertigkeit im Anfall. Jüngere und insbesondere schlanke Frauen haben diese Probleme häufiger. Kälte, Feuchtigkeit oder Stress lösen oft die vorübergehende Minderdurchblutung der sogenannten Akren (Finger, Zehen, evtl. der Nase) aus. Seltene Anfälle nur bei extremer Kälte sind normal und schützen uns alle vor Unterkühlung. Sie schränken die Betroffenen wenig ein. Kommt es aber schon bei Raumtemperaturen oberhalb 18 °C zu solchen Attacken, kann das im Alltag sehr stören. Bleibende Schäden sind hingegen bei Nichtrauchern sehr selten.

Im Verlauf der Erkrankung klagen etwa 2 von 3 Lupus-Patienten über kalte/verfärbte Finger, und zu Beginn der Erkrankung ist es mindestens jeder Dritte. Manchmal ist es das erste Zeichen einer Kollagenose und kann dieser auch einige Zeit vorauseilen. Bei der Systemsklerose beispielsweise, einer anderen Kollagenose, hat quasi jeder Patient bereits lange vorher solche Beschwerden.

Was verursacht beim Lupus eine kalte oder verfärbte Extremität?

Frisches Blut ist warm und rosig. Kalte und verfärbte Extremitäten weisen immer auf einen verlangsamten und/oder verminderten Blutfluss hin. Die daraus resultierende verminderte Füllung der kleinsten Gefäße (Kapillaren) führt zu einem Abblassen der Haut. Durch einen verlangsamten Fluss in normal und sogar vermehrt gefüllten Gefäßen kann es aber auch zu einer vermehrten Sauerstoffabgabe (Deoxygenierung) des Blutes kommen, das dann eine dunkelblaue Farbe annimmt und die Finger oder Zehen blau (livide) färbt. Nicht selten wechseln sich Phasen mit verminderter Blutfüllung und verlangsamtem Fluss ab, es entsteht dann ein sogenanntes Tricolore-Phänomen – in Anlehnung an die französische Nationalfahne so benannt – mit blauen, weißen und dann roten Fingern. Dieses Phänomen ist eines der Symptome beim sogenannten Raynaud-Syndrom, das seinen Namen von seinem Entdecker, dem französischen Arzt Maurice Raynaud (1834–1881), erhielt (◘ Abb. 18.1).

Ursachen können ein Krampf der Gefäße (Gefäßspastik), eine Entzündung oder eine Alterung (Arteriosklerose) der Gefäße, aber auch ein Druck von außen auf die Gefäße sein. Dadurch kommt es zu einer verminderten Durchblutung. Auch auf Seiten des Gefäßinhaltes (Blut) gibt es Ursachen für eine verminderte Durchblutung. Durch ein sehr zähflüssiges Blut mit einem Überschuss an Immunglobulinen (Antikörper, die für die Immunantwort benötigt werden), veränderte Gerinnungsfaktoren oder zu viele Blutzellen verlangsamt sich der Blutfluss ebenfalls.

Welche Diagnostik sollte bei Verdacht auf eine Durchblutungsstörung der Extremitäten im Rahmen eines Lupus durchgeführt werden?

Bei Patienten mit Lupus sollte nach Lupus-assoziierten Ursachen, aber auch nach anderen allgemeinen Erklärungen für eine Durchblutungsstörung gesucht werden.

Wichtig sind die Anamnese und Erkennung möglicher Auslöser der Durchblutungsstörung (Kälte, Feuchtigkeit, Stress, bestimmte Bewegungen). Häufigkeit und Dauer der Anfälle sowie ähnliche Symptomatik bei anderen Familienmitgliedern helfen, die Beschwerden besser einzuschätzen. Dann ist der Blutdruck zu messen, und die Pulse an Armen und Beinen sollten getastet werden. Wenn das nicht gelingt, sollte man große Gefäße mit dem Stethoskop abhören (auskultieren), da Strömungsgeräusche des Blutes einen Hinweis auf eine Engstellung

Abb. 18.1 Abblassen und Zyanose einzelner Fingerendglieder (Raynaud-Phänomen)

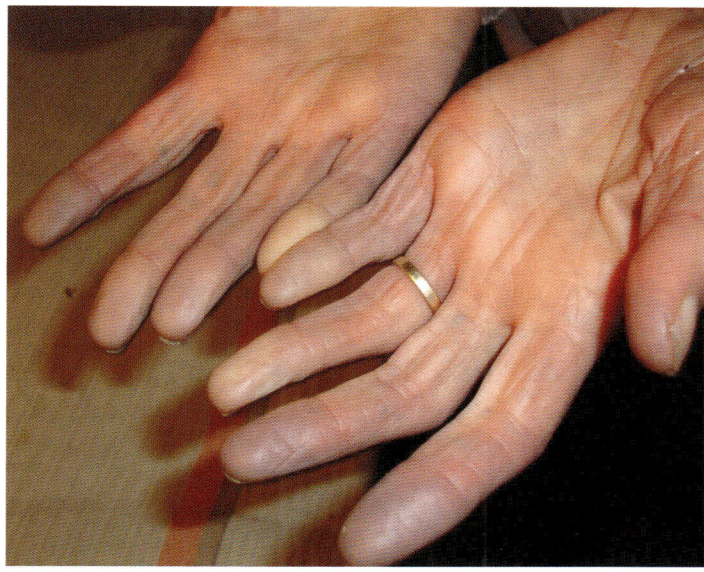

einer größeren Ader geben können. Nachdem durch Druck auf die Haut das Blut weggedrückt wurde, kann geschaut werden, wie schnell es wieder zurückläuft (Rekapillarisierungszeit). Insbesondere bei gesteigerter Blutfüllung und verlangsamtem Blutfluss sollten auch der venöse Abfluss des Blutes untersucht und eine Thrombose, eine venöse Insuffizienz und eine Schwäche des rechten Herzens bedacht werden.

Wichtig ist die gründliche Inspektion der Haut an den Fingern und Füßen auf Folgen einer Durchblutungsstörung: die sogenannte trophische Störung (vermindertes Hautwachstum, Verlust der Haare, vermindertes Nagelwachstum), Rhagaden (Hauteinrisse ohne vorherige Verletzung) oder sogar Nekrosen (Absterben von Gewebe) (◘ Abb. 18.2). Ergänzend können die größeren Gefäße durch Ultraschall (farbkodierte Duplexsonografie), Kernspintomografie oder Röntgenverfahren (Angiografie) und die kleinsten Gefäße (Mikrostrombahn) durch ein Kapillarmikroskop untersucht werden. Diese Untersuchungen können wesentliche Hinweise für die Ursache der Veränderungen liefern. Sollte der Arzt im warmen Untersuchungszimmer die Symptome nicht erkennen können, so können diese zum Beispiel durch Kaltwasserbäder provoziert werden. Eine zumindest einmalige grundlegende Labordiagnostik ist sinnvoll.

Dazu gehören zum Beispiel ein Blutbild mit Differenzialblutbild und Bestimmung der Gesamteiweiß-Konzentration. Bei neu auftretenden Beschwerden sollten in einem zweiten Schritt auch Komplement (C3, C4), Immunglobulinspiegel, Fibrinogen und die Antiphospholipid-Antikörper kontrolliert werden. Sollten die Probleme insbesondere und erstmals bei starker Kälte auftreten, wären die Messungen von Kryoglobulinen und Kryofibrinogen weiterführende, aber in der Routine nur schwer durchführbare Labortests.

▪ **Welche Behandlung ist bei Durchblutungsstörung der Extremität bei einem Lupus notwendig?**

Die Patienten sind häufig sehr jung und durch die kalte Extremität beunruhigt. Dennoch handelt es sich oft um eine harmlose Symptomatik. Bei anfallsartiger Durchblutungsstörung ist die Therapie der ersten Wahl das Nutzen von Wärme und die Vermeidung von Kälte und Feuchtigkeit. Hierzu eignen sich warme Handschuhe, manchmal auch im Sommer, warme isolierende Kleidung des ganzen Körpers, insbesondere warme Schuhe, Heizmöglichkeiten für Handschuhe und Schuhsohlen, muskuläre Betätigung und Sport. Aktive Muskeln sind die Wärmeöfen des Körpers und regelmäßiger Sport sowie gut trainierte

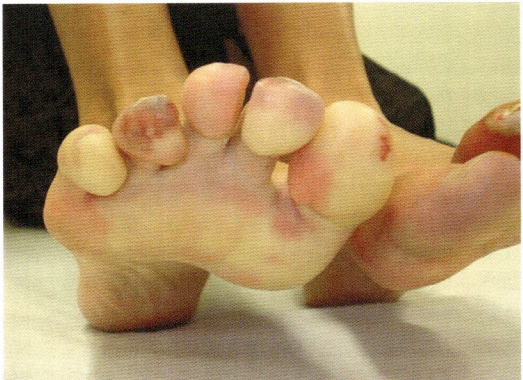
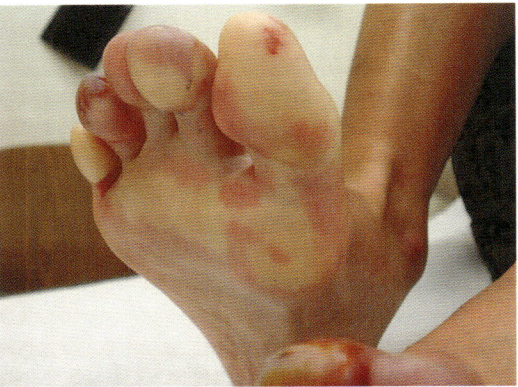
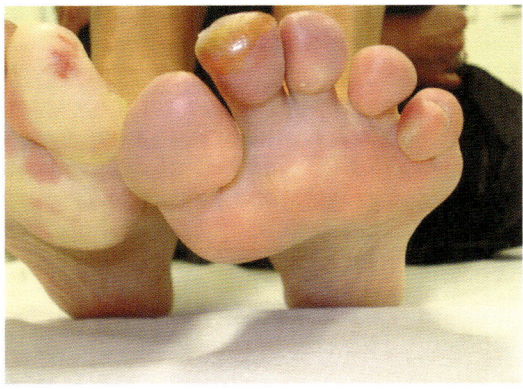

Abb. 18.2   Perfusionsstörung mit funktionell reversiblem Abblassen und manifesten trophischen Störungen bei überlappender Kryofibrinogenämie (II. Zeh links, IV. Zeh rechts)

Muskulatur ein wirksamer Schutz. Auch Entspannung kann die Anfallshäufigkeit verringern. Durchblutungsfördernd sind warme Getränke wie Tees, insbesondere mit Ingwer. Jedweder Nikotinkonsum (aktiv und passiv) sollte beendet werden, da dieser zu Gefäßverengungen führt und das Risiko bleibender Schäden deutlich erhöht. Auch Medikamente wie Kalziumantagonisten und Nitrate erweitern die Gefäße und können bei häufigen Anfällen in niedriger Dosis einen Schutz bieten. Da die Patienten oft ohnehin einen niedrigen Blutdruck haben, werden diese Medikamente jedoch nicht immer gut vertragen.

Die weitere differenzierte Behandlung richtet sich nach der Ursache und sollte durch den Spezialisten (z. B. Rheumatologen, Angiologen, Gefäßchirurgen oder Dermatologen) gelenkt werden. Zur Behebung der Beschwerden können in schweren Fällen körpereigene gefäßerweiternde Substanzen, sogenannte Prostaglandine, intravenös verabreicht werden. Bei

Nachweis eines Gefäßverschlusses durch ein Gerinnsel (ein thrombembolisches Ereignis) ist die effektive Blutverdünnung (Antikoagulation) entscheidend, bei Arteriosklerose die Erweiterung des verengten Gefäßes durch eine Operation oder einen Katheter. Kortison ist oft aufgrund seiner Gerinnsel-fördernden Wirkung ungünstig, selten hilfreich, denn eine direkte entzündliche (inflammatorische) Gefäßwandverengung ist auch bei einem Lupus selten.

■ **Im Kontext der Durchblutungsstörung häufig genutzte Begrifflichkeiten**

■ ■ **Akrozyanose**
Unter einer Akrozyanose versteht man eine permanente, rötlich-bläuliche Verfärbung (Zyanose) der Finger, Zehen und/oder Nase. Sie ist durch ein begleitendes Kältegefühl und eine leichte Schwellung gekennzeichnet. Die Verfärbung wird durch

Kälte verstärkt und vermindert sich bei Anheben der Gliedmaßen über das Herzniveau. Zudem geht sie oft mit kaltem Schwitzen der Hände und Füße einher. Typisch ist ein nach Druck auf die Haut deutlich verlangsamtes Hereinfließen des Blutes in die Haut von außen nach innen, das sogenannte Irisblenden-Phänomen. Diese Durchblutungsstörung wird durch lokale und neuronale Mechanismen vermittelt. Die Häufigkeit einer Akrozyanose beim Lupus kann nicht genau benannt werden, da das Raynaud-Phänomen und die Akrozyanose oft miteinander verwechselt oder in „einen Topf geworfen" werden.

■ ■ Arteriosklerose

Die Alterung der Gefäße (Arteriosklerose) führt zu Ablagerungen an der Gefäßwand, die das Lumen und damit die Durchblutung einschränken. Häufige Ursachen sind Nikotinkonsum, Bewegungsmangel, Übergewicht, Fettstoffwechselstörungen, Diabetes und Bluthochdruck. Bekannt ist, dass es beim Lupus häufiger zu einer frühzeitigen Arteriosklerose kommen kann. Wichtig sind die Kontrolle der Grunderkrankung und die Optimierung der anderen Risikofaktoren.

■ ■ Frostbeule

Bei stärkerer Kälte (und Feuchtigkeit) an wenig durchbluteten Fingeraußenseiten und Zehen kann es zu Frostbeulen (Perniones) kommen, die rot, geschwollen, schmerzhaft und juckend sind. Sie sind manchmal auf den ersten Blick kaum von einer Gelenkentzündung zu unterscheiden und heilen oft erst nach 3–4 Wochen ab. Frostbeulen treten bei Durchblutungsstörungen zum Beispiel im Rahmen des Lupus häufiger auf. Dies hat sogar zur eigenständigen Bezeichnung eines Chilblain Lupus („chilblain": engl. Frostbeule) geführt. In den letzten Jahren nehmen die Frostbeulen wieder sehr zu, da auf schützende Handschuhe durch die Benutzung von Smartphones oft verzichtet wird.

■ ■ Kapillarmikroskopie

Die Kapillarmikroskopie ist ein nichtinvasives diagnostisches Verfahren, das vor allem bei Kollagenosen, aber auch bei anderen entzündlich-rheumatischen Erkrankungen eingesetzt wird. Mit einer stark vergrößernden Kamera wird die Haut an den Nägeln untersucht, und die kleinsten Adern (Kapillaren) können abgebildet werden. Hiermit lassen sich für bestimmte Erkrankungen, insbesondere für Kollagenosen, typische Veränderungen nachweisen.

■ ■ Kryoproteine

Kryoglobulin und Kryofibrinogen sind Eiweiße im Blut, die bei niedrigen Außentemperaturen ihre Löslichkeit verlieren, verklumpen und eine Verstopfung oder Entzündung im Gefäß verursachen können. Meist entstehen sie als Folgeerkrankung bei anderen Erkrankungen wie Lupus, können aber zum Beispiel auch bei Infektionen oder bösartigen Erkrankungen auftreten. Bei Kälte führen sie zu Durchblutungsstörungen, können aber zum Beispiel auch andere Hautveränderungen, Gelenk- oder Muskelschmerzen und Nervenausfälle auslösen. Die Symptome können dann ähnlich einer aktiven Kollagenose sein, was dann nicht immer einfach zu unterscheiden ist. Der Nachweis im Labor ist oft schwierig, da nur warme Proben direkt untersucht werden können.

■ ■ Madonnenfinger

Als Madonnenfinger bezeichnet man sehr schmal werdende Fingerendglieder. Sie entstehen oft als Folge von Durchblutungsstörungen mit wiederholten Fingerkuppennekrosen oder durch Knochenabbau (Akroosteolyse). Sie treten bei Kollagenosen wie dem Lupus insbesondere beim Überlappen mit der Systemsklerose auf.

■ ■ Raynaud-Phänomen

Ein Raynaud-Phänomen (RP, synonym auch Raynaud-Syndrom), benannt nach dem französischen Arzt Maurice Raynaud (1834–1881), ist gekennzeichnet durch Abblassen der Finger, der Zehen oder der Nase, gefolgt von Blauverfärbung (Zyanose) und Rötung durch reaktive Mehrdurchblutung. Es gibt ein sogenanntes primäres Raynaud-Phänomen, das ohne eine zugrundeliegende Erkrankung auftritt und bei dem meist sind alle Finger betroffen sind; die ersten Anfälle zeigen sich hier in der Jugend und mehrere Familienmitglieder sind betroffen (◻ Abb. 18.1). Zum anderen gibt es das sekundäre Raynaud-Phänomen, bei dem eine andere Erkrankung ursächlich zugrunde liegt. Das sekundäre Raynaud-Phänomen manifestiert sich vielfach plötzlich und ist ein Hinweis auf eine Kollagenose.

Das Auftreten eines Raynaud-Phänomens scheint bei Patienten mit Lupus im höheren

Lebensalter zuzunehmen. Patienten mit Raynaud-Phänomen bei Lupus haben häufiger eine Hautbeteiligung, orale Ulzera und Muskelprobleme, aber auch arterielle und venöse Thrombosen werden häufiger beobachtet. Bisher konnte aber nicht festgestellt werden, ob das Raynaud-Phänomen mit einem milderen oder schwereren Krankheitsverlauf des Lupus einhergeht.

Ein sekundäres Raynaud-Phänomen kann auch durch berufliche Belastung (Vibration von Maschinen) und/oder Medikamente (z. B. Ergotamine, Betablocker, Triptane) bedingt sein. Hier ist zu überlegen, ob die schädigende Substanz nicht vermieden werden kann, essenziell ist das Beenden des Nikotinkonsums.

▪ ▪ Systemsklerose (Synonym: Sklerodermie)

Die Systemsklerose ist eine Kollagenose mit führender Verhärtung der Haut, häufig beginnend an den Fingern und im Gesicht. Patienten haben oft Durchblutungsstörungen bereits Jahre vor anderen Beschwerden.

▪ ▪ Thrombangiitis obliterans

Die Thromboangiitis obliterans ist eine Erkrankung der kleinen und mittelgroßen Gefäße, bei der es zu Gefäßverschlüssen kommt. Die typische klinische Manifestation ist ein „Absterben" der Extremitäten. Leider ist die Amputationsrate bei den oft jungen Patienten hoch. Das erstmalige Auftreten, aber auch Rezidive der Erkrankung, hängen eng mit Rauchen zusammen. In Westeuropa ist die Erkrankung eher selten.

Merksätze

— Durchblutungsstörungen der Extremitäten sind beim Lupus und den Kollagenosen häufige Manifestationen.
— Sie sind selten Grund zur Sorge.
— Sie sollten beim ersten Auftreten oder einer Verschlechterung fachärztlich abgeklärt werden.
— Warme Kleidung, Bewegung und Verzicht auf Rauchen sind die wichtigsten vorbeugenden Maßnahmen.

Lagebericht des Patienten: Patient-Reported Outcome

G. Chehab

© Springer-Verlag GmbH Deutschland 2017
M. Schneider (Hrsg.), *Lupus erythematodes*,
DOI 10.1007/978-3-662-53844-9_19

Gerade beim Lupus haben Patienten und Ärzte ganz unterschiedliche Sichtweisen auf die Erkrankung. Beide Perspektiven sind richtig und wichtig, und es ist notwendig, beiden auch die angemessene Bedeutung zu geben. Dafür gibt es für den Arzt zum Beispiel Fragebögen zur Erfassung der Krankheitsaktivität. Zur Erfassung der Sicht der Betroffenen dienen Patientenbefragungen, im Fachjargon „Patient-Reported Outcome" genannt, auf Deutsch „Patientenberichtete Endpunkte". So bezeichnet man Erhebungen von Krankheitsaspekten, die direkt von den Patienten erfasst werden. Dabei steht der Begriff „Endpunkt" in der Medizin ursprünglich für das Ergebnis einer Maßnahme (z. B. medikamentöse Therapie) im Rahmen einer Studie. Immer häufiger finden diese „Patienten-berichteten Endpunkte" auch in anderen Bereichen des klinischen Alltags Anwendung, etwa in der ambulanten und stationären Patientenversorgung. Die Erhebung bietet eine deutliche Informationserweiterung bei zumeist nur geringem zusätzlichem Aufwand. Gezielte Fragen können dabei vom Betroffenen in der Regel eigenständig entweder in Papierform, in Form eines Interviews oder Computer-gestützt beantwortet werden.

Im wissenschaftlichen Sprachgebrauch ist die englische Bezeichnung „Patient-Reported Outcome", abgekürzt PRO, gängig, die auch im folgenden Text genutzt wird.

■ **Bedeutung von PROs**

PROs haben in den letzten Jahrzehnten eine große Bedeutung für die Beurteilung von Krankheitszuständen und deren Verläufe sowie auch auf das Ansprechen auf Therapiemaßnahmen erlangt. Lange wurde der Erfolg einer Therapie nur anhand der Sterblichkeit (Frage: Wieviel mehr Patienten überleben mit einer bestimmten Therapie), der dokumentierten Komplikationen (z. B. unerwünschte Wirkungen, Störungen von Organfunktionen, Narben), der objektivierbaren Befunde (z. B. Laborergebnisse, Röntgenbilder) oder den subjektiven ärztlichen Einschätzungen beurteilt. Dabei zeichnete sich in vielen Fällen ab, dass es Situationen gibt, die trotz guter (objektiver) Ergebnisse dennoch nicht für die Patienten zufriedenstellend waren.

Ein Beispiel: Eine Nierenbeteiligung bei Lupus kann effektiv durch eine intensive immunsuppressive Therapie beherrscht und die Wiederherstellung der Nierenfunktion – als wichtigster medizinischer Endpunkt (= Behandlungsziel) – erreicht werden. Dennoch kann der Lupus-Betroffene durch eine fortbestehende oder zunehmende Müdigkeit, psychische Probleme oder – meist sind ja Frauen von Lupus betroffen – mittel- bis langfristige Einschränkungen in der Familienplanung (z. B. aufgrund der Therapie) beeinträchtigt sein. Dies kann die Lebenszufriedenheit und Lebensqualität so stark einschränken, dass es den medizinischen Therapieerfolg aus Sicht des Betroffenen gar egalisiert.

Die Besonderheit der PRO ist, dass die Angaben nicht durch die Bewertung eines Arztes oder einer anderen Person der Heilberufe erfolgen, sondern direkt und ungefiltert durch den Betroffenen. PROs werden überwiegend dazu genutzt, Krankheitszustände bzw. Krankheitsaspekte zu erfassen, die nur unzureichend durch klinische Parameter und Befunde beschrieben werden können. Hier sind dann die Angaben vom Patienten unerlässlich. Der Vorteil liegt darin, dass etwaige die Lebensqualität belastende Faktoren der Erkrankung, die vom Patienten berichtet werden, eine andere Wichtigkeit und Wertung erfahren als bei der Einschätzung durch den behandelnden Arzt.

Zu typischen Krankheitsthemen, die durch PROs erfasst werden, gehören beim Lupus vor allem die (gesundheitsbezogene) Lebensqualität, Fatigue, die körperliche Funktionsfähigkeit, Depression und Schmerzen. Ärztliche Instrumente zur Erhebung von Krankheitsschaden und Krankheitsaktivität haben sich als unzureichend erwiesen, die Lebensqualität angemessen abzubilden. Darüber hinaus gibt es seit Jahren auch Bemühungen, klassische „ärztliche" Endpunkte, wie zum Beispiel die Krankheitsaktivität oder den im Rahmen der Erkrankung entstandenen Schaden alleine durch Patientenangaben zu erfassen.

Die Begrifflichkeit und Nutzung der Lebensqualität und damit auch der PROs hat der Gesetzgeber in Deutschland im Sozialgesetzbuch im Hinblick auf die Kosten-Nutzen-Bewertung von Arzneimitteln fest verankert. Hier heißt es, dass bei der Beurteilung des Patientennutzens eine Verbesserung der Lebensqualität zu berücksichtigen ist. Das Institut für Qualität und Wirtschaftlichkeit im Gesundheitswesen (IQWIG) hat bereits im Jahr 2006 auf den Nutzen von PROs in der Nutzenbewertung von Arzneimitteln verwiesen und empfiehlt, dass neben der Lebensqualität auch andere Nutzendimensionen mittels PRO erfasst werden. Ähnliche Empfehlungen geben internationale Institutionen aus den Vereinigten Staaten und Großbritannien.

■ **Wie werden PROs entwickelt?**

Bevor ein PRO in der Routine genutzt werden kann, sind umfangreiche Entwicklungsschritte notwendig. Zunächst werden in sogenannten Fokusgruppen, die sich aus Spezialisten und, je nach PRO, in diesem Fall vor allem auch Lupus-Betroffenen zusammensetzen, wichtige Aspekte und Fragestellungen für das jeweilige PRO identifiziert. Anschließend müssen die einzelnen Fragen formuliert werden, wobei zu berücksichtigen ist, dass diese von verschiedensten Personen unterschiedlichsten Ausbildungsstandes und verschiedener Herkunft, um nur zwei Aspekte zu nennen, verstanden werden sollten.

Sogenannte Strukturgleichungsmodelle prüfen dann, ob die einzelnen Frageelemente den angenommenen Zusammenhang empirisch belegen. Der resultierende, möglicherweise um einige Frageelemente reduzierte PRO-Fragebogen ist nachfolgend an größeren Patientenkollektiven zu testen, um verschiedene Gütekriterien wie Objektivität, Reproduzierbarkeit und Gültigkeit) nachzuweisen. Erst wenn ein PRO diese Punkte erfüllt, kann er sinnvoll eingesetzt werden.

Soll ein PRO in einer anderen Sprachen genutzt werden, so ist neben einem standardisierten Übersetzungsprozess und der kulturellen Anpassung auch eine erneute Prüfung der Gütekriterien in der neuen Personengruppe erforderlich. Gleiches gilt für den Fall, dass der PRO in einer Bevölkerungsgruppe durchgeführt werden soll, die sich von dem ursprünglichen Patientenkollektiv, an dem er getestet wurde, durch sprachliche oder soziokulturelle Eigenheiten unterscheidet. Dieser Punkt ist von großer Wichtigkeit, da man im Gegensatz zu Messinstrumenten für Ärzte nicht von einem gemeinsamen Wissensstand der Patienten ausgehen kann.

Um ein PRO im Langzeitverlauf zu nutzen und zu beurteilen, muss es in der Lage sein, die Änderung des Zustands eines Betroffenen durch eine durchgeführte Maßnahme zum Beispiel als Verbesserung oder Verschlechterung im Ergebnis darzustellen. Dies wird auch Änderungssensitivität genannt. Der Begriff des „minimalen klinisch bedeutsamen

Unterschiedes" beschreibt in diesem Zusammenhang, um wieviel Einheiten sich das Ergebnis des PROs ändern muss, damit es vom Arzt und vom Patienten objektiv betrachtet auch wirklich als eine Verbesserung oder Verschlechterung wahrgenommen wird.

■ **Nutzen und Probleme von PROs**

PROs können den behandelnden Ärzten in der Langzeitbetreuung ihrer Lupus-Patienten helfen. Die einmalige Erhebung kann die Schwere einer Belastung und die damit verbundene Dringlichkeit eines Interventionsbedarfes aufzeigen. Die wiederholte Erhebung eines PRO ermöglicht es, Änderungen im zeitlichen Verlauf darzustellen, und bietet somit eine zusätzliche Bewertung der Effektivität einer Behandlung. PROs könnten zwischen zwei Arztbesuchen genutzt werden, um bei einer Verschlechterung gegebenenfalls den nächsten Termin vorzuziehen. Dies kann in künftigen Szenarien der Telemedizin und in Regionen mit fachärztlicher Unterversorgung in den nächsten Jahren eine zunehmende Rolle spielen in der Versorgung von Lupus-Betroffenen, aber auch von anderen chronisch Kranken.

Neben PROs, die nur eine Dimension eines Problems abbilden (z. B. Schmerzeinstufung auf einer Skala von 0 bis 10), gibt es auch PROs, die mehrdimensional verschiedene Bereiche eines Endpunktes abbilden (z. B. PROs der Lebensqualität). Sie können dem Arzt helfen, die Teilbereiche zu erkennen, die eine besondere Belastung für den Betroffenen darstellen. Dies ermöglicht es, gegebenenfalls eine gezielte diesbezügliche Intervention durchzuführen.

Die folgende Liste führt einige Bereiche auf, die in PROs der Lebensqualität berücksichtigt werden:
- Aktivität
- Beziehungen
- Emotionale Gesundheit
- Familienplanung
- Fatigue
- Intimbeziehungen
- Körper-/Selbstbild
- Körperliche Funktionsfähigkeit
- Körperliche Gesundheit

- Kognitive Einschränkungen
- Last für andere
- Psychische Gesundheit
- Schmerzen
- Selbstversorgung
- Soziale Unterstützung
- Soziale Akzeptanz
- Vitalität
- Wünsche
- Ziele

Neben den klassischen PROs, die Aspekte erfassen, die vom Arzt nur partiell oder überhaupt nicht gewonnen werden können, wie zum Beispiel Schmerz, wurden in den letzten Jahren auch PROs entwickelt, die klinische Endpunkte wie zum Beispiel Krankheitsaktivität oder Krankheitsschaden erfassen. Auch deren Erhebung präsentierte sich in den Studien zuverlässig. Jedoch fällt bei diesen Endpunkten häufiger eine fehlende Übereinstimmung zwischen der Sicht der Patienten und der der Ärzte auf. Für die Krankheitsaktivität spielen hier zum Beispiel eine unterschiedliche Wahrnehmung und Gewichtung der Schwere von Lupus-Symptomen sowie die Überlagerung durch Begleitumstände und Begleiterkrankungen eine wesentliche Rolle. Insbesondere Schmerzen und psychische Aspekte beeinflussen dabei die unterschiedlichen Einschätzungen.

Neben dem „Überschätzen" kann auch ein „weniger Berichten" durch die Patienten bei Verständnisproblemen der Fragestellung oder Vergesslichkeit auftreten. Darüber hinaus können sich die Bewertungsmaßstäbe eines Patienten über die Jahre ändern, wodurch es in Langzeituntersuchungen zu unterschiedlichen Einschätzungen einer eigentlich unveränderten Ausprägung kommen kann. Antwortverzerrungen wie zum Beispiel die Ja-Sage-Tendenz, die soziale Erwünschtheit, die Tendenz zur Mitte oder die unbewusste Einflussnahme durch den Versuchsleiter (Versuchsleitereffekt) sind aus der empirischen Sozialforschung bekannt und stellen bekannte Probleme dar, die zu Verzerrungen der Antworten in Fragebögen führen können. Auch die bewusste Übertreibung oder Verharmlosung von Beschwerden und Befunden durch Patienten in bestimmten Situationen können in systematische

Abweichungen eines PRO resultieren. Einem Teil dieser Effekte wird bereits in der Fragebogenentwicklung (z. B. Fragenkonstruktion, Antwortkombinationen) Rechnung getragen, jedoch sind diese Aspekte grundsätzlich bei der Bewertung von PROs zu berücksichtigen.

- **Anwendungsbeispiel**

Seit 2001 wird die Lupus-erythematodes-Langzeit-Studie („LuLa-Studie") durch eine Zusammenarbeit der Rheumatologen an der Henrich-Heine-Universität Düsseldorf mit der Lupus erythematodes Selbsthilfegemeinschaft e. V. durchgeführt. Hierbei handelt es sich um eine jährlich erhobene, ausschließlich Patienten-berichtete Befragung zu zahlreichen Krankheitsaspekten. Jährlich sich wiederholende Fragen erfassen Angaben zur Therapie, zur Krankheitsaktivität und zur Lebensqualität. Darüber hinaus gibt es jährlich wechselnde Schwerpunktthemen. Untersuchungen konnten zeigen, dass die Patienten-berichteten Angaben mit den Angaben anderer Gruppen von Lupus-Betroffenen vergleichbar waren, unter anderem auch mit den ärztlichen Angaben der Kerndokumentation des Deutschen Rheumaforschungszentrums. Ziele einer solchen Studie sind es, die vielfältigen Aspekte des Lupus bezüglich Erkrankung, Therapie, Folgen für die Betroffenen, Begleiterkrankungen und Kosten aus der Sicht der Patienten zu erfassen und darzustellen. Mit den Ergebnissen der Studie soll langfristig die Versorgung von Lupus-Betroffenen verbessert und ihnen Möglichkeiten und Grundlagen für ein eigenverantwortliches Handeln gegeben werden. Darüber hinaus wird das Bewusstsein der Öffentlichkeit für die Probleme von Lupus-Betroffenen durch die Präsentation geschärft.

Was ist bei Lupus in der Schwangerschaft, bei Kindern und bei Männern zu beachten?

Lupus in der Schwangerschaft

R. Fischer-Betz

© Springer-Verlag GmbH Deutschland 2017
M. Schneider (Hrsg.), *Lupus erythematodes*,
DOI 10.1007/978-3-662-53844-9_20

Der Lupus betrifft überwiegend Frauen im jüngeren Lebensalter – deswegen ist die Frage nach der Möglichkeit einer Schwangerschaft bei Lupus nicht selten. Für die meisten Patientinnen ist erfreulicherweise heute eine erfolgreiche Schwangerschaft möglich. Eine wichtige Voraussetzung dafür ist die Planung einer Schwangerschaft. Grund dafür ist, dass die wenigsten Schübe und Komplikationen beobachtet werden, wenn der Lupus vor der Schwangerschaft für mindestens 6 Monate stabil ist. Zudem sollten vor der Empfängnis vorhandene Risikofaktoren erkannt und gegebenenfalls die Lupus-Therapie angepasst werden.

■ Fruchtbarkeit

Die Fruchtbarkeit (Fertilität) ist bei Lupus-Patientinnen im Allgemeinen nicht eingeschränkt. Manchmal kann es bei hoher Lupus-Aktivität zu einem Ausbleiben der monatlichen Blutung kommen. Außerdem kann zum Beispiel eine Cyclophosphamid-Therapie zu einer vorzeitigen Abnahme der Funktion der Eierstöcke führen. Dies ist abhängig von einer höheren Gesamtdosis an Cyclophosphamid und dem Alter der Frau zum Zeitpunkt der Therapie (mit höherem Alter steigt das Risiko). Viele Frauen können aber auch nach einer Cyclophosphamid-Therapie ganz normal schwanger werden und erleben unkomplizierte Schwangerschaften!

■ Einfluss einer Schwangerschaft auf den Lupus

Früher hat man Frauen mit Lupus oft von einer Schwangerschaft abgeraten. Grund dafür war, dass in älteren Studien mehr als die Hälfte der Lupus-betroffenen Frauen in der Schwangerschaft oder im Wochenbett Schübe erlebte. Jüngere Untersuchungen zeigen dagegen, dass Lupus-Schübe bei schwangeren Frauen mit Lupus zwar durchschnittlich etwas häufiger als außerhalb der Schwangerschaft auftreten; aber sie zeigten auch, dass ein Schubrisiko von bestimmten Faktoren abhängt. So haben Frauen, deren Lupus für mindestens 6 Monate vor der Empfängnis nicht oder nur wenig aktiv ist, ein geringes Risiko für einen Schub in der Schwangerschaft. Die Schübe sind zudem meist mild. Schwere Schübe oder neue Organbeteiligungen treten bei Frauen, die eine Schwangerschaft planten, in weniger als 5 Prozent während einer Schwangerschaft auf. Dagegen erleben Frauen mit aktivem Lupus bei der Empfängnis bzw. in der Frühschwangerschaft sehr viel häufiger Schübe im weiteren Verlauf der Schwangerschaft. Schübe erhöhen das Risiko für geburtshilfliche Komplikationen wie zum Beispiel Frühgeburten (◘ Tab. 20.1).

Man empfiehlt heute, dass der Lupus bei Planung einer Schwangerschaft mindestens 6 Monate stabil sein soll, d. h., die betroffene Frau sollte möglichst keine Lupus-Krankheitszeichen bemerken und die Laborwerte sollten stabil sein. Als ein wichtiger Risikofaktor für Schübe wurde zudem das Absetzen einer Therapie mit Antimalariamitteln erkannt. Eine vorbestehende Antimalariamittel-Therapie sollte vor bzw. in der Schwangerschaft daher auch bei Frauen mit stabilem Lupus nicht abgesetzt werden (s. unten).

■ Einfluss des Lupus auf eine Schwangerschaft

Heute enden die meisten „Lupus-Schwangerschaften" erfolgreich mit der Geburt eines gesunden Kindes. Dennoch sind Komplikationen weiterhin häufiger als bei gesunden Frauen.

Fehlgeburten sind bei Frauen mit Lupus gegenüber gesunden Frauen heute nicht mehr so deutlich vermehrt wie früher, vermutlich vor allem durch die Planung von Schwangerschaften bei stabilem Lupus.

Die häufigste Komplikation sind Frühgeburten. Etwa ein Drittel aller Lupus-Schwangerschaften endet in einer Entbindung vor der 37. Schwangerschaftswoche (SSW) (◘ Abb. 20.1) – zum Vergleich: In der Normalbevölkerung liegt die Rate bei 5–8 %. Vor allem sehr frühe Frühgeburten (vor der 34. SSW) können dauerhafte gesundheitliche Folgen für das Kind haben, deswegen möchte man sie vermeiden.

Eine ernstzunehmende Komplikation ist eine sogenannte Schwangerschaftsvergiftung

◘ **Tab. 20.1** Schwangerschaftskomplikationen in Abhängigkeit von der Lupus-Aktivität. (Nach Clowse et al. 2005)

Lupus-Aktivität	Hoch	Niedrig
Fehlgeburten	7 %	7 %
Totgeburt	16 %	5 %
Frühgeburten	49 %	26 %
Geringeres Wachstum des Kindes im Mutterleib	30 %	21 %

Abb. 20.1 Zwillinge, Frühgeburt in der 36. SSW, Mutter Lupus mit Nierenbeteiligung

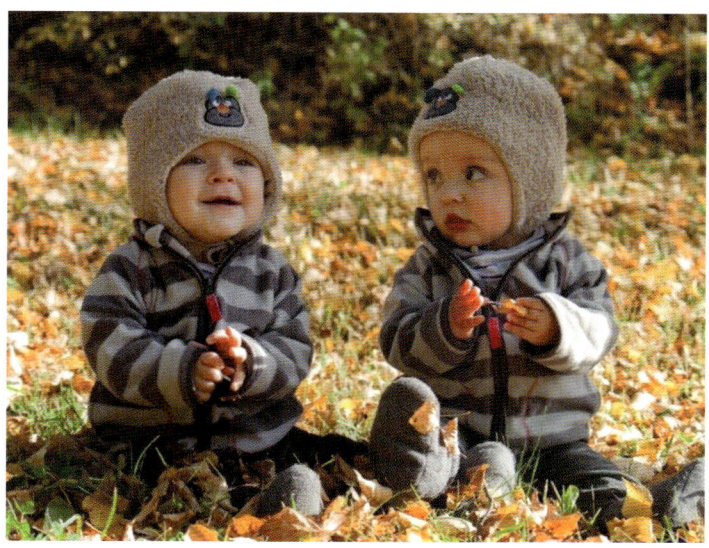

(Präeklampsie). Diese Komplikation tritt eher in der Spätschwangerschaft auf und ist unter anderem gekennzeichnet durch einen zu hohen Blutdruck und eine erhöhte Ausscheidung von Eiweiß über den Harn (Proteinurie). Meist leiden diese Frauen auch unter vermehrter Flüssigkeitseinlagerung und dadurch bedingtes Anschwellen des Gewebes (Ödeme).

Wir wissen heute, dass vor allem eine Nierenbeteiligung, ein zu hoher Blutdruck, ein aktiver Lupus und positive Antiphospholipid-Antikörper das Risiko für Komplikationen erhöhen. Diese Risikofaktoren kann man bei der Planung einer Schwangerschaft erkennen und dann auch berücksichtigen und zum Beispiel einen zu hohen Blutdruck mit geeigneten Medikamenten einstellen. Dann können auch diese Frauen oft eine problemlose Schwangerschaft erleben.

Kaiserschnittentbindungen sind bei Frauen mit Lupus zwar doppelt so häufig wie bei gesunden Frauen, die meisten Lupus-Patientinnen können aber auf ganz natürlichem Wege entbinden.

▪ Schwangerschaft bei Nierenbeteiligung (Lupus-Nephritis)

Der Verlauf einer Schwangerschaft bei Lupus-Nephritis wird durch die Leistung der Niere (Nierenfunktion) und durch entzündliche Aktivität der Nierenbeteiligung bestimmt. Die Aktivität wird vor allem durch Urinuntersuchungen (Eiweißausscheidung, Vorhandensein von Blut im Urin) beurteilt. Frauen mit einer aktiven Nierenbeteiligung entwickeln gehäuft geburtshilfliche Komplikationen in einer Schwangerschaft. Auch das Risiko für eine Verschlechterung der Nierenentzündung und der Nierenfunktion ist am höchsten, wenn in der Frühschwangerschaft eine Lupus-Aktivität bestand. Dagegen haben Frauen mit einer ruhigen Nierenbeteiligung ein viel geringeres Risiko. Günstig ist daher eine Planung der Schwangerschaft bei ruhiger Nierenbeteiligung (mindestens 6 Monate), einer Eiweißausscheidung von weniger als 1 g/Tag, einer normalen Nierenfunktion und normalem bzw. gut eingestelltem Blutdruck. Sichere immunsuppressive Therapien sollten fortgesetzt werden (s. unten). Empfohlen wird die Einnahme von niedrig dosierter Azetylsalizylsäure (z. B. ASS 100 mg/Tag) in der Schwangerschaft, da hierdurch das Risiko einer Schwangerschaftsvergiftung reduziert werden kann.

▪ Mögliche Auswirkungen auf das Baby – „neonatales Lupus-Syndrom"

Die Kinder von Lupus-Patientinnen sind meist gesund – der Lupus ist keine Erbkrankheit! Das Risiko für das Kind einer an Lupus erkrankten Frau, selbst ebenfalls einen Lupus zu entwickeln, wird auf weniger als 5 % geschätzt. Fehlbildungen sind nicht häufiger als bei gesunden Frauen! Durchschnittlich kommen die Babys etwas früher und mit etwas geringerem Körpergewicht zur Welt.

Im Rahmen jeder Schwangerschaft gelangen Antikörper aus dem mütterlichen Blut über die Plazenta (Mutterkuchen) in das kindliche Blut. Antikörper sind Eiweißmoleküle, die Krankheitserreger erkennen können. Das Baby leiht sich quasi den Immunschutz seiner Mutter. Je nachdem, ob die Mutter bestimmte Infektionen (z. B. Masern) erlebt oder Impfungen bekommen hat, verfügt das Baby dann über eine höhere oder niedrigere Zahl an Antikörpern. Neugeborene haben so gegen diese Erreger bei Geburt einen gewissen Schutz ("Nestschutz"). Im Verlauf etwa der nächsten vier Monate kommt es allerdings zum Abbau der mütterlichen Antikörper. Das Kind ist dann zunehmend auf die Eigenproduktion dieser Antikörper angewiesen, also auf eine eigene Immunabwehr nach Impfung oder Infekten.

Auch Lupus-Autoantikörper gelangen in den Kreislauf des Feten. Dies hat an sich keine negativen Auswirkungen auf das Kind. Eine Besonderheit stellen in diesem Zusammenhang SS-A(Ro)/SS-B(La)-Antikörpern dar, die sich bei etwa einem Drittel aller Lupus-Patientinnen im Blut nachweisen lassen. Ein sehr kleiner Teil der Kinder von Müttern mit diesen Autoantikörpern entwickelt ein sogenanntes "neonatales Lupus-Syndrom" (ca. 2–3 %). Dies kann sich bei dem Baby als Lupus-ähnliche Hauterscheinungen (meist 4–6 Wochen nach Geburt) zeigen, möglich sind auch Blutbildveränderungen. Diese Veränderungen bilden sich ohne Folgen für das Kind nach wenigen Monaten zurück und müssen nicht behandelt werden.

In der Regel nicht umkehrbar ist dagegen die sogenannte kardiale Form des neonatalen Lupus, die das Herz betrifft. Diese Form kann zu einem zu langsamen Herzschlag des Kindes im Mutterleib führen ("neonataler AV-Block"). Bis zu 3 % der Kinder von Müttern mit SS-A(Ro)/SS-B(La)-Antikörpern entwickeln diesen Herzfehler. Wenn eine Frau bereits eine Schwangerschaft erlebt hat, in der das Kind eine solche Herzerkrankung entwickelte, ist das Wiederholungsrisiko in einer nächsten Schwangerschaft deutlich höher (20–25 %). Einige Kinder versterben bei schweren Formen bereits im Mutterleib oder nach der Geburt. Etwa die Hälfte der Kinder, die mit einem zu langsamen Herzschlag auf die Welt kommen, benötigen nach der Geburt einen Herzschrittmacher. Es gibt zurzeit keine vorbeugende Therapie. Man empfiehlt SS-A/SS-B-positiven Frauen ab etwa der 16. SSW spezielle Kontrollen durch einen erfahrenen Gynäkologen: "Bradykardie-Screening" – das ist die Überprüfung des kindlichen Herzschlages sowie fetale Echokardiografie – das ist kindlicher Ultraschall. Falls dabei Auffälligkeiten entdeckt werden, wird je nach Situation zum Beispiel eine Therapie mit einem plazentagängigen Kortison-Präparat erwogen. Daten aus Registern haben gezeigt, dass die mütterliche Einnahme von Antimalariamitteln (Hydroxychloroquin) in der Schwangerschaft einen deutlich schützenden Effekt auf das Wiederholungsrisiko hat – noch ein Argument, die Einnahme dieses Medikamentes unbedingt fortzusetzen! Bei den Neugeborenen von SS-A/SS-B-positiven Frauen sollte zur Dokumentation eines normalen Herzschlages nach der Geburt einmalig ein EKG (Elektrokardiogramm) erfolgen.

▪ Schwangerschaft bei Antiphospholipidsyndrom

Antiphospholipid-Antikörper sind bei etwa 30 % aller Lupus-Patienten nachweisbar (▶ Kap. 8). Damit verbunden ist ein erhöhtes Risiko für Thrombosen, wiederholte Fehlgeburten und andere Schwangerschaftskomplikationen. Insbesondere Frauen mit hohen Antikörper-Titern und einer vorangegangenen Thrombose oder Schwangerschaftskomplikationen haben ein deutlich erhöhtes Risiko. Wichtig ist daher, dass vor einer Schwangerschaft bekannt ist, ob diese Antikörper im Blut vorhanden sind. Solche Frauen werden in einer Schwangerschaft besonders engmaschig beobachtet, und je nach Situation erhalten sie vorbeugend zum Beispiel Azetylsalizylsäure (ASS) oder auch Heparin, um die Schwangerschaft zu schützen. In den letzten Jahren konnten so viele Frauen, die bereits mehrere Fehlgeburten erlitten hatten, eine normale Schwangerschaft erleben.

▪ Planung einer Schwangerschaft/ Medikamente

Wenn ein Kinderwunsch besteht, sollte dies mit dem behandelnden Rheumatologen und Frauenarzt besprochen werden, damit die Schwangerschaft optimal geplant werden kann. Begleiterkrankungen sollten gut eingestellt sein (z. B. hoher Blutdruck, Diabetes, Schilddrüsenerkrankungen). Mit dem

◼ **Tab. 20.2** Medikamente in der Schwangerschaft und Stillzeit

Medikament	Einsatz in der Schwangerschaft	Einsatz in der Stillzeit
Azathioprin	Kann fortgesetzt werden	Möglich
Cyclophosphamid	3–6 Monate vor Empfängnis absetzen	Vermeiden
Ciclosporin A	Kann fortgesetzt werden	Möglich
(Hydroxy)Chloroquin	Kann fortgesetzt werden	Möglich
Methotrexat	3 Monate vor Empfängnis absetzen	Vermeiden
Mycophenolsäure	6 Wochen vor Empfängnis absetzen	Vermeiden
NSAR	Einsatz bis 32. SSW möglich	Möglich
Predniso(lo)n	Kann fortgesetzt werden	Möglich
Tacrolimus	Kann fortgesetzt werden	Möglich

Rauchen sollte (spätestens jetzt!) aufgehört werden, im Falle von Übergewicht ist eine Gewichtsabnahme sinnvoll. Jede Frau, die eine Schwangerschaft plant, sollte 4–8 Wochen vor der gewünschten Empfängnis mit der Einnahme von Folsäure beginnen, da dies das Risiko für bestimmte kindliche Fehlbildungen deutlich senkt! Ein solches Folsäurepräparat ist frei verkäuflich in Apotheken erhältlich.

Die Lupus-Therapie wird vom Rheumatologen auf ihre Notwendigkeit und Sicherheit in einer Schwangerschaft hin überprüft und gegebenenfalls angepasst (◼ Tab. 20.2). Bei aktiver Erkrankung oder wenn eine Patientin „stärkere" Immunsuppressiva (z. B. Cyclophosphamid) erhält, sollte die Schwangerschaft auf einen günstigeren Zeitpunkt verschoben werden. Bei inaktivem Lupus und Fehlen einer schweren Organbeteiligung muss aufgrund der gewünschten Schwangerschaft keine zusätzliche Lupus-Therapie eingeleitet werden. Während der Schwangerschaft sollte neben den üblichen Untersuchungen beim Frauenarzt regelmäßig (in jedem Schwangerschaftsdrittel und 8–12 Wochen nach der Geburt) eine Kontrolle der Lupus-Aktivität erfolgen.

■■ **Kortison**

Kortison ist in der Schwangerschaft bei Schüben das Medikament der ersten Wahl. Da sich verschiedene Kortison-haltige Medikamente in ihrer Plazentagängigkeit – also den möglichen Auswirkungen auf das Baby – unterscheiden, werden bestimmte Kortisone (z. B. Prednisolon) in der Schwangerschaft

bevorzugt. Kortison erhöht das allgemeine Risiko für Fehlbildungen und Fehlgeburten nicht. Grundsätzlich sollte die niedrigste wirksame Dosis eingesetzt werden. Wenn es die Erkrankungsaktivität erfordert, sind in der Schwangerschaft auch höhere Dosierungen möglich, allerdings erhöhen Dosen >20 mg/ Tag über mehrere Wochen das Risiko für mütterliche Komplikationen (Hypertonie, Diabetes) und für Frühgeburten. Zusätzlich ist eine Osteoporoseprophylaxe sinnvoll (Einnahme von z. B. Vitamin D 1000 IE/Tag). Stillen ist auch bei Einnahme von höheren Steroiddosen unbedenklich. Bei Dosen bis zu 10 mg/ Tag liegt die über die Muttermilch aufgenommene Menge unter der Nachweisgrenze, so haben Untersuchungen es gezeigt.

■■ **Nichtsteroidale Antirheumatika**

Nichtsteroidale Antirheumatika, abgekürzt NSAR (z. B. Diclofenac), dürfen bis zur 32. SSW in möglichst niedriger Dosis eingesetzt werden. Wegen einer – zwar seltenen – Nebenwirkung in der Spätschwangerschaft (vorzeitiger Verschluss des Ductus arteriosus Botalli – der Verbindung zwischen Hauptschlagader und Lungenarterie des Kindes –, wehenhemmende Wirkung, Blutungsneigung bei der Entbindung) müssen sie danach abgesetzt werden. Stillen ist unter NSAR-Einnahme erlaubt.

■■ **Antimalariamittel**

Antimalariamittel (Hydroxychloroquin, Handelsname Quensyl®; Chloroquin, Handelsname Resochin®) sollen die Krankheitsaktivität insgesamt mildern und vermindern die Anzahl von Schüben. Zu Antimalariamitteln existieren viele Erfahrungen in der Schwangerschaft. Bei Einnahme der üblichen Dosis (200–400 mg/Tag) war das Risiko für kindliche Fehlbildungen nicht erhöht. Auch in Langzeituntersuchungen von Kindern, deren Mütter in der Schwangerschaft und Stillzeit ein Antimalariamittel eingenommen haben, zeigten sich keine Gesundheitsschäden. In einer Studie zu Lupus-Schwangerschaften, in denen eine Antimalariamittel-Therapie entweder fortgesetzt oder spätestens in der Frühschwangerschaft abgesetzt wurde, fand sich eine deutlich höhere Lupus-Aktivität bei Frauen, die die Therapie abgesetzt hatten. Schübe erhöhen auch das Risiko für Schwangerschaftskomplikationen. Bei Frauen mit Lupus sollten Antimalariamittel aufgrund ihrer günstigen Auswirkung daher vor oder in der Schwangerschaft nicht abgesetzt werden. Auch Stillen ist während der Einnahme von Antimalariamitteln erlaubt.

▪▪ Azathioprin

Azathioprin ist zwar plazentagängig, aber nur in einer von der Leber umgewandelten Form wirksam. Da die kindliche Leber diesen Stoffwechselvorgang nicht leistet, entfaltet sich beim Kind keine Wirkung. Das Risiko von Fehlbildungen wird durch die Einnahme von Azathioprin nicht erhöht. Stillen ist erlaubt.

▪▪ Ciclosporin

Für Ciclosporin hat man die meisten Erfahrungen bei Patientinnen nach Nierentransplantationen gemacht, die dieses Medikament zum Schutz vor einer Abstoßung ihres Nierentransplantats einnehmen mussten und schwanger wurden. Ein erhöhtes Fehlbildungsrisiko war dabei nicht erkennbar. Ciclosporin kann daher auch in der Schwangerschaft verordnet werden. Stillen ist erlaubt.

▪▪ Tacrolimus

Auch Daten zu Tacrolimus zeigten keine Hinweise auf ein erhöhtes Risiko für Fehlbildungen. Bei Frauen mit Lupus-Nephritis wurde Tacrolimus in der Schwangerschaft effektiv und sicher eingesetzt. Es scheint ein leicht erhöhtes Risiko für einen Schwangerschafts-Diabetes zu existieren. Stillen ist erlaubt.

▪▪ Cyclophosphamid

Eine Cyclophosphamid-Therapie in der Frühschwangerschaft ist mit einem erhöhten Risiko für kindliche Fehlbildungen (ca. 25 %) verbunden. Cyclophosphamid sollte bei Planung einer Schwangerschaft abgesetzt werden (empfohlen werden 3 oder 6 Monate). Während der Therapie muss unbedingt ein sicherer Empfängnisschutz gewährleistet sein. Vom Stillen wird abgeraten.

▪▪ Methotrexat

Bei Einnahme von Methotrexat (bis 30 mg/Woche) in der frühen Schwangerschaft besteht ein erhöhtes Risiko für kindliche Fehlbildungen (etwa 5–10 % im Vergleich zu dem „Basisrisiko" von ca. 3 %) und von Fehlgeburten (bis 40 %!). Methotrexat soll 3 Monate vor der Empfängnis abgesetzt werden. Nach Absetzen von Methotrexat sollte Folsäure in etwas höherer Dosis (z. B. 5 mg/Tag) bis zum Eintritt der Schwangerschaft eingenommen werden. Stillen ist nicht erlaubt.

▪▪ Mycophenolsäure

Bei Einnahme von Mycophenolsäure in der Schwangerschaft wurden deutlich erhöhte Zahlen an Fehlbildungen beobachtet (um 25 %!), daher muss unter dieser Therapie eine sichere Verhütung erfolgen, und das Medikament muss mindestens 6 Wochen vor Planung einer Schwangerschaft abgesetzt werden. Vom Stillen wird abgeraten.

▪▪ Biologika

Zu den neuen Substanzen, die bei Lupus zunehmend eingesetzt werden, gibt es bislang zu wenige Daten, was ihren Einsatz in der Schwangerschaft betrifft. Spezielle Studien zu dieser Fragestellung wurden nicht durchgeführt. Wir wissen aus der Vergangenheit, dass ungeplante Schwangerschaften gerade bei Lupus-Patientinnen nicht selten sind und in Zukunft sicher auch bei Frauen eintreten werden, die zum Beispiel die monoklonalen Antikörper Rituximab oder Belimumab erhalten. Daher ist es besonders bedeutsam, Daten zu diesen Schwangerschaften zu sammeln, um die Sicherheit in Zukunft besser beurteilen zu können. Zu Belimumab gibt es ein spezielles Schwangerschaftsregister, an dem Frauen, die unter der Therapie schwanger geworden sind,

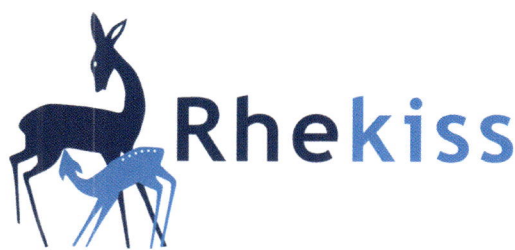

■ **Abb. 20.2** Rhekiss-Logogramm

teilnehmen können (http://pregnancyregistry.gsk.com/belimumab.html).

■ Schwangerschaftsregister

Das Schwangerschaftsregister Rhekiss (Rheuma-Kinderwunsch und Schwangerschaft) (■ Abb. 20.2) soll zu einer höheren Sicherheit bei der Planung und Betreuung von Schwangerschaften beitragen. Frauen (Mindestalter 18 Jahre) mit gesicherter Diagnose eines Lupus und Kinderwunsch oder bereits schwangere Patientinnen (bis zur 20. SSW) können daran teilnehmen. Die Erhebung erfolgt durch ein elektronisches Online-Befragungssystem.

Wenn Sie teilnehmen möchten, sprechen Sie bitte Ihren Rheumatologen darauf an. Ausführlichere Informationen finden Sie unter ► www.rhekiss.de.

Literatur

Clowse ME, Magder LS, Witter F, Petri M (2005) The impact of increased lupus activity on obstetric outcomes. Arthritis Rheum 52: 514–521

Lupus bei Kindern und Jugendlichen

G. Dückers, T. Niehues

© Springer-Verlag GmbH Deutschland 2017
M. Schneider (Hrsg.), *Lupus erythematodes*,
DOI 10.1007/978-3-662-53844-9_21

Einleitung

Im Unterschied zu anderen Rheumakrankheiten im Kindes- und Jugendalter (z. B. juvenile idiopathische Arthritis = Gelenkrheuma) scheinen sich die Entstehungsmechanismen von Lupus bei Kindern und Jugendlichen und Lupus bei Erwachsenen zu gleichen. Dennoch bestehen wichtige Unterschiede. Kinder sind keine kleinen Erwachsenen. Fast ein Fünftel aller Lupus-Patienten sind Kinder oder Jugendliche, meist in einem Alter zwischen 12 und 16 Jahren. In diesem Lebensabschnitt präsentiert sich Lupus oft als eine schwere Erkrankung mit akutem Beginn und chronischem Verlauf. Anfangs besteht regelmäßig eine gravierende Organbeteiligung zum Beispiel der Nieren oder des Zentralnervensystems (ZNS).

Für alle Beteiligten ist die Diagnose und Therapie der Krankheit eine große Aufgabe. Herausforderungen dabei sind:

- die Rolle des Jugendlichen in der Pubertät, als Phase der Loslösung von der elterlichen Autorität,
- die noch nicht abgeschlossene Reifung des kindlichen Organismus,
- die Rolle der Eltern als Verantwortliche, die Symptome ihres Kindes beobachten, bewerten und berichten, und
- der Arzt, der sich einem jugendlichen Patienten und mindestens einem Elternteil gegenübersieht, statt „nur" einem erwachsenen Patienten.

Die langfristige Auswirkung der chronischen Erkrankung und der Therapie auf die psychische und physische Entwicklung des Kindes bedarf ganz besonderer Beachtung. Hierfür ist eine kompetente Behandlung durch einen Kinder- und Jugendrheumatologen hilfreich.

Häufigkeit und Ursache

Während Lupus bei Erwachsenen relativ häufig vorkommt, tritt Lupus im Kindes- und Jugendalter sehr selten auf. Jugendliche Mädchen vor oder während der Pubertät sind 4- bis 5-mal häufiger als Jungen betroffen. Etwa 5 Kinder/Jugendliche pro 100.000 Einwohner leiden an Lupus. Die jährlichen Neuerkrankungen werden auf ca. 6:1.000.000 Kindern geschätzt. Lupus tritt bei Menschen asiatischer oder afrikanischer Abstammung viel häufiger auf als bei Westeuropäern. Warum Jugendliche an Lupus erkranken und warum die initiale Symptomatik oft schwerer als bei Erwachsenen ist, ist noch nicht vollständig geklärt. Selten kann ein angeborener (genetischer) Immundefekt (z. B. Komplementfaktor-C1q-Mangel) Ursache sein. Veränderungen auch in anderen Genen sind berichtet.

Bei Lupus werden Botenstoffe des Immunsystems, nämlich Zytokine und Interferone, stark hochreguliert und feuern die Entzündung an. Die dauerhafte Entzündung schadet vielen Körperzellen, die schließlich abgebaut werden. Im Blut treten dann Antikörper gegen Bestandteile der zerstörten Zellen auf, sogenannte DNA-Antikörper. Lupus gehört zu den Autoimmunerkrankungen.

Veränderungen im jugendlichen Hormonhaushalt können die Erkrankung verstärken. Durch die dauerhafte Entzündung kann es zu generellen Entwicklungsverzögerungen des jugendlichen Patienten kommen. Die Verzögerungen können sowohl die körperliche als auch die psychische Gesundheit betreffen. Zur Überwindung bzw. Vermeidung dieser Hürden bedarf es der korrekten Diagnosestellung und einer konsequenten Therapie.

Diagnose und Krankheitszeichen

Die Diagnosestellung „Lupus" bei Jugendlichen ist nicht immer einfach. Krankheitszeichen (= Symptome) werden dem Arzt nicht nur vom Patienten, sondern auch von Dritten, zum Beispiel den Eltern, geschildert und bewertet. Neben den in den vorherigen Kapiteln beschriebenen unspezifischen Symptomen tritt Lupus bei der Erstmanifestation im Jugendalter oft akut in Erscheinung. Meist sind in diesen Fällen bereits die Gefäße an den Nieren oder am Gehirn entzündet, und die Kinder müssen sofort intensiv versorgt werden. Eine Beteiligung der Nieren betrifft über 2/3 des pädiatrischen Lupus. Entzündungen im Gehirn (ZNS) erscheinen bei etwa 40 % der betroffenen Kinder. Eine solche Organbeteiligung ist prognostisch entscheidend, da es sich um lebenswichtige Organe handelt. Sind die Nieren beteiligt, verlieren die Patienten über den Urin Eiweiß und vereinzelt Blutzellen. So entstehen zum Beispiel Schwellungen (Ödeme) an den Beinen oder im Gesicht. Prognostisch entscheidend ist dann die mikroskopische Beurteilung des Nierengewebes. Entzündungen im Gehirn sind oft schwieriger zu entdecken. Etwa die Hälfte der Patienten, die Auffälligkeiten im Gehirn haben, zeigen keine klinischen Symptome. Treten Symptome auf, so können sie von banalen Kopfschmerzen, Verhaltensauffälligkeiten oder Stimmungsschwankungen bis hin zu Krampfereignissen oder, in ausgeprägten Fällen, zur akuten Bewusstlosigkeit reichen. Das frühzeitige Erkennen und Behandeln einer ZNS-Beteiligung sind entscheidend, da die unbehandelte Entzündung signifikante Auswirkungen auf die Lernstärke und die spätere berufliche Qualifikation haben kann. Für den Kinder- u. Jugendarzt bzw. Psychologen stellt zudem die korrekte Differenzierung von jugendlich-pubertären Verhaltensweisen und psychischen Lupus-Symptomen eine große Aufgabe dar. Der pubertierende Jugendliche erlebt sich meist ohnehin in der Sinnkrise, die durch eine Erkrankung verschärft werden kann. Regelmäßig lehnen Jugendliche in solchen Phasen eine weitreichende Diagnose oder auch die erforderliche Therapie ab. Erschwerend kommt hinzu, dass die Eltern vom Arzt nach Ihrer Einschätzung gefragt werden. Von diesen Eltern möchte sich der Jugendliche in der Pubertät, einer Phase der Selbstfindung, gerade loslösen und stellt die elterliche Einschätzung zusätzlich in Frage. Frühzeitig sollte daher die Familie durch einen Psychologen Unterstützung erfahren.

Ähnlich wie bei Erwachsenen kann sich ein spezifischer Hautausschlag an Sonnenlicht-exponierten Stellen manifestieren. Charakteristisch ist auch bei Kindern und Jugendlichen mit Lupus ein Schmetterlingserythem, eine Gesichtsrötung, die von den Wangen über den Nasenrücken reicht.

Wie bei Erwachsenen wird bei Jugendlichen für die Diagnosestellung eine „Lupus-Checkliste" mit den sogenannten (ACR-)Klassifikationskriterien (▶ Kap. 5) genutzt. Diese Kriterien umfassen systematisch die wichtigsten Krankheitserscheinungen. Im Verlauf wird mit einem standardisiertem Punktesystem (SLEDAI Score) die Krankheitsaktivität erfasst. In Blutuntersuchungen (▶ Kap. 6) findet man neben Blutbildveränderungen hohe Entzündungswerte und teils spezielle Eiweißstoffe, sogenannte Antikörper, vor allem antinukleäre Antikörper (ANA), die gegen Teile im Zellkern gerichtet sind. Lupus-spezifische Antikörper sind insbesondere anti-dsDNA oder andere bestimmte Typen von ANA. Im Vergleich zu Erwachsenen finden sich diese anti-dsDNA-Antikörper bei Jugendlichen häufiger. Andere Eiweißstoffe im Blut können hingegen vermindert sein, zum Beispiel Komplementfaktoren. Bei der Beurteilung von Laborwerteveränderungen sind stets altersspezifische Normwerte zu beachten.

■ Behandlung

Die Behandlung (=Therapie) des Lupus bei Kindern und Jugendlichen ist zwar ähnlich wie die bei Erwachsenen, aber es gibt einige wesentliche Unterschiede. Zunächst kann auf Grund der meist höheren Krankheitsaktivität zu Beginn in der Regel auf eine intensivere Therapie nicht verzichtet werden. Dabei ist zu beachten, dass der kindliche/jugendliche Stoffwechsel einer steten und rasanten Veränderung unterliegt; alle Wirkstoffe müssen daher immer an Körpergewicht, -höhe und -oberfläche angepasst werden. Diese maßgeschneiderte Therapie ermöglicht es, die größte Sicherheit für das erkrankte Kind zu gewährleisten und Schäden durch die Therapie zu verhindern. Ein Kinder- und Jugendrheumatologe ist auf diese Behandlung spezialisiert und behält nicht zuletzt auch die seelischen Bedürfnisse des Kindes im Blick.

Oberste Therapieziele sind:
- Aufklärung der Patienten und der Familien
- Durchführen einer wirksamen und zugleich möglichst sicheren Therapie
- Kontrolle der Krankheitsaktivität des Lupus
- Verhindern von dauerhaftem Organschaden
- Erhalt und Gewinn von Lebensqualität

Die Therapie des Lupus richtet sich nach den Leitlinien der Fachgesellschaft (GKJR), und sie muss immer individuell angepasst werden. Zu Beginn werden die Patienten und Familien ausführlich aufgeklärt. Auf der Grundlage einer umfassenden Diagnostik wird eine strukturierte Therapie geplant. Im Verlauf sind die Beurteilung der Krankheitsaktivität und die Klärung der Organbeteiligung durch den Arzt von entscheidender Bedeutung. Je nach Organbeteiligung werden vom Kinderrheumatologen andere Spezialisten in die interdisziplinäre Betreuung eingebunden, zum Beispiel pädiatrische

Nephrologen (Spezialisten für Nierenerkrankungen bei Kindern), Neuropädiater (Spezialisten für Gehirn- und Nervenerkrankungen bei Kindern) oder auch Psychologen.

Für die Therapie des Lupus existieren erfolgreich erprobte Therapieprotokolle. Die in den Protokollen aufgeführten Medikamente dienen dazu, die schwere Erkrankung systematisch unter Kontrolle zu bringen oder weitestgehend zu bremsen. Zusätzlich können Medikamente zum Schutz (prophylaktische Medikamente) oder zur Therapie von Begleiterscheinungen (supportive Medikamente) eingesetzt werden. In Gesprächen mit dem Kinderrheumatologen erhalten die Betroffenen bzw. deren Eltern für fast jedes Medikament einen schriftlichen Aufklärungsbogen über die jeweilige Effektivität (Wirkung des Medikaments) und Sicherheit (welche Nebenwirkungen können auftreten?).

■ **Wirkstoffe zur Behandlung von Lupus**

Kinder und Jugendliche durchleben bis zum Erreichen der Volljährigkeit kontinuierlich körperliche und psychische Entwicklungsstufen. Je nach Alter und Reife wird der Patient von den Ärzten und Eltern durch die Krankheit „geführt". Dies beginnt mit der sorgfältigen Aufklärung der Familie über die Therapie. Jugendliche sehen nicht immer die Notwendigkeit zur regelmäßigen Tabletteneinnahme. Die Einnahme der Therapie muss u. a. durch die Eltern gesichert werden.

Die eingesetzten Wirkstoffe sind weitestgehend die gleichen wie bei den Erwachsenen. Viele Therapieformen sind jedoch nur bei Erwachsenen getestet und zugelassen. Eltern werden über einen sogenannten Off-lable-Einsatz aufgeklärt. Da unerwünschte Arzneimittelwirkungen mitunter langfristige Auswirkung auf das spätere Leben des Jugendlichen haben, wird sorgfältig und langfristig auf diese Effekte geachtet.

Als unbedingten Standard sollen alle jugendlichen Lupus-Patienten ab Diagnosestellung das sehr gut verträgliche und vor allem langfristig sehr gut wirksame Medikament Hydroxychloroquin (HCQ) als Dauertherapie erhalten. HCQ gehört zu den Antimalariamitteln. Es wirkt erst nach einigen Wochen, da es sich im Gewebe anreichern muss. Es ist sicher, das heißt, es hat sehr wenige Nebenwirkungen, und zeigt sich zugleich sehr effektiv bei der Therapie von

Lupus. HCQ trägt langfristig dazu bei, dauerhafte Organschäden zu verhindern. Es vermindert zudem das Risiko von Blutgerinnseln (Thrombosen), Arterienverkalkung oder Knochenabbau (Osteoporose) und verbessert die Zusammensetzung der Blutfette. Sehr selten kann es zu Störungen des Farbsehens und des Gesichtsfeldes kommen, daher sind mindestens jährliche augenärztliche Kontrollen wichtig.

Kortison ist eines der wichtigsten und außerordentlich gut wirksamen Medikamente, um Lupus rasch unter Kontrolle zu bringen. Es ist auch das normale (physiologische) Stresshormon unseres Körpers. Dosis und Dauer von Kortison werden individuell je nach Lupus-Aktivität und Therapieansprechen angepasst. Die Dosis reicht von niedrigen Dosen (0,2 mg/kg Körpergewicht pro Tag) bis hin zu Stoß- oder Pulstherapien (30 mg/kg/d als Infusion). Für die Kortison-Dosis gilt auch heute noch: so wenig Kortison wie möglich, aber so viel wie nötig. Bei einer Therapie mit Kortison müssen langfristig das Wachstum und die Entwicklung des Kindes gut beobachtet werden. Viele Jugendliche klagen über eine nicht immer vermeidbare Nebenwirkung des Kortisons, das sogenannte „Cushing-Syndrom". Beim Cushing-Syndrom treten eine vorübergehende Gewichtszunahme und Hautveränderungen in Erscheinung. Der Kinderrheumatologe wird jedoch stets bemüht sein, die Dosierung von Kortison so gering wie möglich zu halten.

Bei Beteiligung von lebenswichtigen Organen, zum Beispiel Niere oder Gehirn, ist eine noch intensivere Unterdrückung des außer Kontrolle geratenen Immunsystems, eine sogenannte immunsuppressive Therapie, notwendig. Kinder oder Jugendliche, bei denen die Nieren oder das Gehirn von Lupus betroffen sind, profitieren meist von frühzeitig begonnenen und über mehrere Monate wiederholten, hochdosierten Infusionen mit Kortison oder Cyclophosphamid oder Tabletten mit Mycophenolat. Diese Wirkstoffe sind hoch effektiv, um bei schwer erkrankten Patienten möglichst schnell die teils lebensbedrohliche Lupus-Entzündung unter Kontrolle zu bringen – sie haben allerdings auch mögliche unerwünschte Wirkungen. Deshalb wird beispielsweise beim Einsatz von Cyclophosphamid ein Schutzmedikament für die Blasenschleimhaut verabreicht. Auch wird der Kinderrheumatologe ausführlich über mögliche Auswirkungen insbesondere der Cyclophosphamid-Therapie auf die Fruchtbarkeit bei Mädchen aufklären und Maßnahmen besprechen, wie die Sicherheit der Therapie diesbezüglich erhöht werden kann. Zum Beispiel kann die monatliche Gabe eines Hormons (Enantone) die Ovarien (Eierstöcke) „in Ruhe versetzen", bis die Cyclophosphamid-Therapie vorbei ist.

Nur ein kleiner Teil der Patienten, bei denen eine Nierenbeteiligung vorliegt, benötigen im mittel- oder langfristigen Verlauf eine Nierenersatztherapie (Dialyse) und dann eventuell eine Nierentransplantation.

Als ein dauerhafter Schutz für die Nierengefäße und als Schutz vor Entstehen eines Bluthochdrucks werden bei Beteiligung der Nieren zusätzlich zur immunsuppressiven Behandlung Blutdruckmedikamente, sogenannte ACE-Hemmer, eingesetzt. Dies ist nicht anders als bei der Behandlung erwachsener Lupus-Patienten.

Das gilt auch für die anderen Krankheitsausprägungen. So benötigen auch Kinder mit Lupus einen konsequenten Sonnenschutz. Eine gesunde und ausgewogene Ernährung wird zusätzlich helfen, die akuten Krankheitsphasen gut zu verkraften. Kinder und Jugendliche sollten ermutigt werden, ihren gewohnten Freizeitaktivitäten nachzugehen. Wie zuvor angesprochen, sind Jugendliche in der Phase der Pubertät in einer Selbstfindung begriffen und erleben sich in Anbetracht der chronischen Erkrankung und der äußerlichen Therapienebenwirkungen zusätzlich in der Krise. Eine frühzeitige Einbindung eines Psychologen sollte zur Unterstützung und Stärkung des Patienten und der Familie erwogen werden.

■ Komplikationen

Die Lupus-Krankheit selbst und die Therapie bremsen die Funktion des Immunsystems. So kann auch die normale Infektionsabwehr nicht sicher funktionieren. Es können häufiger Infekte oder auch einzelne schwere Infektionen auftreten. Lupus-Patienten müssen daher bei ersten Anzeichen von Infekten (Fieber oder allgemeines Krankheitsgefühl) sofort ihren Hausarzt aufsuchen oder den zuständigen Kinderrheumatologen informieren. Infektionen müssen sofort und ausreichend lange therapiert werden. Jugendliche mit Lupus und ihre Familien sollen jährlich gegen Grippeviren (Totimpfstoff) geimpft werden.

Zur Erfassung weiterer Komplikationen durch Lupus bzw. dessen Therapie sollten Jugendliche auch bei langfristig inaktiver Krankheit regelmäßig ärztlich untersucht werden. Augenmerk sollte zum Beispiel dem Blutdruck und der Nierenfunktion geschenkt werden.

■ Prognose

Bei einem Teil der Kinder und Jugendlichen gelingt es, den Lupus völlig unter Kontrolle zu bringen. Es kann aber auch Monate bis Jahre dauern, bis die gewünschte Kontrolle der Krankheit dauerhaft erzielt wird. Eine Heilung ist bis heute nicht möglich, deshalb wird der Lupus viele Patienten lebenslang in irgendeiner Form begleiten. In welchen Abständen Schübe auftreten und wie viele Schübe auftreten, ist individuell unterschiedlich und nicht vorherzusagen. Jugendliche werden ermutigt, ihr Leben ungeachtet der chronischen Erkrankung möglichst uneingeschränkt zu gestalten. Ganz wichtig ist die soziale (Re-)Integration in der Schule und zum Beispiel in Sportvereinen. Auch für eine medizinische Reiseberatung bei Lupus steht der Kinderrheumatologe zur Verfügung. Seine Kontaktdaten sollten Patienten bzw. deren Eltern unterwegs immer bei sich haben.

Einige Jugendlichen erleben ihre Erkrankung als sehr belastend und zeigen nur eine eingeschränkte Bereitschaft, allen Therapievorgaben zu folgen, auch wenn sie lebensnotwendig sind. Viele Lupus-Patienten berichten indes sehr positiv über einen Austausch mit anderen Betroffenen, zum Beispiel über Selbsthilfeorganisationen, die alle über bekannte soziale Netzwerke erreichbar sind.

Lupus-Selbsthilfeorganisationen

- Lupus erythematodes Selbsthilfegemeinschaft e.V.: ► http://lupus-rheumanet.de/
- Deutsche Rheumaliga: ► www.rheuma-liga.de
- speziell für Jugendliche: ► https://geton.rheuma-liga.de
- Hilfreiche Informationen bietet zudem die Gesellschaft für Kinder- und Jugendrheumatologie: ► www.gkjr.de
- Viele Informationen für den Betreuungswechsel zum Internisten bei Volljährigkeit bietet: ► www.between-kompas.de

Da in der Regel alle Kinder und Jugendlichen auch über das 18. Lebensjahr hinaus auf eine spezielle fachkundige Betreuung durch einen Rheumatologen angewiesen sind, erfolgt um diesem Zeitpunkt eine systematische Überleitung (Transition) an einen internistischen Rheumatologen zur Erwachsenenversorgung. Diese Phase der Überleitung ist wichtig, und sie muss strukturiert zwischen dem bisherigen Kinderrheumatologen und dem zukünftigen internistischen Rheumatologen erfolgen.

Während des gesamten Zeitraumes sind Sie, verehrte Leser, als Familie für uns als die behandelnden Ärzte die entscheidenden Partner, um das Befinden des Patienten möglichst exakt einzuschätzen und die Therapie jeweils optimal anzupassen.

Lupus bei Männern

S. Beer

© Springer-Verlag GmbH Deutschland 2017
M. Schneider (Hrsg.), *Lupus erythematodes*,
DOI 10.1007/978-3-662-53844-9_22

Der Lupus gilt als Frauenkrankheit, weil Männer deutlich seltener daran erkranken als Frauen. Die Inzidenzraten Mann : Frau liegen, abhängig von Region und Ethnizität, zwischen 1:7 und 1:9 (▶ Kap. 2). Dabei ist die weibliche Überrepräsentation im vorpubertären und im höheren Alter weniger stark ausgeprägt. Diese Unterschiede werden auf den Einfluss von Geschlechtshormonen und genetische Faktoren zurückgeführt (▶ Kap. 3).

Eine verzögerte Diagnosestellung verschlechtert die Prognose für den betroffenen Lupus-Patienten, unabhängig vom Geschlecht. Da das Bewusstsein, dass es sich auch bei einem Mann um diese Erkrankung handeln könnte, bei Ärzten oft noch weniger stark ausgeprägt ist, kommt es bei Männern etwas häufiger als bei Frauen zu einer späteren Diagnosestellung und damit auch verzögerter Behandlung mit entsprechenden Konsequenzen.

Die Annahme, dass Männer zum Zeitpunkt des Auftretens erster Symptome bzw. zum Zeitpunkt der Diagnosestellung wesentlich älter sind als Frauen, gilt als überholt und konnte in ausgedehnteren Zahlen- und Datenanalysen nicht mehr sicher bestätigt werden. Das Durchschnittsalter zu Krankheitsbeginn liegt bei beiden Geschlechtern bei etwa 26–28 Lebensjahren.

Im Prinzip können Männer die gleichen Krankheitssymptome entwickeln wie Frauen, jedoch fällt auf, dass besonders im frühen Krankheitsverlauf häufiger Haut- und Schleimhautmanifestationen (▶ Kap. 10) auftreten, während Gelenk- und Muskelentzündungen (Arthritis und Myositis) seltener sind. So kommt zum Beispiel eine bestimmte Formen des Haut-Lupus, der kutane Lupus erythematodes (CLE), bei Männern häufiger vor, hingegen scheinen die bei Lupus-Patientinnen oft beschriebene Überempfindlichkeit für UV-Licht, das Schmetterlingserythem und Haarausfall seltener bei Männern zu sein. Das Raynaud-Syndrom ist ebenfalls weniger häufig als beim weiblichen Geschlecht.

Im weiteren Krankheitsverlauf sind eine Entzündung der Nieren (Lupus-Nephritis) bei Männern häufiger, insbesondere die sogenannte Lupus-Nephritis Typ IV, ein relevanter Einflussfaktor auf die Prognose des Patienten. So weisen Untersuchungen in Hinblick auf die Entwicklung einer (dialysepflichtigen) Niereninsuffizienz für das männliche Geschlecht ein höheres Risiko auf, wobei das Zeitintervall bis zum Eintreten des Nierenversagens durchschnittlich kürzer ist als bei weiblichen Patienten.

Andere Studienergebnisse deuten auf ein ebenfalls erhöhtes Risiko für eine Beteiligung des Zentralnervensystems (Gehirn) hin. Beim sogenannten „neuropsychiatrischen Lupus" (▶ Kap. 17) unterscheiden sich die häufig unspezifischen Symptome mit Wortfindungsstörungen, Vergesslichkeit oder Kopfschmerzen qualitativ nicht wesentlich von der klinischen Symptomatik der Frauen.

Auch serologisch sind Unterschiede zwischen den Geschlechtern beschrieben: So haben Männer häufiger anti-dsDNA-Antikörper (▶ Kap. 4), welche häufig auch eine Relation mit schwereren Verläufen einer Nierenbeteiligung aufweisen. Ebenso werden Phospholipid-Antikörper vermehrt bei Männern nachgewiesen, was deren Risiko auf Gerinnungskomplikationen wie Thrombosen und Embolien erhöht.

Männliche Lupus-Patienten haben höhere Mortalitätsraten als die weiblichen Patienten. Todesursachen sind vor allem eine Niereninsuffizienz bzw. Dialysepflicht und Infektionen, wobei die Art der Dialyse keine Rolle zu spielen scheint. Dies spiegelt sich auch im Vergleich zur Normalbevölkerung wider: Nationale Daten aus Großbritannien aus den ersten 13 Jahren des neuen Jahrtausends geben für Männer, die an Lupus erkrankt sind, eine 1,8-fach erhöhte Mortalitätsrate an, bei Frauen ist diese 1,6-mal erhöht im Vergleich zur Normalbevölkerung.

Ursächlich hierfür sind insbesondere die Herz-Kreislauf-Erkrankungen. Männliche Lupus-Patienten haben ein erhöhtes Risiko für Herzinfarkt und Schlaganfall, ohne dass dies hinreichend durch die „klassischen" bekannten Risikofaktoren – die bei Männern noch immer überrepräsentiert sind – wie Rauchen, Bluthochdruck etc. erklärbar ist. Der Prozess der zugrundeliegenden verfrühten und protrahiert verlaufenden Arteriosklerose ist multifaktoriell und wird mitbeeinflusst durch krankheits- und auch behandlungsabhängige Faktoren, wie zum Beispiel Entzündungsreaktionen oder auch Nebeneffekte zum Beispiel von Kortison.

Die Lupus-Therapie selbst unterscheidet sich nicht wesentlich zwischen Mann und Frau, wobei hinsichtlich der Einnahme bestimmter immunsuppressiver Medikamente wie zum Beispiel Methotrexat (▶ Kap. 23) bestimmte Empfehlungen zur Empfängnisverhütung während und teilweise auch nach Beendigung der Therapie zu beachten sind. Grundsätzlich jedoch ist die Zeugungsfähigkeit von Lupusbetroffenen Männern durch die Erkrankung selbst primär nicht beeinträchtigt.

Welche Hilfe gibt es bei Lupus?

Therapie

M. Schneider

© Springer-Verlag GmbH Deutschland 2017
M. Schneider (Hrsg.), *Lupus erythematodes*,
DOI 10.1007/978-3-662-53844-9_23

Natürlich wünschen sich alle, Betroffene, Angehörige und Therapeuten, eine Heilung für den Lupus. Auch wenn diese heute (noch) nicht möglich ist, so ist die Therapie des Lupus in den letzten Jahrzehnten eine Erfolgsgeschichte. Das gilt zunächst einmal bezogen auf die Lebenserwartung der Menschen, die an Lupus erkranken: Für einen Zeitraum von 10 Jahren liegt sie bei über 95 %. Damit hat sich das Ziel der Behandlung verschoben hin auf die Langzeitprognose, also ein Leben mit Lupus über 30 Jahre und länger. Das Behandlungskonzept orientiert sich an einer normalen Lebenserwartung mit weitgehend erhaltener Lebensqualität. Das bedeutet, dass die heutige Therapie nicht mehr nur die Kontrolle (= Unterdrückung) der Krankheitsaktivität zum Ziel hat, sondern gleichzeitig darauf ausgerichtet ist, unveränderbare Schäden an Organen (z. B. deformierte Hände, Dialysepflichtigkeit) zu verhindern.

Damit diese Ziele erreicht werden, muss die Therapie kontinuierlich an die Besonderheiten des einzelnen Betroffenen angepasst werden. Da jeder Patient seine ganz eigene Krankheit hat, ist dies eine große Herausforderung. Dafür braucht es sicher immer eine genaue Analyse der Krankheitssituation (▶ Kap. 24). Zusätzliche Sicherheit bietet eine gemeinsame grundlegende Standardtherapie. Diese wurde in den letzten Jahren von Experten entwickelt, die auch entsprechende Empfehlungen für verschiedene Situationen beim Lupus herausgegeben haben.

Viele dieser Empfehlungen beruhen heute auf kontrollierten Studien, die dank internationaler Zusammenarbeit zum Lupus in den letzten Jahrzehnten möglich wurden.

Für solche Studien wurden verschiedene Instrumente (Fragebögen, Scores) entwickelt, die es erlauben, den Krankheitsverlauf standardisiert zu erfassen. Dies erleichtert eine gute Beurteilung der aktuellen Krankheitssituation. Von einigen dieser Fragebögen gibt es auch Patientenversionen (▶ Kap. 19), so dass auch die Betroffenen selbst zu einer genaueren Einschätzung beitragen können.

Dieses Kapitel zur Therapie hat die Absicht, den Betroffenen die Therapiekonzepte für ihre Erkrankung so zu erläutern, dass sie die Notwendigkeit einzelner Bestandteile ihres individuellen Konzeptes auch für ihre eigene Situation nachvollziehen können.

■ Therapiekonzepte

Die Behandlung des Lupus ist aufgrund der Vielzahl der möglichen Symptome und Ausprägungen der Erkrankung komplex. Diese Erfahrung machen auch Ärzte. Deswegen haben wir die Grundlagen, also das, was jeder Lupus-Patient benötigt, als Basismaßnahmen unter dem Begriff SASKIA zusammengefasst (■ Tab. 23.1). Ausgehend von dieser Grundlage richtet sich die erweiterte Therapie an den bestehenden Beschwerden und Entzündungen an den Organen aus. Beides zusammen ergänzt sich zum individuellen Behandlungskonzept eines Patienten.

■ Basismaßnahmen

Grundlegendes Ziel der Behandlung des Lupus ist es, die zunehmende Ausprägung der Erkrankung, d. h. Schübe und die Beteiligung weiterer Organe, zu verhindern. Jeder der Schritte in SASKIA leistet dazu seinen Beitrag, jeder einzelne hat dafür eine besondere Bedeutung:

■ **Tab. 23.1** Basismaßnahmen bei Lupus: SASKIA

S – Systemischer Lupus erythematodes	Konkrete Maßnahme	Für wen
A – Antimalariamittel	Hydroxychloroquin	Alle ohne Kontraindikation
S – Sonnenschutz	Sonnenschutz (Lichtschutzfaktor [LSF] 50), Kleidung	Alle mit UV-Empfindlichkeit
K – Knochenschutz	Vitamin D (20.000 IU/Woche)	Alle (mit erniedrigtem 25-OH-Vitamin D)
I – Impfschutz	Standard + Influenza, Pneumokokken	Alle
A – Arterioskleroserisiko	Risikofaktoren suchen und modifizieren	Alle

▪ ▪ A – Antimalariamittel

Antimalariamittel zählen heute zu den wertvollsten Medikamente in der Behandlung des Lupus.

Wurden Antimalariamittel lange Zeit vor allem zur Behandlung von Haut- und Gelenkmanifestationen des Lupus eingesetzt, schätzen wir heute einen viel breiteren Nutzen dieser Substanzen: Sie verhindern neue Schübe und Organmanifestationen, sind sogar effektiv in der Behandlung von Organbeteiligungen, wie zum Beispiel als zusätzliche Therapie bei der Nierenentzündung, wirken positiv auf die Blutgerinnung und senken die Blutfette. Diese und weitere positive Eigenschaften führen zu der Forderung, dass jeder Lupus-Erkrankte mit Antimalariamitteln behandelt werden sollte, wenn keine Kontraindikation gegen das Medikament besteht. Obwohl solche Gegenanzeigen – zum Beispiel eine besonders seltene Netzhautveränderung am Auge wie die Retinitis pigmentosa – sehr selten bestehen, erhalten viele Lupus-Patienten kein Antimalariamittel. Es gibt sogar Hinweise darauf, dass auch viele Patienten, denen Antimalariamittel verschrieben werden, diese nicht oder nicht regelmäßig einnehmen.

Es ist den Autoren dieses Buches ein Anliegen, dass möglichst viele Lupus-Patienten Antimalariamittel einnehmen. Einige Betroffene brauchen dafür ein neues Bewusstsein, was diese Medikamente betrifft: Antimalariamittel sind extrem hilfreich, und es gibt keinen wirklich guten Ersatz für sie. Wenn man verstanden hat, wie wichtig sie sein können, kann man die wenigen Nachteile dieser Medikamente sicher eher in Kauf nehmen. Eine Herausforderung für die Betroffenen besteht zunächst einmal darin, dass sie ein Medikament einnehmen sollen, dessen beste Wirksamkeit wahrscheinlich erst noch einem halben Jahr eintritt – an der Haut kann man möglicherweise schon eher einen Nutzen sehen. Deshalb braucht man ein großes Vertrauen, um das Medikament regelmäßig einzunehmen. Damit ist auch klar, dass Antimalariamittel nicht für die akute Behandlung geeignet sind. Da die Wirksamkeit langsam über die Zeit einsetzt, merkt man möglicherweise noch nicht einmal, wie das Medikament wirkt. Auch an den Laborergebnissen ist die Wirkung nicht unbedingt abzulesen. Wenn der Betroffene es dann mal einen Tag vergisst, merkt er zudem keinen Unterschied. Alles das kann dazu verführen, das Medikament einfach wegzulassen, zumal man über die möglichen unerwünschten Wirkungen liest und diese vielleicht fürchtet. Dazu kommt noch, dass auch nicht alle Ärzte wissen, wie wichtig Antimalariamittel bei Lupus sind, und deshalb auch keine Unterstützung bei möglichen Zweifeln bieten.

Doch jetzt einmal konkret zu den möglichen unerwünschten Wirkungen der Antimalariamittel. Diese sind alle sehr selten und nach Absetzen des Medikaments meist komplett rückläufig. Antimalariamittel können Schwindel und Muskelschwäche verursachen, und es kann zu einer gesteigerten Sonnenempfindlichkeit kommen. Am meisten wird jedoch über die sehr seltenen Veränderungen an der Netzhaut gesprochen, die im Extremfall zur Erblindung führen können (die häufigeren Ablagerungen in der Hornhaut sind vollkommen harmlos). Nicht die Nebenwirkungen selbst, sondern die Angst vor dieser Nebenwirkung ist der häufigste Grund für ein Absetzen oder Nicht-Einnehmen der Antimalariamittel. Dieser Angst und Unsicherheit möchte man mit regelmäßigen augenärztlichen Kontrollen begegnen, die zumindest in der Häufigkeit, in der sie in Deutschland empfohlen werden, gar nicht erforderlich sind. Manche Patienten werden dadurch sogar noch mehr verunsichert. International besteht die Empfehlung, dass frühestens nach 5 Jahren erstmals eine augenärztliche Kontrolle erfolgen soll (eine Ausnahme sind Augensymptome wie Gesichtsfeldausfälle, Flimmerskotome oder Farbsehstörungen). Voraussetzung ist allerdings, dass man sich an die täglich empfohlene Höchstdosis hält. Diese beträgt für Hydroxychloroquin 5 mg/kg Körpergewicht und für Chloroquin 2,3 mg/kg.

Antimalariamittel dürfen und sollten sogar in der Schwangerschaft weiter eingenommen werden (▶ Kap. 20).

▪ ▪ S – Sonnenschutz

Viele Patienten sind sonnenempfindlich, einige werden es im Laufe der Erkrankung. Ein regelmäßiger UV-Schutz schützt nicht nur die Haut, sondern kann auch durch UV-Licht ausgelöste Schübe verhindern. Empfehlungen zu dieser Therapie sind in ▶ Kap. 26 zusammengefasst.

▪▪▪ K – Knochenschutz

Viele Patienten entwickeln im Laufe ihrer Erkrankung eine Osteoporose. Dazu tragen verschiedene Faktoren beim Lupus besonders bei:

- Der notwendige Sonnenschutz verhindert eine ausreichende Aktivierung von Vitamin D in der Haut,
- weniger Bewegung (bei Gelenkschmerzen und Müdigkeit) begünstigt Knochenabbau,
- eine Nierenbeteiligung beeinflusst ebenfalls den Vitamin-D-Stoffwechsel und
- Kortison vermindert über eine gestörte Kalzium-Aufnahme aus dem Darm die Knochendichte.

Zudem haben 70 % aller Europäer ohnehin einen verminderten Vitamin-D-Spiegel (das kann man durch eine einfache Blutuntersuchung feststellen). Von daher ist fast bei allen Lupus-Patienten eine Vitamin-D-Einnahme sinnvoll. In besonderem Maße gilt dies für Phasen, in denen tägliche Kortison-Dosierungen von 7,5 mg Prednisolon und mehr erforderlich sind. Ein ausreichender Vitamin-D-Spiegel soll auch positive Effekte auf die Muskulatur und das Immunsystem haben.

▪▪▪ I – Impfschutz

Viele Patienten benötigen zur Behandlung ihres Lupus Medikamente, die die körpereigene Abwehr, das Immunsystem, unterdrücken, sogenannte Immunsuppressiva (s. unten). Diese Medikamente, zu denen auch Kortison gehört, sind in ihrer Wirkung zumeist nicht sehr spezifisch: d. h. sie unterdrücken große Teile der Körperabwehr und damit auch solche, die man zur Abwehr von Bakterien, Viren und Pilze benötigt. Damit können die Patienten durch diese Therapien anfällig für Infektionen werden. Eine wichtige Konsequenz daraus ist, dass die Behandlung so angepasst wird, dass ein möglichst kleines Risiko besteht. Viel besser ist es natürlich noch, wenn bestimmte Infektionen grundsätzlich verhindert werden können. Das geht am besten durch Impfungen.

Deshalb sollten Lupus-Patienten vollständig geimpft sein. Es gibt keine Hinweise für die gelegentlich befürchtete Aktivierung des Lupus durch Impfungen.

Dies gilt letztlich auch für die Hepatitis-B-Impfung, für die es vereinzelte andere Berichte gab.

Zur Frage, wer wann geimpft werden soll, gibt es in Deutschland Empfehlungen vom Paul-Ehrlich-Institut. Bei der generellen Bewertung zur Impfindikation bei Lupus spielen 3 Faktoren eine wesentliche Rolle:

- der Impfstoff,
- die durchgeführte Immunsuppression und
- die Aktivität des Lupus.

Am besten ist es, wenn die Patienten in ruhigen Phasen der Erkrankung (= wenig Krankheitsaktivität) geimpft werden. Das Problem ist, dass dann kaum jemand daran denkt. Um dies zu ändern, wurden die Impfungen in die Basismaßnahmen bei Lupus aufgenommen. Die Patienten sollten ihre behandelnden Ärzte durchaus darauf ansprechen.

Intensivere immunsuppressive Therapie, vor allem Kortison-Dosen von mehr als 20 mg Prednisolon pro Tag oder auch eine Therapie mit Rituximab, verhindern, dass das Ziel der Impfungen – eine gezielte Aktivierung der Immunantwort – ausbleibt. Dann bietet die Impfung nicht den gewünschten Schutz. Auch alle anderen Immunsuppressiva können in Abhängigkeit von der Dosierung und dem allgemeinen Status des Abwehrsystems eine erfolgreiche Impfung verhindern. Deshalb muss bei jeder Immunsuppression individuell abgewogen werden, welche Impfung gerade sinnvoll ist.

Im Wesentlichen werden beim Lupus Impfungen mit Totimpfstoffen empfohlen. Lebendimpfstoffe (gegen Masern, Mumps und Röteln [MMR], gegen Varizella-zoster-Virus [VZV], Rotaviren, Typhus und Gelbfieber) sollten bei immunsupprimierten Patienten nicht durchgeführt werden, weil es dann zu einer Infektion kommen kann. Zu den empfohlenen Totimpfstoffen gehören wie für alle anderen Menschen Tetanus, Diphtherie und Pertussis (Keuchhusten). Zusätzlich sind bei Immunsupprimierten Impfungen gegen Pneumokokken, Haemophilus influenzae B, Meningokokken und Influenza empfohlen. Ergänzt werden kann noch eine Impfung gegen Herpes zoster, denn Gürtelrose ist eine häufige Virusinfektion unter Immunsuppression. Für diese relativ neue Impfung gibt es zwar schon einige Daten für Patienten unter milder Immunsuppression, allerdings existiert dafür noch keine allgemeine Empfehlung.

Zumindest bei jugendlichen Lupus-Patientinnen sollte auch an eine Impfung gegen humanes Papillomavirus erwogen werden, weil die Immunsuppression eine solche Infektion begünstigt.

Letztlich muss für jede Einzelsituation abgewogen und geplant werden, wann welche Impfung sinnvoll ist. Wichtig ist vor allem, daran zu denken.

■ ■ A – Arterioskleroserisiko

Unter Arteriosklerose versteht man einen Alterungsprozess der Arterien, bei dem es zu Veränderungen der Gefäßwand, der Oberfläche der Gefäße und zu einem verminderten Blutfluss durch die Gefäße kommt. Die Folgen der Arteriosklerose wie zum Beispiel Herzinfarkt, Schlaganfall oder andere Durchblutungsstörungen sind die häufigsten Todesursachen in der westlichen Welt. Mit zunehmendem Alter wird die Arteriosklerose immer häufiger, sie ist aber keineswegs nur eine Erkrankung der alten Menschen. Heute weiß man, dass chronische Entzündungen im Körper zu einer beschleunigten Entwicklung von Arteriosklerose führt. So haben teilweise schon 20- bis 30-jährige Lupus-Patienten Kalk in den Herzkranzgefäßen. Die Arteriosklerose wird damit auch für Lupus-Patienten mit zunehmender Krankheitsdauer zu einem Risiko für ein vorzeitiges Versterben, also ein Versterben vor dem Alter der natürlichen Lebenserwartung.

Da die meisten Patienten heute viele Jahre mit der Erkrankung leben können, muss von Beginn an versucht werden, das Risiko für eine Arterioskleroseentwicklung so klein wie möglich zu halten. Man unterscheidet zwischen den klassischen, Lupus-unabhängigen Risikofaktoren wie Bluthochdruck, Rauchen, Fettstoffwechselstörungen und Diabetes mellitus, und Risikofaktoren, die durch den Lupus selbst gegeben sind. Die letzteren sind noch nicht so gut bekannt. Zu ihnen gehört sicher Kortison, das andererseits aber auch hilft, die Entzündung der Gefäßwand zu reduzieren. Da diese Vorbeugung so wichtig ist, haben wir ihr in diesem Buch ein eigenes Kapitel gewidmet (▶ Kap. 25).

■ Immunsuppression

Die über die Basismaßnahmen hinausgehende spezifische Therapie des Lupus hängt von der Ausprägung der Erkrankung ab, d. h. wie aktiv die Erkrankung ist, welche Organe beteiligt sind und ob ein

Antiphospholipidsyndrom vorliegt (▶ Kap. 8). Die Therapieauswahl wird zudem auch davon abhängen, welche anderen Erkrankungen noch vorliegen und ob zum Beispiel Kinderwunsch besteht (▶ Kap. 20).

■ ■ Kortison

Kortison hat sehr viele positive Wirkungen, die alle für die Behandlung des Lupus sehr wichtig sind: Es wirkt immunsuppressiv, entzündungshemmend, schmerzstillend und vermindert die vermehrte Gefäßdurchlässigkeit bei Entzündung. Ganz wichtig ist, dass die Kortison-Wirkung sehr schnell eintritt (für den Lupus gibt es bisher kein anderes Medikament, das so schnell wirkt). Deswegen wird Kortison auch meist in Akutsituationen verwendet.

Allerdings sind mit der Wirkung von Kortison, vor allem wenn es hoch dosiert und lange eingenommen wird, auch immer die unerwünschten Wirkungen in Kauf zu nehmen,: kurzzeitig ein Infektionsrisiko, Gewichtszunahme, möglicherweise Bluthochdruck oder erhöhter Blutzucker oder Glaukom (erhöhter Augeninnendruck) und langfristig Arteriosklerose, Katarakt (Augenlinsentrübung), Osteoporose und Hautatrophie. Deshalb geht es bei der Behandlung des Lupus darum, Kortison so kurz wie möglich (d. h. aber auch so lange wie notwendig) und so niedrig wie möglich (und gleichzeitig so hoch wie nötig) einzusetzen. Eigentlich ist es das Ziel, eine begonnene Kortison-Therapie immer wieder vollständig zu beenden. Das gelingt aber bisher nur bei einer von drei Patienten. Für die anderen Patienten sollte dann eine maximale tägliche Dosis von 7,5 mg (sicherer sind 6 mg) Prednisolon-Äquivalenz angestrebt werden. Zur Erklärung: Es gibt verschiedene Kortison-Präparate, die unterschiedliche Wirksamkeiten haben, Prednisolon gilt als Referenz-Substanz. So wirkt zum Beispiel Dexamethason etwa 6-mal intensiver als Prednisolon, d. h. 1 mg Dexamethason entspricht etwa 6 mg Prednisolon.

Die jeweilige Startdosis hängt von dem Symptom und/oder der Organmanifestation ab, deretwegen Kortison eingesetzt wird. Leider gibt es für die Dosierung keine einheitlichen Empfehlungen, jeder Arzt macht es etwas anders, jeder Patient reagiert etwas anders. Für eine Gelenkentzündung wird sicher weniger Kortison benötigt als für eine starke Verminderung der Blutplättchen oder eine Beteiligung des Gehirns oder Rückenmarks (mögliche Dosierungen

Tab. 23.2 Kortison und Krankheitsaktivität

Krankheitsaktivität:	Leicht	Mittel	Schwer
Organfunktion gefährdet?	Nein	Ja	Lebensgefährlich
Symptom, Organmanifestation	z. B. Gelenkschmerzen, leichte Hauterscheinungen, Müdigkeit ohne Einschränkungen	z. B. Gelenkschwellungen, Thrombozytopenie (15–30.000), Herzmuskelentzündung	z. B. Koma, Vaskulitis des Gehirns, Lungenblutung
Kortison	Nein	Ja, 15 mg bis 0,5 mg pro kg Körpergewicht	1 mg pro kg Körpergewicht bis hin zu Infusionen von 250 mg pro Tag und mehr

Tab. 23.2). Wichtig ist, dass klar ist, was mit dem Kortison behandelt werden soll und dass es sich dabei auch wirklich um eine Aktivität des Lupus handelt. Die Einnahme von Kortison wird mit der notwendigen Dosierung begonnen und in Abhängigkeit von den Symptomen über mehrere Wochen wieder reduziert – am besten bis auf null.

Wichtig ist, dass parallel zur Kortison-Therapie eine Osteoporose-Prophylaxe mit Vitamin D erfolgt (s. oben).

Sprechen die Symptome auf das Kortison nicht an, kann ein Grund dafür sein, dass eine andere Ursache als eine Krankheitsaktivität des Lupus zugrunde liegt oder dass die Dosierung nicht hoch genug war. Kommen beim Ausschleichen des Kortisons oder kurze Zeit danach die Symptome wieder, dann ist Kortison allein wahrscheinlich nicht ausreichend; in diesen Fällen sind andere Immunsuppressiva notwendig.

Zu diesen Immunsuppressiva zählen Azathioprin, Methotrexat oder Mycophenolat. Sie werden immer dann eingesetzt, wenn mit Antimalariamitteln und kurzfristigen Kortison-Gaben die Krankheitsaktivität nicht ausreichend gut kontrolliert wird. Bei Organbeteiligungen wie einer Lupus-Nephritis (einer Nierenbeteiligung bei Lupus) müssen solche immunsuppressiven Medikamente (mit wenigen Ausnahmen) direkt bei Erkennen der Organentzündung eingesetzt werden. All diesen Immunsuppressiva ist gemeinsam, dass ihre Wirkung meist erst mit einer Verzögerung von 6–12 Wochen eintritt.

Wichtig ist, dass Lupus-Patienten zur Beurteilung der Krankheitsaktivität oder zum Erkennen von Organbeteiligung regelmäßig befragt, körperlich untersucht und die Laborparameter bestimmt werden (▶ Kap. 24). Denn nur so kann die geeignete Therapie frühzeitig begonnen werden, was für die Prognose der Krankheit von großer Bedeutung ist.

▪ ▪ Methotrexat

Methotrexat ist ein Medikament, das zur Behandlung der rheumatoiden Arthritis zugelassen ist; in viel höheren Dosen wird es schon viel länger zur Behandlung von Tumoren verwendet. Es ist eigentlich nicht zur Behandlung des Lupus zugelassen, man bezeichnet eine solche Anwendung als „off-label". Das bedeutet für die Betroffenen, dass die Aussagen zu Nutzen und Risiken von Methotrexat beim Lupus nicht durch die Zulassungsbehörde geprüft ist (was auch für andere Medikamente wie Mycophenolsäure und Rituximab – s. unten – gilt). Deswegen ist die Aufklärung durch den behandelnden Arzt hier sehr differenziert. Zudem bedeutet off-label, dass die Krankenkassen die Kosten für Methotrexat nicht sicher übernehmen, was allerdings bei den geringen Kosten von Methotrexat selten ein Problem darstellt.

Nicht nur beim Lupus konnte in Studien gezeigt werden, dass mit Methotrexat Kortison eingespart werden kann. Klassische Indikationen beim Lupus sind deshalb Gelenkentzündungen, ein hoher Kortison-Bedarf, ohne dass eine Organbeteiligung vorliegt, und auch Hautbeteiligungen. Da Methotrexat über die Niere ausgeschieden wird, sollte es bei Patienten mit gestörter Nierenfunktion besser nicht eingesetzt werden; auch eine Lungenbeteiligung stellt eine gewisse Kontraindikation dar.

Methotrexat wird einmal pro Woche als Tablette oder Spritze verabreicht (Dosis zwischen 10 und 17,5 mg pro Woche). Häufigere Anwendungen, zum Beispiel eine versehentliche tägliche Einnahme, können selbst in diesen Dosierungen zu einer Schädigung des Knochenmarks führen. Um häufige unerwünschte Wirkungen von Methotrexat wie eine entzündete Mundschleimhaut oder Haarausfall zu verhindern, nehmen die meisten Patienten 24 Stunden nach Methotrexat Folsäure ein. Methotrexat wirkt nämlich über eine Hemmung des Folsäure-Stoffwechsels. Bei Kinderwunsch und in der Schwangerschaft ist Methotrexat kontraindiziert.

▪▪ Azathioprin
Azathioprin gehört zu den am längsten beim Lupus eingesetzten Immunsuppressiva. Der Einsatz basierte lange Zeit im Wesentlichen auf einzelnen Erfahrungen, die bei der Behandlung von Lupus-Patienten gesammelt wurden; erst in letzter Zeit gibt es vermehrt Studien, die vor allem eine Wirksamkeit in der Langzeittherapie (= Erhaltungstherapie) bei der Lupus-Nephritis belegen. Azathioprin hat den Vorteil, dass es auch in einer Schwangerschaft zur Kontrolle der Krankheitsaktivität weiter eingenommen werden kann.

Azathioprin wird am häufigsten bei hoher Krankheitsaktivität ohne neue Organmanifestation eingesetzt. Es wird meist gut vertragen, wie alle Immunsuppressiva kann es allerdings Infektionen begünstigen. Andere unerwünschte Wirkungen sind Übelkeit und Leberschädigungen. Azathioprin wirkt vor allem auf Lymphozyten, weswegen es unter der Behandlung zu einer Verminderung von weißen Blutzellen kommen kann. Die Schwierigkeit besteht dann darin zu unterscheiden, ob diese Verminderung die Folge von Lupus-Aktivität oder eine Nebenwirkung der Therapie ist. Die Konsequenz wäre im ersten Fall *mehr* Therapie, im zweiten *weniger*.

▪▪ Mycophenolsäure
Mycophenolsäure ist ein zur Kontrolle der Immunabwehr bei Organtransplantationen zugelassenes Medikament. Mycophenolsäure ist vor allem Therapie der ersten Wahl bei den proliferativen Formen der Lupus-Nephritis (▶ Kap. 15). Das Medikament wird sowohl zur Induktions- als auch zur Erhaltungstherapie verabreicht. Unter Induktionstherapie versteht man dabei die Unterdrückung der Krankheitsaktivität zu Beginn der Behandlung der Nierenbeteiligung;

unter Erhaltungstherapie versteht mit die Langzeitkontrolle des durch die Induktionstherapie erzielten Ergebnisses. In der Induktionstherapie ist Mycophenolsäure eine gute Alternative zu Cyclophosphamid (s. unten), in der Erhaltungstherapie ist es eine Alternative zu Azathioprin.

Wie alle Immunsuppressiva erhöht auch Mycophenolsäure das Risiko für Infektionen. Andere häufige unerwünschte Wirkungen sind Übelkeit, Erbrechen und Durchfall. Bei den Laborkontrollen sollte auf eine Erhöhung der Leberenzyme geachtet werden, auch alle Blutzellen können unter der Therapie an Zahl abnehmen. Dann muss ggfs. die Dosis angepasst werden. In Schwangerschaft und Stillzeit ist Mycophenolsäure kontraindiziert.

▪▪ Cyclophosphamid
Cyclophosphamid ist das Medikament, von dem man am längsten weiß, dass es bei Organbeteiligungen wie Niere und Gehirn eine hohe Effektivität hat. Viele Jahre musste diese Wirksamkeit mit den Langzeitfolgen dieser Therapie – den Risiken der Entwicklung von bösartigen Tumoren und von Unfruchtbarkeit – erkauft werden. Beides gewinnt vor allem bei jungen Frauen und mit zunehmend besserer Langzeitprognose, die gerade auch erst durch Cyclophosphamid erreicht wurde, an Bedeutung. Beide Langzeitfolgen von Cyclophosphamid hängen mit der kumulativen Cyclophosphamid-Dosis zusammen, also mit der Summe aller eingenommenen Dosierungen.

Durch zahlreiche klinische Studien konnte gezeigt werden, dass eine Cyclophosphamid-Infusionstherapie mit weniger kumulativer Dosis genauso effektiv ist wie eine gleich lange Behandlung mit Tabletten und höherer kumulativer Dosis. Um die Gesamtdosis möglichst klein zu halten, wird Cyclophosphamid heute nahezu nur noch als Induktionstherapie eingesetzt, wofür 3 g kumulative Dosierung bei vielen Patienten ausreichen. Die meisten Ergebnisse wurden bei Patientinnen mit Lupus-Nephritis erhoben und werden jetzt auch auf andere Organbeteiligungen übertragen. Dabei muss die Dosierung gegebenenfalls noch angepasst werden.

Neben den o. g. Risiken Tumorbegünstigung und Unfruchtbarkeit muss bei Cyclophosphamid wie bei allen anderen Immunsuppressiva auf das Infektionsrisiko geachtet werden. Aus diesem Grund wird während der Therapie regelmäßig die

Leukozytenzahl bestimmt, denn Leukozytenverminderungen erhöhen das Infektionsrisiko. Außerdem kann Cyclophosphamid in höheren Dosierungen zu akuten Schädigungen von Lunge und Herz führen.

Cyclophosphamid ist in sehr hohen Dosen auch Bestandteil der (experimentellen) Therapie mit autologen Stammzellen, die bei einzelnen, sonst therapieresistenten Verläufen zu guten Ergebnissen geführt hat. Trotzdem befindet sich dieses „reset", der Neustart des Immunsystems, für den Lupus weiter in einem experimentellen Stadium.

▪ ▪ Belimumab

Die meisten Patienten und Ärzte wünschen sich für den Lupus neue Medikamente. Die Patienten erhoffen dabei vor allem keine Nebenwirkungen, die Ärzte wollen mehr Wirkung. In den letzten Jahren gibt es zahlreiche neue Therapieansätze, die in großen internationalen klinischen Studien geprüft werden.

Von all den sogenannten Biologika hat sich bisher nur Belimumab durchgesetzt. In mehreren klinischen Studien konnte gezeigt werden, dass Belimumab zusätzlich zur Standardtherapie mit Immunsuppressiva einen positiven Effekt auf die Krankheitskontrolle und die Lebensqualität bei Lupus hat. Und dabei wurden nahezu keine zusätzlichen Nebenwirkungen festgestellt, d. h. es traten nicht mehr Infektionen auf, und es zeigte sich auch keine Toxizität an Organen. Im klinischen Einsatz reagierten einzelne Patienten nach der Infusion allergisch, dieses Risiko wird jedoch abnehmen, wenn Belimumab subkutan angewandt wird.

Wie alle Biologika hemmt Belimumab gezielt (= spezifisch) einen Aktivierungsweg in der Entzündung bzw. der Aktivierung des Immunsystems: Belimumab verhindert die Aktivierung von B-Lymphozyten über den B-Lymphozyten-Wachstumsfaktor Baff. B-Lymphozyten sind an verschiedenen Prozessen des Immunsystems beteiligt (▶ Kap. 3), unter anderem produzieren sie Antikörper, so auch die antinukleären Antikörper, die typisch für den Lupus und andere Kollagenosen sind (▶ Kap. 6). In den klinischen Studien konnte gezeigt werden, dass vor allem Patienten mit Nachweis von Antikörpern und hoher Krankheitsaktivität von der Behandlung mit Belimumab profitieren. Die Wirksamkeit bei Organbeteiligungen wie der Lupus-Nephritis wird noch weiter untersucht.

Belimumab ist nach über 50 Jahren Forschung das erste Medikament, das für den Lupus zugelassen wurde. Bisher ist das Indikationsfeld – d. h. bei welchem Patienten soll es wann eingesetzt werden? – nicht sehr klar umschrieben. Es kostet wie alle anderen Biologika, zum Beispiel die für die rheumatoide Arthritis, mehr als die bekannten immunsuppressiven Therapien des Lupus, und es wirkt nicht sofort, sondern erst nach einigen Wochen. Das alles führt möglicherweise dazu, dass Belimumab (noch) nicht so breit eingesetzt wird, wie man es für ein Medikament mit diesem nachgewiesenen Nutzen und solch hoher Sicherheit erwarten könnte. Klinische Situationen, in denen der Einsatz von Belimumab sinnvoll erscheint, sind im Wesentlichen eine hohe, unkontrollierte Krankheitsaktivität trotz Verabreichung anderer Immunsuppressiva und auch ein langfristiger, hoher Kortison-Bedarf.

▪ ▪ Rituximab

Rituximab ist ebenfalls ein Biologikum, es ist für die Behandlung der rheumatoiden Arthritis und bösartiger Lymphome zugelassen. Der Antikörper Rituximab richtet sich gegen ein Oberflächenmerkmal von B-Lymphozyten, und die Infusion von Rituximab führt zur Entsorgung der Zellen, die dieses Merkmal tragen. Da Rituximab ein Fremdeiweiß ist, muss zum Schutz gegen eine allergische Reaktion bei der Infusion parallel Kortison gegeben werden.

Insgesamt gibt es aus den Zulassungen für andere Indikationen von Rituximab umfangreiche Erfahrungen zu diesem Medikament, die das Sicherheitsprofil gut abschätzen lassen. Diese lassen sich anhand zahlreicher Veröffentlichungen zu Einzelfällen und Gruppen von Patienten aus einzelnen Zentren auch für den Lupus bestätigen. Allerdings fehlen bisher kontrollierte Studien, die den Nutzen für Patienten mit Lupus so belegen, dass das Medikament auch von den Aufsichtsbehörden zugelassen werden konnte. Andererseits sind die Erfahrungen aus Einzelfällen und einigen Zentren so gut, dass weiterhin internationale Studien versuchen, die Effektivität sicher nachzuweisen. Bis dahin ist auch der Einsatz von Rituximab beim Lupus off-label (s. oben). Damit ist Rituximab zunächst eine Reservepräparat, wenn alle anderen zugelassenen Therapien versagt haben bzw. ein zu großes Risiko darstellen.

▪▪ Weiterentwicklung von Immunsuppressiva

Es gibt einige neue Therapieansätze, die in klinischen Studien getestet werden. Zielstrukturen sind dabei vor allem B-Lymphozyten und der Botenstoff Interferon α, der eine zentrale Bedeutung für die Symptome beim Lupus zu haben scheint. Es besteht also Hoffnung auf eine noch bessere Krankheitskontrolle des Lupus. Dafür ist es allerdings wichtig, dass die geeigneten Patienten auch bereit sind, an solchen Studien teilzunehmen. Denn die Studien benötigen große Teilnehmerzahlen, um die Wirksamkeit und Sicherheit der neuen Substanzen ausreichend einschätzen zu können.

Zudem gibt es noch einige weitere Immunsuppressiva und sogenannte immunmodulierende Medikamente, zu denen Ergebnisse beim Lupus berichtet wurden. Sie sind meist für andere Indikationen wie Organtransplantationen und bösartige Erkrankungen zugelassen. Damit Lupus-Patienten von solchen Medikamente nachhaltig profitieren können, ist es wichtig, dass auch diese Substanzen in Studien getestet werden.

▪▪ Antiphospholipidsyndrom

Bei dem Krankheitsbild des Lupus müssen die Symptome eines Antiphospholipidsyndroms sicher erkannt werden. Denn die Manifestationen eines Antiphospholipidsyndroms werden nicht immunsuppressiv behandelt. Vielmehr muss bei ihnen die vermehrte Gerinnbarkeit des Blutes durch ASS (Azetylsalizylsäure) oder andere auf die Blutgerinnung wirkende Medikamente wie Heparin oder orale Antikoagulanzien, zum Beispiel Marcumar, kontrolliert werden. Wie man das macht, ist in ▶ Kap. 8 beschrieben.

▪ Schlussbemerkung

Es gibt für fast alle Patienten mit Lupus bereits die richtige Therapie, sodass hier keine neuen Therapieformen benötigt werden, sondern die konsequente Anwendung der zur Verfügung stehenden Basismaßnahmen und Immunsuppressiva.

Die immunsuppressive Therapie muss regelmäßig überprüft und an die Aktivität des Lupus angepasst werden. Dabei gibt es für eine Dosisreduktion oder gar ein Absetzen der Immunsuppression bei abnehmender Krankheitsaktivität deutlich weniger sichere Daten als für eine Intensivierung.

Wichtig zu merken ist, dass die Immunsuppression nur zur Kontrolle der Krankheitsaktivität genutzt wird. Bereits eingetretener Schaden, wie zum Beispiel eine Narbe oder eine eingetretene Dialysepflichtigkeit, ist damit nicht mehr zu verändern. Zudem können einzelne Symptome auch durch Infektion hervorgerufen werden, dann schadet mehr Immunsuppression nur! Lupus-Patienten können zusätzlich auch ganz andere Krankheiten haben; auch das gilt es zu bedenken (▶ Kap. 24).

Zur Therapie des Lupus gehören heute auch die Vorbeugung (Prävention, ▶ Kap. 25) und die Rehabilitation (▶ Kap. 27), denen wir in diesem Buch wegen ihrer großen Bedeutung zwei eigene Kapitel gewidmet haben.

Krankheits- und Therapieüberwachung

C. Specker

© Springer-Verlag GmbH Deutschland 2017
M. Schneider (Hrsg.), *Lupus erythematodes*,
DOI 10.1007/978-3-662-53844-9_24

■ **Warum Krankheits- und Therapieüberwachung?**

Der Lupus unterscheidet sich nicht nur zwischen einzelnen Patienten durch unterschiedliche Krankheitssymptome und -verläufe, auch der Lupus eines jeden einzelnen Patienten ist durch wechselnde Phasen von höherer und geringerer Krankheitsaktivität, von Krankheitsschüben und sogenannten Remissionen (inaktiven Phasen) gekennzeichnet. Behandelt wird dabei nicht die Diagnose „Lupus", sondern die entzündliche Aktivität der Erkrankung und drohende Organschäden. Sind lebenswichtige Organe betroffen, so wird dabei eher eine starke, potenziell auch gefährliche Therapie gewählt, bei vergleichsweise harmlosen Krankheitsmanifestationen wird eine „milde" Therapie durchgeführt.

Nach der meist akuten Anfangsphase der Erkrankung, in der die Krankheitsaktivität und dadurch drohende Funktionseinbußen einzelner Organe im Vordergrund stehen, treten im langfristigen Verlauf des Lupus eher chronische Krankheitsfolgen durch wiederholte Schübe, lang dauernde, unterschwellige Aktivität der Erkrankung und auch durch schädigende Auswirkungen der Medikamente in den Vordergrund. Hierzu zählen auch alle Schäden, die durch Komplikationen der Erkrankung oder der Therapie bedingt sind, wie z. B. Organschädigungen durch Infektionen, Knochenmarkschädigung durch bestimmte Medikamente oder eine durch Kortison begünstigte Osteoporose. Diese irreversiblen Folgen der Erkrankung und Therapie fasst man als „chronischen Krankheitsschaden" (engl. „damage") zusammen. Am besten vermeiden kann man diese chronischen – ebenso wie auch die akuten – Auswirkungen eines Lupus, indem man der Regel folgt: so viel Therapie wie nötig, so wenig wie möglich. Dies immer richtig zu entscheiden, ist aber keineswegs einfach. Sowohl ein Zuwenig an Therapie als auch ein Zuviel kann schädlich sein. Da die Erkrankung, wie gesagt, immer wieder in unterschiedlich aktiven Phasen verläuft, muss die Therapie bei jeder Kontrolluntersuchung auf Nutzen und Risiko überprüft werden. Gleichzeitig versucht man, bekannte und absehbare unerwünschte Folgen der Erkrankung oder der Therapie durch vorbeugende Maßnahmen (Prophylaxe) zu vermeiden. Ein Beispiel hierfür ist die gleichzeitige Gabe von Vitamin D bei einer Behandlung mit Kortison, damit es nicht zu einer Osteoporose kommt, oder die Gabe eines Blutdruckmedikamentes bei einer Nierenbeteiligung, um eine durch den Blutdruck bedingte zusätzliche Schädigung der Nieren zu vermeiden. Diese Strategien – so viel wie nötig, so wenig wie möglich, Schäden möglichst früh erkennen und vermeiden – sind Grundlage der Krankheits- und Therapieüberwachung.

Wie engmaschig die Kontrollen hierfür beim Lupus sein müssen, ist von dessen Aktivität und der notwendigen Therapie abhängig. Dabei ist es besonders wichtig, dass der Patient selbst Veränderungen im Krankheitsverlauf oder Nebenwirkungen der Therapie erkennt, um seinen Arzt darauf aufmerksam machen zu können, der dann eine entsprechende Diagnostik und Änderung der Therapie veranlassen wird.

■ **Zeichen der Krankheitsaktivität**

Symptome, die dem Patienten selbst auffallen und Anlass geben sollten, den Arzt aufzusuchen, sind:

- eine deutliche Zunahme von Müdigkeit und Abgeschlagenheit,
- ein Neuauftreten von Gelenk- und Muskelschmerzen, wenn sie länger andauern und nicht unmittelbar mit einer Belastung in Beziehung stehen,
- akute, rötliche Hautveränderungen (Erytheme),
- Fieber (über 38 °C für mehr als 2 Tage),
- akute Schmerzen im Brustkorb, die das Atmen behindern,
- Herzrasen, Luftnot,
- rasche Gewichtszunahme bzw. Wassereinlagerungen in den Beinen,
- anhaltende oder sich rasch wiederholende Sehstörungen, Kopfschmerzen,
- Krampfanfälle.

Der Arzt wird mittels Anamnese und körperlicher Untersuchung eventuell vorhandene Zeichen der Krankheitsaktivität überprüfen, etwa an Haut, Gelenken oder Mundschleimhaut, er wird auf Wassereinlagerungen (Ödeme) achten sowie auf eventuelle Anzeichen von Beteiligungen weiterer Organe (z. B. Herz, Lunge Nervensystem). Dann wird er bestimmte Blut- und Urinuntersuchungen und gegebenenfalls noch weitere technische Untersuchungen (EKG, Ultraschall u. Ä.) durchführen.

- **Laborwerte zur Beurteilung der Krankheitsaktivität**

Eine Blutarmut (Anämie), ein Anstieg der DNS-Antikörper und ein (gleichzeitiger) Abfall der Komplementfaktoren im Blut von Lupus-Patienten sind Laborzeichen einer Krankheitsaktivität. Eine Untersuchung des Urins auf eine Ausscheidung von Eiweiß und roten Blutkörperchen gibt Hinweise auf eine Nierenbeteiligung. Der Rückgang einer Eiweißausscheidung im Urin ist ein wesentlicher Prognoseparameter für die Besserung einer Lupus-Nephritis (Nierenbeteiligung) unter Therapie.

- **Empfehlungen der europäischen Rheumafachgesellschaft EULAR zur Krankheits- und Therapieüberwachung des Lupus**

Die europäische Rheumafachgesellschaft EULAR hat 2010 Empfehlungen zur Krankheits- und Therapieüberwachung des Lupus veröffentlicht, an denen aus Deutschland Prof. M. Schneider, Prof. M. Aringer und Fr. Prof. A. Kuhn beteiligt waren.

- Bei Lupus-Patienten ohne Krankheitsaktivität, ohne Krankheitsschaden („damage") und ohne Komorbiditäten werden Kontrollen alle 6–12 Monate für ausreichend erachtet. Patienten mit erhöhter Krankheitsaktivität, insbesondere einer Nierenbeteiligung, sollen engmaschiger kontrolliert werden.

- Bei jeder Kontrolluntersuchung von Lupus-Patienten sollte eine Beurteilung der Krankheitsaktivität, des Infektionsrisikos (aufgrund der Medikation und anhand von Blutwerten) und der allgemeinen Lebensqualität (mit Anamnese und/oder einer sog. visuellen Analogskala durch den Patienten) erfolgen, außerdem sollten eventuelle Arzneimittelnebenwirkungen erfasst werden.

- Jährlich wird eine Erfassung von eventuellen Organschäden und Begleiterkrankungen (Komorbiditäten) empfohlen. Dazu gehören die Überprüfung auf sogenannte kardiovaskuläre Risikofaktoren (Blutdruck, Fettstoffwechselstörung, Cholesterin, Blutzucker, Rauchen) sowie bedarfsgerecht eine Untersuchung auf Osteoporose. Darüber hinaus werden auch Größe, Gewicht und körperliche (sportliche) Aktivitäten festgehalten.

- Vorsorgeuntersuchungen sollten wie bei nicht an Lupus Erkrankten erfolgen, Impfungen – vor allem gegen Virusgrippe und Pneumokokken – werden ausdrücklich für Lupus-Patienten empfohlen.

- **Zusammenfassung**

Die Kontrolluntersuchungen dienen dazu, die aktuelle Aktivität der Erkrankung und die Verträglichkeit und Angemessenheit der Therapie zu überprüfen. Danach wird der Arzt gemeinsam mit dem Patienten beurteilen, ob die aktuelle Therapie ausreichend ist oder ob die derzeitige Aktivität der Erkrankung eine Änderung nahelegt (Grundsatz: So viel wie nötig, so wenig wie möglich!). Je nach Aktivität der Erkrankung und der durchgeführten Therapie muss/kann die Überwachung von Lupus-Patienten mehr oder weniger engmaschig sein. Kontrollen können in aktiven Phasen monatlich oder sogar noch öfter notwendig sein, in stabilen Phasen werden sie jedoch häufig nur viertel- bis halbjährlich durchgeführt. Bei länger bestehender Remission der Erkrankung können sogar jährliche Kontrollen ausreichen.

Es muss auch nicht immer alles überprüft werden. Der mit Lupus erfahrene Arzt erkennt meist schon anhand von Anamnese, körperlicher Untersuchung und Laborergebnissen, ob weitere Untersuchungen notwendig sind oder nicht.

Wenn die Betroffenen durch gute Informationen und bessere Kenntnis ihres Krankheitsbildes in der Lage sind, an ihrer Krankheits- und Therapieüberwachung mitzuwirken, wird der Verlauf der Erkrankung günstiger und die Sicherheit der Therapie größer sein als bei nichtinformierten Patienten. Dieser Patientenratgeber will dies unterstützen und gleichzeitig eine gesteigerte Selbstbeobachtung vermeiden helfen. Auch ein Lupus-Patient kann einmal eine normale Erkältung durchmachen und hat schon einmal Kopfschmerzen oder eine Magen-Darm-Verstimmung. Der Patient soll Art, Schwere und Dauer seiner Beschwerden richtig einschätzen können und bei Zeichen einer Krankheitsaktivität seinen Arzt aufsuchen, der die notwendigen Untersuchungen durchführen bzw. veranlassen wird. So wird der Patient zum Partner in der Behandlung seiner Erkrankung.

Vorbeugung

H.-M. Lorenz

Ab dem Zeitpunkt der Diagnose Lupus besteht die Aufgabe der Betroffenen und der Behandelnden darin, vorzubeugen. Vorbeugung (Fachbegriff: Prävention) im Sinne des Verhinderns von Krankheitsschüben und Folgeschäden bezeichnet man als Sekundärprävention. In der Sekundärprävention liegt der Schwerpunkt bei der optimalen Therapie der Grunderkrankung (▶ Kap. 23) sowie der Verhinderung von Krankheitsschüben durch eine Änderung des Lebensstils oder anderer äußerer Faktoren. Darüber hinaus versteht man unter dem Begriff der Sekundärprävention auch Maßnahmen, die Begleiterkrankungen wie Tumoren, Infektionen, koronare Herzerkrankung, Thrombosen oder Schlaganfälle sowie Osteoporose zu verhindern helfen.

Eine Primärprävention soll das erstmalige Entstehen der Krankheit verhindern. Die Primärprävention müsste die Entzündungsmechanismen, die letztendlich zur Entstehung des Lupus (oder anderer Kollagenosen) führen, bereits im Keim (primär) zu stoppen. Auch wenn es dafür heute noch keine sichere Lösung gibt, sollen die Möglichkeiten dafür weiter unten einmal beschrieben werden.

■ **Sekundärprävention**

Die Sekundärprävention zielt auf die Verhinderung neuer Krankheitsschübe und die Beteiligung weiterer Organe nach Erstdiagnose. Dazu dient eine spezifische immunsuppressive Therapie des Lupus, zudem werden Nebenwirkungen der Erkrankung und/oder der Medikamente verhindert.

Wie in (▶ Kap. 23) ausführlich beschrieben, richtet sich die Therapie des Lupus nach dem Ausbreitungsgrad der Erkrankung. Bei massivem Organbefall wird man anfangs eine sogenannte Induktionstherapie einsetzen mit dem Ziel, die Krankheit in ein inaktives Stadium zurückzudrängen (Remission). Dann startet die Therapie zur Sekundärprävention, d. h. zur Verhinderung neuer Krankheitsschübe. Dabei ist die Mitarbeit des Patienten (Compliance) entscheidend. Wichtig ist, dass der Patient die Medikamente so einnimmt, wie sie von seinem Arzt verordnet wurden. Treten unerwünschte Wirkungen auf, sollten die Betroffenen frühzeitig Rücksprache mit den betreuenden Ärzten nehmen, sodass Probleme frühzeitig erkannt und diskutiert werden können. Um eine solche Mitarbeit der Patienten zu erreichen, ist es wichtig, dass die Betroffenen verstehen, warum sie welches Medikament brauchen. Die regelmäßige Einnahme verordneter Medikamente ist *der* grundsätzliche Beitrag des Patienten in der Therapie und der Vorbeugung neuer Krankheitsschübe.

Ein ganz entscheidendes Medikament zur Verhinderung vieler Facetten der Erkrankung, u. a. auch von Krankheitsschüben, ist (Hydroxy-)Chloroquin: Dieses eigentlich zur Behandlung der Malaria eingeführte Therapeutikum hat sich als entscheidend in der Therapie des Lupus gezeigt. Viele Studien konnten belegen, dass bei Behandlung mit Hydroxychloroquin seltener Krankheitsschübe auftreten und damit entscheidend seltener wichtige innere Organe durch den Lupus befallen werden; dies gilt auch in der Schwangerschaft.

Auch bei Organbeteiligungen wie der Nierenentzündung bei Lupus (Lupus-Nephritis) kann durch die Gabe von Hydroxychloroquin die Nierenfunktion in der Langzeitbeobachtung deutlich besser erhalten werden als ohne Hydroxychloroquin.

Jeder Patient mit chronischer Entzündung unterliegt einem erhöhten Risiko für Thrombosen. Dies gilt auch für die Lupus-Patienten, sowohl für die ohne, besonders aber auch für die mit sogenannten Phospholipid-Autoantikörpern (das sind Lupus-Antikoagulans, β_2-Glykoprotein-Antikörper, Cardiolipin-Antikörper): Die Medikation mit Hydroxychloroquin macht das Auftreten von Thrombosen und Schlaganfällen weniger wahrscheinlich.

Die Blutzuckereinstellung bei Patienten mit sekundärem Diabetes mellitus (auch als Folge höherer Kortison-Dosen) wird unter Hydroxychloroquin erleichtert, auch das Risiko der erstmaligen Entstehung eines Diabetes mellitus ist unter Hydroxychloroquin vermindert. Die Blutfettwerte (Cholesterin) sinken.

Angesichts all dieser Wirkungen ist nicht verwunderlich, dass unter der Therapie mit Hydroxychloroquin das Risiko für die Entstehung einer Arteriosklerose („Gefäßverkalkung"), damit eines Herzinfarkts und Schlaganfalls sinkt. Das ist umso wichtiger, als die Folgen der Arteriosklerose zu den häufigsten Ursachen für ein frühzeitiges Versterben von Lupus-Patienten zählen. Bei Einnahme von Hydroxychloroquin sinkt die Wahrscheinlichkeit, eine Schädigung eines inneren Organs zu erleiden, und auch die Lebenserwartung steigt aufgrund der Verhinderung von Herzinfarkten und

Schlaganfällen. Alle diese Daten belegen, dass das Hydroxychloroquin in der Therapie der Kollagenose, insbesondere des Lupus, nicht mehr wegzudenken ist. Es müssen gewichtige Argumente bestehen, einen Patienten *nicht* mit Hydroxychloroquin zu behandeln.

Ein weiteres Risiko sowohl der Erkrankung als auch der immunsuppressiven Therapie ist das Auftreten von Infekten. Die beste Prävention – vielleicht die größte Errungenschaft der Medizin überhaupt – ist die Entdeckung, dass Impfungen hilfreich sind zur Verhinderung von Infektionen. Dies ist so wichtig, dass das Bundesgesundheitsamt im Robert-Koch-Institut eine ständige Impfkommission (STIKO) eingerichtet hat mit dem Auftrag, jährliche Impfempfehlungen zu formulieren und zu veröffentlichen. Diesen Impfempfehlungen zufolge ist es dringlich angeraten, dass auch und gerade unter Immunsuppression regelmäßig geimpft werden sollte. Nur wenige Impfungen, nämlich die mit Lebendimpfstoffen – also Influenza-Nasenspray, Impfung gegen Mumps/Masern/Röteln, Varizella-Zoster-Impfung, Gelbfieber-Impfung, Tuberkulose-Impfung – können lediglich eingeschränkt verwendet werden: Sie sind nicht angeraten bei Patienten unter immunsuppressiver Therapie, davon ausgenommen sind Situationen mit reiner Kortison/Prednison-Therapie unter 20 mg/Tag, mit alleiniger Hydroxychloroquin/Chloroquin-Therapie und in Phasen, in denen keine weiteren immunsuppressiven Medikamente eingenommen werden. Alle anderen Impfungen werden von Lupus-Patienten genauso gut vertragen wie von Gesunden. Die STIKO empfiehlt die Auffrischimpfung gegen Tetanus und Diphtherie alle 10 Jahre, die jährliche Influenza-Impfung, die Pneumokokken-Impfung mit unterschiedlichen Impfstoffen ab dem 50. Lebensjahr, die Meningokokken-Impfung, die Haemophilus-Impfung (nach Milzentfernung oder bei funktionellem Milzschaden). Darüber hinaus gibt es gesonderte Empfehlungen für Kinder und Jugendliche, vor Reisen sowie für Menschen, die ein erhöhtes Risiko haben, mit Blut in Kontakt zu kommen (Hepatitis-B-Impfung).

Die Impfempfehlungen werden jährlich erneuert und sind auf der Homepage der STIKO abzurufen: ► www.rki.de/DE/Content/Kommissionen/STIKO/Empfehlungen/Impfempfehlungen_node.html.

Eine konsequente Infektionsvermeidung ist sinnvoll, dies schließt auch die regelmäßige Zahnpflege ein: einzelne Daten zeigen, dass autoimmunologische Erkrankungen wie die rheumatoide Arthritis durch eine chronische Zahnfleischentzündung (Parodontitis) gefördert werden können. Solche Daten gibt es für den Lupus oder die Kollagenosen bislang nicht, dennoch sollte zum Beispiel ein Patient mit primärem oder sekundärem Sjögren-Syndrom nach jeder Mahlzeit die Zähne putzen, um einer Kariesentwicklung vorzubeugen.

Zu den klassischen Auslösern eines Lupus-Schubs gehört die UV-Exposition („Sonnenbad"). Dieser wichtigen Prävention ist in diesem Buch ein eigenes Kapitel gewidmet (► Kap. 26).

Rauchen begünstigt die Entstehung eines Lupus und schwächt die Wirksamkeit von Antimalariamitteln. Besonders wichtig ist der Verzicht auf das Rauchen aber zur Verhinderung von Begleiterkrankungen (s. unten).

Des Weiteren tragen alle Patienten unter Immunsuppressiva ein erhöhtes Risiko für Hauttumoren, was durch eine überstarke Sonnenexposition noch einmal gesteigert wird. Darauf wird im folgenden Abschnitt näher eingegangen.

■ ■ Verhinderung von Begleiterkrankungen (Komorbiditäten)

Chronisch-entzündliche Erkrankungen wie der Lupus und/oder eine Therapie mit Immunsuppressiva können theoretisch das Auftreten von Tumoren erleichtern, da das Immunsystem auch zur Verhinderung bösartiger (maligner) Zellen wichtig ist. Tatsächlich zeigt sich bei allen chronisch-entzündlichen Erkrankungen, die ungenügend therapiert sind, eine erhöhte Häufigkeit (Inzidenz) von Lymphknotentumoren (vor allem Non-Hodgkin-Lymphomen, NHL). In der heutigen Zeit der immer besseren Therapien ist die Häufigkeit dieser Lymphknotentumoren jedoch deutlich gesunken.

Hauttumoren, hier vornehmlich Nicht-Melanom-Tumoren wie Basaliome („weißer Hautkrebs") oder Plattenepithel-Karzinome, treten unter immunsuppressiver Therapie häufiger auf. Dies ist eine Folge der Immunsuppression, welche jedoch natürlich notwendig ist. Eine regelmäßige Beobachtung der eigenen Haut, vielleicht auch durch Lebenspartner und Familienangehörige, ein Ertasten oder Auftreten von Hautknoten sollte frühzeitig zur Vorstellung bei einem Hautarzt führen. Auch in diesem Zusammenhang ist der Sonnenschutz zu erwähnen, da Sonne die Häufigkeit von Hauttumoren, hier auch der Melanome („schwarzer Hautkrebs"), fördert.

Große Untersuchungen haben belegt, dass andere bösartige Tumoren bei Lupus unter Immunsuppression nicht häufiger auftreten, somit gilt für die Lupus- -Patienten, dass sie an den üblichen Tumorvorsorgeprogammen teilnehmen sollten mit Magenspiegelung (Gastroskopie), Darmspiegelung (Koloskopie), urologischer/gynäkologischer Vorsorgeuntersuchung, Ultraschall des Bauchraums (Abdomen), gelegentliches Röntgen der Lunge.

Die koronare Herzerkrankung (KHK), die Basis für Herzinfarkte und Schlaganfälle, tritt bei allen chronisch-entzündlichen Erkrankungen häufiger auf. Die Lebenserwartung der Lupus-Patienten ist vor allem dadurch weiter reduziert. Der Lupus selbst ist dafür ein Risikofaktor, weitere Risikofaktoren sind der regelmäßige Einsatz von nichtsteroidalen Antirheumatika (Schmerzmedikamenten wie Diclofenac, Ibuprofen u. v. a. m.), Rauchen, ein Diabetes mellitus, eine Blutfetterkrankung (Hypercholesterinämie), Bluthochdruck (arterieller Hypertonus) und Bewegungsmangel. Auch Menschen, deren Eltern oder Geschwister früh einen Herzinfarkt oder Schlaganfall erlitten („früh" ist hier definiert als: Männer vor dem 55. J., Frauen vor dem 65. J.), erleiden selbst häufiger einen Herzinfarkt oder Schlaganfall. Diese Risikofaktoren können leicht entdeckt und dann therapiert werden durch eine gute Kontrolle der Autoimmunerkrankung, Vermeiden der nichtsteroidalen Antirheumatika, Beenden des Rauchens, eine gute Einstellung des Blutzuckers, Reduktion der Blutfette sowie eine Einstellung des Blutdrucks. Alle diese Maßnahmen haben bereits in großen klinischen Studien gezeigt, dass sie in der Lage sind, das Risiko für Herzinfarkte und Schlaganfälle entscheidend zu vermindern. Auch ausreichende, intensivere Bewegung – mindestens 3-mal pro Woche über 45 min – ist dabei hilfreich.

Zielwerte sind:
- Blutdruck von 120/80 mmHg
- LDL-Cholesterin <120–100 mg/dl
- Kein Rauchen
- Langblutzeitzucker (HbA$_{1c}$) um 7 g%

Patienten mit chronischen Entzündungen, insbesondere Lupus und Kollagenosen, erleiden häufiger Thrombosen (Arterien- oder Venenverstopfungen) und damit auch Lungenembolien und Schlaganfälle. Die Verhinderung einer erneuten Thrombose schließt die eben erwähnten Maßnahmen zur Verhinderung von Herzinfarkten ein, dies gilt insbesondere für Patienten mit nachgewiesenen Phospholipid-Antikörpern. Hier muss die Gerinnungsfähigkeit eingeschränkt werden (Medikamente dafür sind Marcumar®, Azetylsalizylsäure, neue orale Antikoagulanzien), darüber hinaus hilft das Hydroxychloroquin, neue Thrombosen/Schlaganfälle zu vermeiden (s. auch ▶ Kap. 8).

Auch die Knochenerweichung (Osteoporose) tritt gehäuft bei Lupus-Patienten auf. Sie wird durch verschiedene Faktoren gefördert: Alter, weibliches Geschlecht, Kortison-Therapie, aktive Entzündung (Lupus!), Untergewicht, Hormonveränderungen (Menopause), Schwangerschaft, Rauchen, hoher Koffein- und Alkoholgenuss, Therapie mit Heparin. Unbehandelt führt dieKnochenerweichung zu einem erhöhten Risiko für Knochenbrüche, insbesondere Wirbelkörperbrüche, die chronische und sehr starke Schmerzen verursachen können. Somit ist es wichtig, bereits präventiv die Knochenerweichung zu entdecken und zu therapieren, indem man die Knochendichte zum Beispiel alle 2 Jahre mit der sogenannten DXA-Methode misst. Zusammen mit Kortison müssen einem Patienten Kalzium und Vitamin D zugeführt werden, bei Kalzium kann dies auch über die Ernährung geschehen, zum Beispiel durch einen halben Liter Milch oder einen Joghurtbecher täglich oder in Form von Mineralwasser mit hohem Kalziumgehalt. Es sollten etwa 500 mg Kalzium/Tag aufgenommen werden; die Einnahme von Vitamin D sollte 800–1000 Einheiten/Tag oder 20.000 Einheiten einmal alle 1–2 Wochen betragen). Darüber hinaus helfen Sport und Bewegung, ein geringer Alkohol- und Koffein-Genuss, die Knochenerweichung zu verhindern oder zu bessern. Gemäß den Empfehlungen der Deutschen Vereinigung Osteoporose müssten neben Vitamin D bei nachgewiesener Osteoporose, die ein gewisses Ausmaß überschreitet, dann weitere Medikamente eingenommen werden, die die Knochenbrüche verhindern helfen.

▪▪ Prävention in der Schwangerschaft

Zum Thema Lupus und Schwangerschaft wird auf das ▶ Kap. 20 verwiesen. Wichtig ist es, dass Patientinnen nicht in einer aktiven Phase ihrer Erkrankung schwanger werden, dies würde ein erhöhtes Risiko für Mutter und Kind bedeuten. Hydroxychloroquin ist in der Schwangerschaft gut evaluiert und sicher und hilft, Schwangerschaftskomplikationen und eine vermehrte Entzündungsaktivität zu verhindern. Hydroxychloroquin schützt das Kind gerade auch dann, wenn bei der Mutter Risikoautoantikörper wie Phospholipid-Antikörper oder SSA-Antikörper nachgewiesen wurden.

▪▪ Maßnahmen ohne nachgewiesenen Nutzen

Es gibt keinerlei Nachweis, dass eine Nahrungsumstellung, eine Therapie mit Esoterika oder andere alternative Methoden irgendeinen gesicherten Einfluss auf den Verlauf des Lupus haben, schon gar nicht zur Vorbeugung der Entstehung oder Sekundärprävention der Erkrankung.

▪ Primärprävention

Wünschenswert wäre es sicher, wenn die Entstehung eines Lupus von Beginn an verhindert werden könnte. Der Prozess, der zur Entstehung (Pathogenese) eines Lupus sowie anderer Kollagenosen führt, ist heute zunehmend besser verstanden, wenngleich bestimmte Details, die beim einzelnen Patienten die Entstehung der Erkrankung fördern (▶ Kap. 3), noch immer nicht konkret benannt werden können. Wüsste man bereits vorausschauend (prädiktiv), welche Patienten ein hohes Risiko für die Entstehung eines Lupus haben, könnte man nach Möglichkeiten forschen, die Entzündung so zu modifizieren, dass die (weitere) Entstehung der Erkrankung bereits im Keim erstickt wird.

Dies ist leider noch Zukunftsmusik. Man weiß, dass genetische Faktoren für die Entstehung der Erkrankung wichtig sind: Studien mit eineiigen Zwillingen, bei denen ein Geschwister unter einem Lupus leidet, belegen, dass das Risiko für den gesunden Zwilling deutlich erhöht ist, ebenfalls an Lupus zu erkranken. Dennoch bleibt die Mehrheit dieser eineiigen (damit genetisch identischen!) Zwillinge gesund! Dies belegt, dass außer genetischen Faktoren auch bisher nur punktuell bekannte „Umweltfaktoren" für die Entstehung und Auslösung der Erkrankung verantwortlich sind. Einzelne Gene sind bekannt, die das Risiko der Krankheitsentstehung erhöhen, jedoch besteht aktuell natürlich keine Möglichkeit, diese einzelnen Gene ganz gezielt so zu verändern, dass das Risiko der Entstehung des Lupus oder anderer Kollagenosen tatsächlich entscheidend beeinflusst wird.

Blutserum-Untersuchungen von Patienten zeigten, dass antinukleäre Antikörper (ANA) bei bis zu 60 % der Lupus-Patienten bereits 9 Jahre vor Auftreten der ersten klinischen Symptome nachweisbar sein können (dies betrifft vornehmlich die antinukleären Antikörper, SSA- und SSB-Antikörper, Phospholipid-Antikörper, wohingegen dsDNA-Antikörper, Sm-Antikörper oder RNP-Antikörper offensichtlich deutlich später entstehen). Falls die Positivität dieser Antikörper so spezifisch und voraussagend wäre, dass die Patienten mit Nachweis dieser Antikörper tatsächlich einen Lupus bekommen, könnte man hier vielleicht bereits frühzeitig zum Beispiel mit Hydroxychloroquin behandeln. Das Problem dabei ist jedoch, dass bei 25–30 % der gesunden Bevölkerung im Laufe des Lebens irgendwann ANA nachgewiesen werden, ohne dass diese gesunden Menschen jemals klinische Symptome eines Lupus oder einer andersartigen Kollagenose entwickeln. Dies belegt, dass die serologischen Tests viel zu unspezifisch sind, als dass man auf dem Boden nur dieser Laborwerte eine (präventive) Therapie begründen könnte, die Mehrzahl der Patienten würden unnötig behandelt, die Kosten wären dabei hoch und Nebenwirkungen möglich, wenn auch unwahrscheinlich.

Der nächste spezifischere Befund bei Lupus-Patienten ist der Nachweis von bestimmten kleinen Zellfragmenten im Serum, den sogenannten apoptotischen Mikropartikeln. Diese sind bei allen Patienten mit chronischen Entzündungen erhöht, jedoch beinhalten sie für die Krankheit typische Autoantigene, also Zielstrukturen des Immunsystems, wie sie für den Lupus typisch sind. Leider gibt es (noch) keine wegweisenden Daten, die belegen, dass der Nachweis zum Beispiel von ANA und einer erhöhten Anzahl spezifischer Mikropartikel die Entstehung eines Lupus besser voraussagt. Die Bedeutung dieser Mikropartikel für die Entstehung der Erkrankung ist Inhalt spezifischer Forschungsarbeiten. Durch das Studium dieser typischen Mikropartikel gibt es zukünftig vielleicht einen Ansatz, zusätzliche Informationen zu sammeln, die die Entstehung der Krankheit besser voraussagen lassen. In den nächsten Jahren werden wir hierzu mehr wissen.

Für alle Kollagenosen – und damit auch für den Lupus – gilt, dass ein entscheidendes entzündungsförderndes Immunhormon, das Interferon-α, im Serum der Patienten erhöht ist. Gerade dieses Immunhormon (Zytokin) passt exzellent in die pathogenetischen, also krankheitsentstehenden Mechanismen, wie im ▶ Kap. 3. dargestellt. Erste Studien mit Medikamenten, die genau dieses Zytokin blockieren, zeigen gute Daten, die eine Besserung des Lupus erhoffen lassen, ohne dass dies heute abschließend beurteilt werden kann. Möglicherweise sagt die Erhöhung dieses Zytokins im Serum der Patienten frühzeitig die Krankheitsentwicklung und/oder einen Schub voraus, sodass in Zukunft vielleicht auch die Messung des Interferon-α in die Führungsstrategie von Patienten mit Kollagenosen aufgenommen werden könnte.

Im Laufe der nächsten Jahre werden sicher weitere Faktoren entdeckt und beschrieben werden, die uns helfen könnten, frühzeitig die Krankheitsentstehung und/oder den Krankheitsschub zu entdecken. Wahrscheinlich wird – wie bei vielen anderen Erkrankungen – eine Kombination verschiedener Faktoren wie ein Mosaik etabliert werden; anhand solcher Biomarker könnten dann Patienten frühzeitig entdeckt werden, die ein hohes Risiko der Entstehung einer Kollagenose und/oder eines Kollagenose-Schubs tragen. Vielleicht kann man damit präventiv, also vor Auftreten des Schubs oder gar der Erkrankung, therapieren, falls dieses Mosaikmuster ein hohes spezifisches Risiko für die Entstehung (Primärprävention) oder Aktivierung des Lupus (Sekundärprävention) anzeigt. Dies muss die Zukunft zeigen.

Bei Auftreten eines Lupus in der Familie ist es sinnvoll, nur die erstgradigen Familienangehörigen (Eltern, Geschwister, Kinder) darüber zu informieren. Ein Teil der Entstehungsursachen der Erkrankung ist sicher genetisch, diese Risiken sind somit möglicherweise auch bei den Angehörigen erhöht, doch ist die Wahrscheinlichkeit, dass die Angehörigen ebenfalls einen Lupus erleiden, sehr gering und liegt unter 5 %. Somit muss sich niemand Sorgen machen! Falls jedoch erste Symptome eines Lupus auftreten, ist es für die Abklärung dieser Symptome bei den Familienangehörigen wichtig, dem Arzt gegenüber zu erwähnen, dass ein anderer Familienangehöriger an einem Lupus erkrankt ist. Dies wird den frühen Weg zum Rheumatologen bahnen helfen.

Behandlung der Haut und Sonnenschutz

A. Kuhn, A. Landmann

© Springer-Verlag GmbH Deutschland 2017
M. Schneider (Hrsg.), *Lupus erythematodes*,
DOI 10.1007/978-3-662-53844-9_26

Bei der Behandlung der Haut des Lupus ist es wichtig, nicht nur die bestehenden Hautveränderungen möglichst effizient zu therapieren, sondern auch der Entwicklung von neuen Hautveränderungen vorzubeugen. Hierfür werden sowohl Salben und Cremes (lokale Therapien) angewendet als auch Medikamente oral (= über den Mund, z. B. als Tablette), intravenös (= über die Vene) oder subkutan (= unter die Haut) verabreicht. Letztere bezeichnet man als systemische Therapien. Die Behandlung sollte dabei an die Aktivität und Ausdehnung der Erkrankung angepasst werden. Zudem ist auf das Nutzen-Risiko-Verhältnis zu achten, d. h. die Wirksamkeit des jeweiligen Medikaments ist mit der Art, Schwere und Häufigkeit der entsprechenden Nebenwirkungen abzugleichen.

■ **Prävention (Vorbeugung)**

Ein wichtiges Ziel neben der Behandlung bestehender Hautveränderungen (▶ Kap. 10) ist das Vorbeugen neuer Hautveränderungen bei Patienten mit Lupus. In zahlreichen Studien wurde eine hohe Photosensitivität (= Lichtempfindlichkeit) nachgewiesen, indem gezeigt wurde, dass Sonnenlicht bzw. ultraviolette (UV-)Strahlung diese Erkrankung auslösen und/oder verschlechtern kann. Die durch UV-Licht hervorgerufenen Hautveränderungen entwickeln sich mit einer durchschnittlichen Zeitverzögerung von ca. einer Woche, so dass der Zusammenhang zwischen Sonneneinstrahlung und dem Auftreten von Hautveränderungen den Patienten im Alltag häufig unklar ist und die Bedeutung von UV-Licht unterschätzt wird. Zu beachten ist auch, dass sich die Photosensitivität bei Patienten im Verlauf der Erkrankung verändern kann, d. h. bei Patienten, die zum Beispiel zu Beginn der Erkrankung nicht lichtsensitiv waren, kann sich im Verlauf der Erkrankung eine Photosensitivität entwickeln und umgekehrt. Konsequente Lichtschutzmaßnahmen sind daher bei allen Patienten mit Lupus zu empfehlen. Diese beinhalten neben dem Vermeiden von Sonne und künstlicher UV-Strahlung (z. B. in Sonnenstudios) das Tragen von UV-undurchlässiger Kleidung und einer Kopfbedeckung sowie die Verwendung einer Sonnencreme mit chemischen und/oder physikalischen UVA- und UVB-Lichtschutzfiltern (Sonnencremes mit Lichtschutzfaktor 50+), welche in ausreichender Menge (ca. 2 mg/cm^2) aufgetragen werden müssen.

Die präventive Wirkung von chemischen UVA- und UVB-Lichtfiltern zur Vorbeugung von Hautveränderungen bei dieser Erkrankung wurde in mehreren Studien nachgewiesen. Obwohl durch diese präventive Maßnahme nicht nur das Auftreten und eine Verschlechterung des Lupus bei einigen Patienten verhindert werden kann, sondern auch Medikamente eingespart werden können, werden Sonnencremes von den Krankenkassen meist nicht erstattet.

Weitere Maßnahmen zur Prävention der Entwicklung von Hautveränderungen des Lupus beinhalten, dass das Rauchen eingestellt sowie bestimmte Medikamente vermieden werden sollten. Da vor allem der subakut kutane Lupus erythematodes (SCLE) durch Medikamente ausgelöst werden kann, sollten Patienten mit diesem Subtyp auf die in diesem Zusammenhang am häufigsten beschriebenen Präparate, zum Beispiel Terbinafin, Hydrochlorothiazid oder Fluorouracil, verzichten. Eine Provokation insbesondere des diskoiden Lupus erythematodes (DLE) ist auch durch mechanische, thermische oder chemische Reizung der Haut, zum Beispiel durch eine Abschürfung, Verbrennung oder Operation, möglich, dies wird als „Köbner-Phänomen" bezeichnet.

■ **Therapie (Behandlung) (❑ Tab. 26.1)**

Die Behandlung von Hautveränderungen des Lupus muss der Aktivität und Ausprägung der Erkrankung angepasst werden. Eine Therapie mit lokal anwendbaren Medikamenten ist nur bei Befall einzelner Hautareale indiziert. Bei Patienten, die therapierefraktär sind (d. h. nicht auf eine Therapie ansprechen), sowie bei ausgedehnten Hautveränderungen und dem Risiko einer Vernarbung bzw. Pigmentstörung ist eine frühzeitige systemische Therapie notwendig. Dies ist insbesondere dann von Wichtigkeit, wenn der Patient zum Zeitpunkt des Auftretens keine weitere Behandlung im Rahmen des Lupus enthält.

■■ **Lokale Therapie**

Niedrig dosierte, lokale Steroide gelten als Therapie der ersten Wahl zur Behandlung von einzelnen, nicht vernarbenden Hautveränderungen des Lupus. Aufgrund der möglichen Nebenwirkungen (z. B. Atrophie = Gewebeschwund) sollten diese Medikamente jedoch nicht über einen längeren Zeitraum (länger als ca. 2 bis maximal 4 Wochen) im Gesicht

	Lokale Therapieoptionen	Systemische Therapieoptionen
⬛ Tab. 26.1 Überblick über die Therapieoptionen bei Hautveränderungen des Lupus

	Lokale Therapieoptionen	Systemische Therapieoptionen
Therapieoptionen der ersten Wahl	Glukokortikosteroide (lokal, okklusiv, intraläsional) Calcineurin-Inhibitoren	Antimalariamittel (Hydroxychloroquin, Chloroquin) Systemische Glukokortikosteroide
Therapieoptionen der zweiten Wahl (alternativ oder zusätzlich zu den Therapieoptionen der ersten Wahl)	Topische Retinoide	Methotrexat
Therapieoptionen der dritten Wahl (alternativ oder zusätzlich zu den Therapieoptionen der ersten oder zweiten Wahl)	–	Mycophenolat-Mofetil/Mycophenolat-Natrium
Weitere Therapieoptionen (nach Abwägen des Nutzen-Risiko-Verhältnisses)	–	Thalidomid

und in den Intertrigines (= Bereiche des Körpers, an denen Hautflächen häufig miteinander in Berührung kommen, zum Beispiel Achselhöhlen oder Leistengegend) angewendet werden. An der Kopfhaut und an Hand- und Fußflächen sowie bei stark verhornenden Hautveränderungen können hingegen auch höher dosierte Steroide angewendet werden. Die Effizienz des jeweiligen Wirkstoffes kann durch Okklusion (= gleichzeitiges Abdecken der Haut z. B. durch Plastikfolie) noch erhöht werden.

In den letzten Jahren zeigten lokal anwendbare Calcineurin-Inhibitoren (0,1%ige Tacrolimus-Salbe, 1,0%ige Pimecrolimus-Creme) eine gute Wirksamkeit vor allem beim Schmetterlingserythem, das beim akut kutanen Lupus erythematodes (ACLE) auftritt, beim subakut kutanen Lupus erythematodes (SCLE) und beim Lupus erythematodes tumidus (LET), jedoch nicht bei älteren Hautveränderungen eines DLE. Bei diesen Präparaten treten keine schwerwiegenden Nebenwirkungen auf, sondern es werden lediglich Juckreiz und Brennen zu Beginn der Behandlung beobachtet. Daher sind lokale Calcineurin-Inhibitoren als Therapie von Hautveränderungen des Lupus besonders im Gesicht geeignet.

▪▪ Systemische Therapie

Antimalariamittel   Antimalariamittel (z. B. Hydroxychloroquin, Chloroquin) sind nicht nur Standardtherapie für alle Patienten mit schwerer innerer Organbeteiligung, sondern auch die systemische Therapie der ersten Wahl für alle Patienten mit Hautveränderungen bei Lupus. Eine gute Wirksamkeit unter einer Therapie mit Antimalariamitteln zeigt sich bei 50–90 % der Patienten. Eine leichte Verbesserung der Hautveränderungen kann bereits nach 1–2 Wochen beobachtet werden, der volle Therapieeffekt von Antimalariamitteln tritt meist jedoch erst nach 4–6 Wochen ein. Da in mehreren Studien beschrieben wurde, dass Rauchen die Wirksamkeit von Antimalariamitteln herabsetzt, sollten Patienten das Rauchen auch aus diesem Grund einstellen.

Systemische Steroide   Systemische Steroide werden bei Patienten mit hochakuten und ausgedehnten Hautveränderungen des Lupus eingesetzt und können auch die Zeit bis zum Wirkungseintritt von Antimalariamitteln überbrücken. In einer von der „European Society of Cutaneous Lupus Erythematosus" (EUSCLE) initiierten europaweiten Studie, die Daten von über 1000 Patienten mit Hautveränderungen bei Lupus untersucht und analysiert hat, zeigten systemische Steroide die beste Wirksamkeit im Vergleich mit allen anderen systemischen Therapien. Aufgrund der beschriebenen Nebenwirkungen (u. a. Osteoporose, Typ-2-Diabetes, Cushing-Syndrom) sollten systemische Steroide aber nur kurzfristig und möglichst in niedriger Dosierung angewendet werden.

Methotrexat (MTX)   Methotrexat kann insbesondere zur Behandlung von therapierefraktären Hautveränderungen eines SCLE oder eines lokalisierten DLE eingesetzt werden. In einer Studie wurden 43 Patienten mit Methotrexat in einer Dosis von 15–25 mg pro Woche i. v. (= intravenös) und 5 mg Folsäure am Folgetag behandelt. Im weiteren Verlauf wurde entweder die Dosis von Methotrexat reduziert oder die Patienten erhielten Methotrexat oral in einer Dosierung von 10 bis 20 mg/ Woche. Die Behandlungsdauer betrug zwischen 2 und 67 Monate mit einem durchschnittlichen Wirkungseintritt nach 2–8 Wochen. 98 % der Patienten zeigten eine Besserung der Hautveränderungen, wobei der subakut kutane LE und der lokalisierte DLE eine bessere Ansprechrate zeigten als der disseminierte DLE.

Mycophenolat-Mofetil (MMF)/Mycophenolat-Natrium (MP-N)   Während Mycophenolat-Mofetil sehr erfolgreich bei der Lupus-Nephritis eingesetzt wird, wird dieses Medikament für die Therapie von Hautveränderungen des Lupus eher selten verwendet. Einige Fallberichte beschreiben jedoch ein sehr gutes Ansprechen von Hautläsionen bei Chilblain Lupus erythematodes, DLE, SCLE sowie LET und Lupus erythematodes profundus. Im Gegensatz dazu gibt es auch Berichte über Patienten mit Hautveränderungen des Lupus, bei denen Mycophenolat-Mofetil keine Wirksamkeit zeigte.

Im Gegensatz zu Mycophenolat-Mofetil wird Mycophenolat-Natrium aufgrund der Galenik erst im Dünndarm absorbiert, es wurde mit dem Ziel einer besseren Magenverträglichkeit entwickelt. In einer Pilotstudie wurde dieses Medikament bei 10 Patienten mit aktivem subakut kutanem LE verabreicht, die vorab auf andere lokale und systemische Behandlungen nicht angesprochen hatten. Alle Patienten zeigten eine signifikante Verbesserung ihrer Hautveränderungen, und bei 3 Patienten wurde eine vollständige Abheilung beobachtet. Da bisher keine Placebo-kontrollierten Studien zur Anwendung von Mycophenolat-Mofetil bzw. Mycophenolat-Natrium in der Literatur existieren, sollten diese Medikamente bei Hautveränderungen des Lupus nur als Therapie der zweiten Wahl bzw. nach Therapieresistenz auf Antimalariamittel und Methotrexat eingesetzt werden.

▪▪ Andere Therapieoptionen

Neben den oben aufgeführten Medikamenten gibt es eine große Anzahl von weiteren Präparaten, die bei Patienten mit Lupus und Hautveränderungen in offenen Studien oder retrospektiven Analysen untersucht wurden. Eine der seit vielen Jahrzehnten angewendeten und wirksamsten Therapieoptionen ist Thalidomid (Contergan®), das jedoch wegen der bekannten teratogenen (= Frucht-schädigenden) Nebenwirkungen und dem häufigen Auftreten irreversibler Polyneuropathien (= Erkrankungen der Nerven) keinen weit verbreiteten Einsatz finden bzw. nur in Einzelfällen bei Abwägen des Nutzen-Risiko-Verhältnisses angewandt werden sollte.

Darüber hinaus gibt es zahlreiche weitere Ansätze für die Behandlung therapierefraktärer Patienten mit Hautveränderungen des Lupus. Zur Wirksamkeit dieser Medikamente existieren nur einzelne Fallberichte, jedoch keine durch Studien erhobenen und bestätigten Daten, was die Wirksamkeit dieser Substanzen jedoch nicht ausschließt. In einer kürzlich publizierten Pilotstudie wurden Fumarsäureester, die in Deutschland unter den Namen „Fumaderm®" und „Fumaderm® initial" für die Psoriasis (= Schuppenflechte) zugelassen sind, bei Patienten mit DLE bzw. SCLE angewendet. Insgesamt zeigten die Fumarsäureester eine sehr gute Wirksamkeit. Die häufigsten (vorübergehenden) Nebenwirkungen sind Übelkeit bzw. Störungen des Magen-Darm-Trakts, Kopfschmerzen sowie eine Flush-Symptomatik (= anfallsweise auftretende Rötung). Aufgrund dieser vielversprechenden Ergebnisse könnten Fumarsäureester in Zukunft eine Therapieoption für Patienten mit Hautveränderungen des Lupus darstellen. Die Wirksamkeit dieses Medikaments muss jedoch zuvor durch größere Studien bestätigt werden.

Mit der Entwicklung der sogenannten Biologika, wie zum Beispiel Belimumab, das 2011 zur Behandlung bestimmter Formen des systemischen Lupus erythematodes (SLE) zugelassen wurde, ist zwar das Spektrum der therapeutischen Möglichkeiten bei Autoimmunerkrankungen vergrößert worden, aber bislang gibt es für die Anwendung dieser Medikamente speziell bei Patienten mit Lupus-bedingten Hautveränderungen noch keine ausreichenden Erfahrungen. Ob und inwieweit diese Medikamente bei diesen Patienten wirksam sind, müssen daher weitere Studien zeigen.

- **Zusammenfassung**

Für die allgemeine Therapie des Lupus sowie für einzelne spezifische Organbeteiligungen (u. a. Lupus-Nephritis) sind verschiedene Medikamente (z. B. Hydroxychloroquin, Chloroquin, Azathioprin, Cyclophosphamid und Belimumab) zugelassen. Bisher ist aber kein Medikament speziell zur lokalen oder systemischen Therapie von Hautveränderungen bei dieser Erkrankung auf dem Markt. Zusätzlich zu lokal anwendbaren Wirkstoffen, zum Beispiel Hydrokortison, Tacrolimus und Pimecrolimus, sind orale Antimalariamittel bei allen ausgedehnten und/oder mit Narben einhergehen Hautveränderungen die Therapie der ersten Wahl. Neben Antimalariamitteln werden weitere Medikamente, zum Beispiel Methotrexat und Mycophenol-Mofetil bzw. Mycophenolat-Natrium, für die Behandlung von Hautveränderungen des Lupus eingesetzt. Zusätzliche prophylaktische (= vorbeugende) Maßnahmen beinhalten insbesondere Lichtschutz, aber auch Rauchabstinenz und das Meiden auslösender Medikamente.

Rehabilitation

A. Schwarting

In Zusammenarbeit mit dem Rehateam (Dr. Ingrid Wagner, Johannes Baab, Bernhard Kübler-Nolde, Ann-Catherine Schmitz, Elke Schneider, Monika Walbrunn, Anja Zocher-Tiegs)

© Springer-Verlag GmbH Deutschland 2017
M. Schneider (Hrsg.), *Lupus erythematodes*,
DOI 10.1007/978-3-662-53844-9_27

Nach der Akutbehandlung des Lupus im Krankenhaus oder beim Facharzt beginnt bei vielen LupusPatienten eine Phase der Unsicherheit und Ängste. Angst, so wörtlich, vor dem „Wolf, der einen unsichtbar von Innen angreift", Angst den Anforderungen von Familie, Ausbildung und Beruf nicht gewachsen" zu sein, Angst „vor Partnerschaft und Zukunft". Die oftmals vorliegende körperliche Schwäche und das Fatigue-Syndrom (Erschöpfungssyndrom) verstärken die Hürden für ein normales Leben im Alltag.

Die Aufgabe der Rehabilitation ist es, in dieser Situation das normale Gefüge wiederherzustellen, um eine Teilhabe am beruflichen wie privaten Leben wieder zu ermöglichen oder einen weiteren Verlust an Funktion und Lebensqualität zu verhindern. Ziele der Rehabilitation sind daher vor allem das Vertrauen in den Körper wieder zu stärken, die allgemeine Leistungsfähigkeit zu steigern und hierdurch Ängste und Unsicherheiten abzubauen. Rehabilitation kommt aus dem Lateinischen und bedeutet übersetzt „wiederherstellen".

Rehabilitationsziele bzw. -aufgaben der beiden Hauptträger der Rehabilitation in Deutschland, nämlich der Rentenversicherungen und der gesetzlichen Krankenkassen unterscheiden sich.

> Zentrales Ziel der medizinischen Rehabilitationsmaßnahmen der gesetzlichen Rentenversicherung (Deutsche Rentenversicherung, DRV) ist:
> — den Auswirkungen einer Krankheit oder einer körperlichen, geistigen oder seelischen Behinderung auf die Erwerbsfähigkeitder Versicherten entgegenzuwirken oder sie zu überwinden und
> — dadurch Beeinträchtigungen der Erwerbsfähigkeit der Versicherten oder ihr vorzeitiges Ausscheiden aus dem Erwerbsleben zu verhindern oder sie möglichst dauerhaft in das Erwerbsleben wieder einzugliedern (§ 9 SGB VI).

Ein Rehabilitationsbedarf besteht demnach dann, wenn krankheitsbedingte Funktionseinschränkungen die Leistungsfähigkeit im Berufsleben beeinträchtigen.

> Ziel der Rehabilitationsmaßnahmen durch die gesetzliche Krankenversicherung ist:
> — Personen, die körperlich, geistig oder seelisch behindert sind oder denen eine Behinderung droht, eine möglichst weitgehende Selbständigkeit im täglichen Leben zu erhalten oder diese zu verbessern, um damit die Grundlagen für die berufliche und soziale Integration der Betroffenen zu sichern.
> — Durch Leistungen der medizinischen Rehabilitation soll einer drohenden Behinderung oder Pflegebedürftigkeit vorgebeugt werden, eine Behinderung oder Pflegebedürftigkeit beseitigt, gebessert oder eine Verschlimmerung verhütet werden.

Einen Antrag auf eine Rehabilitationsmaßnahme („Reha") sollten die Erkrankten gemeinsam mit dem Hausarzt oder dem behandelnden Rheumatologen an den zuständigen Kostenträger stellen. Der behandelnde Arzt muss die medizinische Notwendigkeit einer Rehabilitationsmaßnahme feststellen und entscheiden, welche Maßnahmen aus medizinischer Sicht erforderlich sind. Die Notwendigkeit der Rehabilitation sollte ausführlich begründet werden – mit sorgfältiger Dokumentation aller Details, die den Krankheitsverlauf betreffen. Die Formulare gibt es beim jeweiligen Kostenträger, also der Krankenkasse bzw. den Servicestellen der deutschen Rentenversicherung oder beim zuständigen Sozialdienst im Krankenhaus. Ob eine Reha genehmigt wird und in welcher Form sie erbracht wird, entscheidet der Kostenträger.

Arzt oder Patient können eine Rehabilitationseinrichtung vorschlagen. Hierbei sollte darauf geachtet werden, dass sich die Rehabilitationsklinik mit dem komplexen Krankheitsbild des Lupus auskennt! Der Patient hat ein Wahlrecht bezüglich der Rehabilitationsklinik. Bei Ablehnung oder Zuweisung einer Klinik, für die ein Patient sich nicht entschieden hat, hat er die Möglichkeit, bei seinem Kostenträger Widerspruch einzulegen.

In der Regel dauert eine ambulante oder stationäre Rehabilitation 3 Wochen. Sie kann verlängert werden, wenn dies medizinisch erforderlich ist.

Im Gegensatz zur Akutmedizin, in der nicht selten mehr und mehr hochspezialisierte Disziplinen

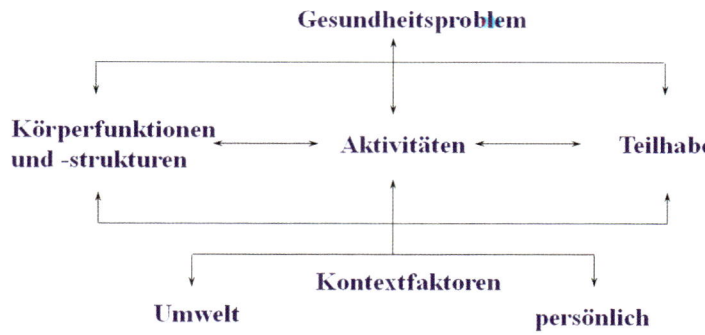

■ **Abb. 27.1** Bio-psycho-soziales
Modell der Gesundheitsstörungen

der Medizin einzelne Aspekte einer Erkrankung behandeln („fragmentarisierte Medizin"), fußt der Therapieansatz der Rehabilitationsmedizin auf der ganzheitlichen Behandlung der Patienten. Grundlage hierfür ist das „bio-psycho-soziale" Krankheitsmodell (■ Abb. 27.1).

Das Modell umfasst die wechselseitigen Beziehungen zwischen den Gesundheitsproblemen einer Person: Krankheitsbedingte Schädigungen und Funktionsstörungen (z. B. der Hände) führen zu Beeinträchtigungen der Aktivitäten sowie der Teilhabe (Haushalt und Beruf). Kontextfaktoren bestimmen entscheidend mit, ob die Teilhabe am gesellschaftlichen und beruflichen Leben gelingt. Negative Kontextfaktoren sind zum Beispiel Arbeitslosigkeit, finanzielle Sorgen, Scheidung, Pflege eines dementen aggressiven Angehörigen etc., als positive Kontextfaktoren sind zum Beispiel ein intaktes unterstützendes privates und berufliches Umfeld zu werten. Besonders die umfassende Berücksichtigung der Kontextfaktoren in Bezug auf Person und Umwelt ist eine Voraussetzung für einen bestmöglichen Rehabilitationserfolg.

Dieser Rehabilitationsansatz erfordert – unter Berücksichtigung der individuellen Belange des einzelnen Rehabilitanden – eine Beteiligung vieler verschiedener Disziplinen (Multidisziplinarität) mit Vernetzung aller diagnostischen und therapeutischen Maßnahmen: insbesondere der ärztlichen, pflegerischen, physiotherapeutischen, ergotherapeutischen, diätetischen und psychotherapeutischen Disziplinen. Das beinhaltet Unterstützung auch zur Bewältigung der Krankheitsfolgen und zur Verhaltensänderung mit dem Ziel, negativ wirkende Kontextfaktoren abzubauen.

■ **Ablauf der Rehabilitation**

Die rheumatologische Rehabilitation erfolgt in Kooperation mit dem Rehabilitanden und dem Rehabilitationsteam, das aus Ärzten, Schwestern, Psychologen, Physiotherapeuten, Ergotherapeuten, Musiktherapeuten, Masseuren und Bademeistern, Sozialarbeitern und Diätassistenten besteht. Zu Beginn der Rehabilitationsmaßnahme werden mit dem Rehabilitanden realistische Rehabilitationsziele festgelegt, welche als „roter Faden" die Reha begleiten.

Geprüfte Standardtherapieansätze der deutschen Rentenversicherung für die Rehabilitation von Lupus-Patienten gibt es nicht. Die im Folgenden dargestellten Therapiekonzepte wurden im interdisziplinären Dialog im Rheumazentrum Rheinland-Pfalz entwickelt. Sie beruhen auf den Erfahrungen der Ärzte und Therapeuten, den Rückmeldungen der Patienten sowie der retrospektiven Analyse der Erfolgsfaktoren und werden regelmäßig optimiert.

Die Anwendung multimodaler Maßnahmen aus medizinischen, pädagogischen, beruflichen und sozialen Sektoren und die Verzahnung der o. g. verschiedenen Disziplinen sind Inhalte der Rehabilitationstherapie bei Lupus-Patienten.

Zentrale Therapieansätze sind:
- Aerobes Ausdauertraining
- Entspannung, Anti-Stress-Training
- Gezieltes Muskelaufbautraining
- Patientenschulung
- Ergotherapie
- Biofeedback, Musiktherapie

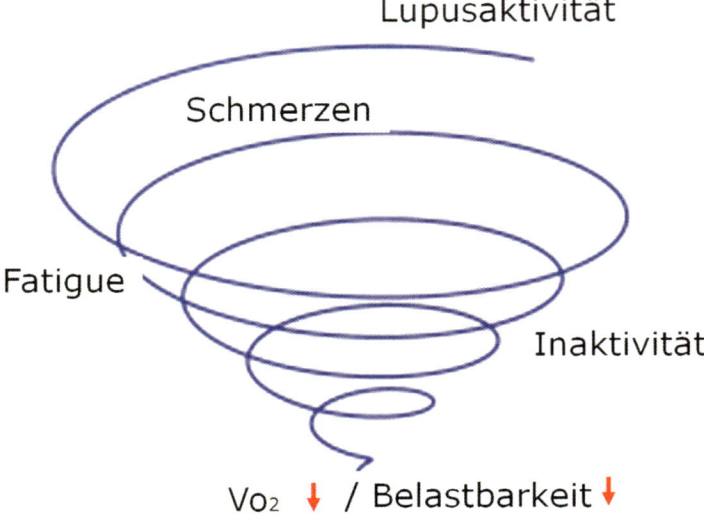

Ein Beispiel eines detaillierten Therapieplanes für die Rehabilitation von Lupus-Patienten wird am Ende dieses Kapitels gezeigt.

Ein Lupus-Patient stellt durch das komplexe Krankheitsbild mit möglichen Funktionsstörungen in verschiedenen Organen eine besondere Herausforderung für die medizinische Rehabilitation dar. Viele der Patienten, die nach Jahren der Erkrankung eine Rehabilitation antreten, befinden sich in einer Abwärtsspirale hin zu verminderter Belastbarkeit. Schmerzen und Fatigue führen zu einer zunehmenden Inaktivität, die wiederum in einer weiteren Verschlechterung der Belastbarkeit mündet usw. (▣ Abb. 27.2).

Seit über 50 Jahren ist bekannt, das Lupus-Patienten eine um ca. 20 % reduzierte maximale Sauerstoffaufnahmekapazität aufweisen, die die körperliche Belastbarkeit weiter einschränkt. Zahlreiche Studien belegen andererseits, dass bereits ein 12-wöchiges aerobes Ausdauertraining bei Lupus-Patienten nicht nur eine Leistungssteigerung nach sich zieht, sondern signifikant die Erschöpfungssymptomatik (Fatigue) und die Depression verbessert. Wenn immer möglich, ist das Anlernen zum aeroben Ausdauertraining daher eine der wichtigsten Therapiemaßnahmen für Lupus-Patienten während der Rehabilitation.

Zu den weiteren physiotherapeutischen Aspekten der Behandlung bei Lupus zählen:

— Mobilisation der Brustwirbelsäule und damit des vegetativen Nervensystems – hier besonders im Hinblick auf Organbeteiligung (Lungenbeteiligung, Polyserositis),

— Atembrustkorbgymnastik mit Fokus auf kostotransversale und kostosternale Gelenke (Verbindungen der Rippen mit der Wirbelsäule bzw. dem Brustbein), zusätzlich direkte und indirekte Atemarbeit,

— sanfte Dehnungen und fasziales Arbeiten zur positiven Beeinflussung möglicher Insertionstendopathien (Probleme an den Sehnenansätzen),

— funktionelle Übungen zur Verbesserung der Koordination/Propriozeption (Tiefensensibilität),

— Rhythmusschulung, um wieder mehr Spaß an der Bewegung zu bekommen,

— Körperwahrnehmung, um das Vertrauen in die Funktionsfähigkeit des eigenen Körpers zu stärken,

— aerobes Ausdauertraining mindestens 20 bis maximal 40 min bei einer Belastung von 25 bis max. 60 Watt/Walking,

— individuell unterschiedlich moderates Krafttraining von 50–65 % der maximalen Leistungsfähigkeit, gestaffelt 4–6 Übungen mit je 2×20 Wiederholungen.

Insbesondere beim Muskelaufbautraining ist zu berücksichtigen, dass bei vielen Lupus-Patienten durch die Beteiligung der Sehnen eine Hypermobilität einzelner Gelenke vorliegen kann. Die Anleitung zum gelenkschonenden Arbeiten ist daher einer der ergotherapeutischen Therapieinhalte, die sich darüber hinaus auch mit individuellem Arbeitstraining und Hirnleistungsübungen beschäftigen. Die Therapiemodule umfassen:

- funktionelle Behandlungstechniken,
- Maßnahmen zur taktilen Desensibilisierung und Sensibilisierung (z. B. mit warmen und kalten Rapsbädern),
- Handtherapie,
- Selbsthilfetraining der Aktivitäten des täglichen Lebens,
- Hilfsmittelberatung und -erprobung von zum Beispiel Orthesen,
- Wickeltechniken zur Stabilisation einzelner und mehrerer Gelenke der Hand,
- Versorgung und Training mit Alltagshilfen, Schienen (Funktionsschienen und Lagerungsschienen in Form von Daumenschienen, Antiulnardeviationsschiene, PIP-Beugeschiene, Spiralschiene),
- Training der Alltagskompetenzen unter Berücksichtigung des Einsatzes von temporären Schienen,
- Gelenkschutzmaßnahmen,
- Belastungstraining,
- Beratung zur Integration in das häusliche und soziale Umfeld,
- Arbeitstherapie in Form von Arbeitsplatzberatung und -schulungen unter Berücksichtigung der besonderen Sehnenproblematik, eines eventuell vorhandenen Raynaud-Syndroms sowie individueller Belastungsgrenzen und Gelenkschutzregeln,
- Hirnleistungstraining,
- Rückenschule.

Neben den somatischen Therapiemodulen sind die psychologischen Therapieansätze unverzichtbar für eine erfolgreiche Rehabilitation der Lupus-Patienten.

■ Welche Möglichkeiten stellen Psychologen in einer Rehabilitation zur Verfügung?

■ ■ Aufklärung
Viele psychische Begleitsymptome des Lupus, zum Beispiel vermindertes Leistungsvermögen bei meist zu hohen Leistungsansprüchen, Stimmungslabilität, Selbstunsicherheit, Perfektionismus, Schuldgefühle, (Zukunfts-)Ängste, Depressionen und so weiter, erfordern Verständnis, Einordnung und

Veränderung. Den Umgang mit einer rheumatischen Erkrankung hat schließlich kein Mensch gelernt. Seit vielen Jahren werden Patienten in kleinen Gruppen mit Schulungsprogrammen über solche und andere typische psychische Reaktionen informiert. Allein die Möglichkeit, frei mit anderen Betroffenen über verschiedenste Sorgen und Probleme zu reden und psychotherapeutischen Sachverstand „mit an Bord" zu haben, reduziert erwiesenermaßen Ängste. Ungünstige, wenig hilfreiche Verhaltensmuster können erkannt und verändert werden.

Auch Vorträge, wie etwa zum Thema Stress, nutzen beim Erkennen der eigenen Belastungsreaktion und beim Entwickeln eines persönlichen Planes hinsichtlich notwendiger Anpassungsmaßnahmen.

■ ■ Einzelgespräche
Häufig helfen Einzelgespräche, die individuellen Probleme bei der Bewältigung der Erkrankung weiter zu bearbeiten und wieder in ein weniger belastetes Erleben zurückzukehren. In einer vertrauensvollen Gesprächsatmosphäre bearbeiten Betroffene und Psychotherapeuten Themen wie zum Beispiel Arbeitsplatzkonflikte, Partnerschaftsschwierigkeiten, den Umgang mit dem täglichen und manchmal nächtlichen Erleben der Krankheitsauswirkungen wie etwa Schmerzen, Körperveränderungen oder die unbekannte, oft unerträgliche Müdigkeit und Schwäche, den noch nicht erfüllten Kinderwunsch und natürlich die verständliche Sehnsucht, einfach wieder ganz gesund zu sein, normal leben zu können. Diese Verunsicherungen machen eine Neuordnung und Anpassung notwendig.

■ ■ Entspannung
Immer, wenn Menschen durch die Auswirkungen einer Erkrankung mehr Stress erleben, müssten sie als Gegenreaktion deutlich mehr auf eine geregelte Erholung achten. Das Gegenteil ist oft der Fall. Trotz Erschöpfung, Schwäche oder Müdigkeit versuchen viele das ganz normale Leben weiter zu betreiben. Schwindende Kräfte und mangelnde Regeneration sind die Folge. Hier hilft ein regelhaftes Entspannungs- und Ausgleichsverhalten. Verschiedene Entspannungstrainings wie etwa die Muskelentspannung nach Jacobson, das autogene Training oder auch Vorstellungsübungen und viele weitere Techniken (z. B. Imagination, Achtsamkeitsübungen) sind Bausteine zum Aufbau systematischer Erholungs- und Schmerzbewältigungsmaßnahmen. Dabei ist nicht die einfache Vermittlung

Schulung bei Kollagenose

Modul I: Ursachen und Verlauf

A. Allgemeinsymptome

B. Krankheitsverlauf

C. Organbefall

D. Krankheitsursachen

E. Ausflug in die Immunologie

        Abwehr gegen äußere und innere Feinde

        Immunsystem gesund/ gestört

        Selbsttoleranz aufgehoben

        Defekte Beseitigung

F. Worauf sollten Sie selbst achten (z. B. akute Schmerzen in der Brust, Atemnot, etc.)?

G. SLE-Prognose

Modul II: Psychologie

Krankheitsverarbeitung (wie gehe ich mit der Krankheit um zu Hause/ am Arbeitsplatz

Modul III: Schwangerschaft

A. Kann ich schwanger werden?

B. Wann ist der beste Zeitpunkt für die Schwangerschaft?

C. Wann ist von einer Schwangerschaft abzuraten?

D. Welche Gefahren bestehen für die Mutter?

E: Welche Gefahren bestehen für das Kind?

F. APS und Schwangerschaft

G. Medikamente in der Schwangerschaft

H. Kontrolluntersuchungen in der Schwangerschaft

I. Empfängnisverhütung

Modul IV: Therapie

A. Peripher/zentral wirkende Schmerzmittel/NSAR

B. Kortison (körpereigenes Hormon/Tagesrhythmik/Wirkungen/Nebenwirkungen)

C. Immunsuppressiva

        Alt bekannt/neu zugelassen/„off label", jedoch gut erprobt

        Immunglobuline

D. Biologica

E Plasmapherese/Immunabsorption

F (Stammzelltransplantation)

G. Impfungen

Abb. 27.3   Module der Kollagenosenschulung (Rheumazentrum Bad Kreuznach)

das Problem. Viele Menschen verstehen die Notwendigkeit solcher Entspannungsmaßnahmen. Aber die vielen neuen Anforderungen zum guten und richtigen Umgang mit der Erkrankung lassen die etwas aufwändigeren Techniken schnell wieder in den Hintergrund treten. Hier ist eine sensible und motivierende Begleitung des auf rheumatologische Themen spezialisierten Psychotherapeuten notwendig, um mit aller Deutlichkeit die Beharrlichkeit und Fähigkeit des Patienten zu fördern, Entspannung als einen alltäglichen hilfreichen Begleiter zu akzeptieren und zu nutzen – ein Leben lang.

▪▪ Biofeedback

Begleitreaktionen eines Lupus sind häufig Durchblutungsstörungen von Händen oder Füßen – Morbus Raynaud genannt –, sie lassen sich gut mit Biofeedback behandeln. Morbus Raynaud ist der Überbegriff für anfallartig auftretende Störungen der Durchblutung in den Armen oder Beinen. Sie äußern sich durch Kälte bis hin zu Taubheit und Schmerzen in

Fingern und Zehen und sind von weißen oder bläulichen Verfärbungen der Haut begleitet. Biofeedback ist gerade in Kombination mit Entspannungstechniken bei vielen Körperfunktionsstörungen eine gute Ergänzung oder sogar Alternative zur medikamentösen Behandlung und wird im Rahmen der stationären Behandlung als zusätzliche Therapie angeboten. Seit den 1960er-Jahren kennt man die Möglichkeit, mit technischer Hilfe normalerweise nicht wahrgenommene Abläufe des Körpers sichtbar zu machen. Viele solcher Vorgänge können heute grafisch auf einem Computerbildschirm dargestellt werden. So ist man in der Lage Körperfunktionen, wie etwa die Durchblutung zu beeinflussen. Anscheinend der Kontrolle entglittene Störungen werden wieder steuerbar und nebenwirkungsfrei oft zum Besseren beeinflusst.

▪▪ Patientenschulung

Eine der wichtigsten Maßnahmen der meist dreiwöchigen Rehabilitation ist die intensive, interaktive Patientenschulung (◘ Abb. 27.3), um durch

Standardtherapie –Vorschlag: **Systemischer Lupus erythematodes**		**Karl Aschoff Klinik**
Therapieform	**Anzahl / Woche**	**Rehaziele der Therapieform**
KG-Einzel	2 x	Funktionsverbesserung, Funktionserhaltung, gezielte Muskelkräftigung
KG Gruppe trocken c.P. I	3 x	Funktionsverbesserung, Muskelkräftigung
KG Gruppe c.P. Wasser	6 x teilstat. 5 x	Funktionserhaltung, Muskelkräftigung
Ergometer (0 Watt)	3 x	Verbesserung der cardiopulmonalen Belastbarkeit
Rapsübungen	6 x teilstat. 5 x	Funktionserhaltung, Muskelkräftigung der Hände
Ergotherapie funktionell	3 x	Funktionsverbesserung, Funktionserhaltung, gezielte Muskelkräftigung,
Selbsthilfetraining	1 x pro Aufenthalt	Umsetzung eines leidensgerechten Verhaltens im Alltag
Hilfsmittelversorgung	1 x pro Aufenthalt	Vorbeugung von Gelenkfehlstellungen, Kompensation von manifesten Funktionsausfällen
Vortrag Rheuma und Diät	1x / Aufenthalt	Aufklärung über leidensgerechte Ernährung
Muskelentspannungstraining	6 x / Aufenthalt	Aktive Muskelentspannung
CO_2-Bäder	2 x *	Blutdrucksenkung, Entspannung
2 (4) Zellenbad	2 x	Durchblutungsförderung
Schwingextensor	2 x	Muskelentspannung
Absteigende Stangerbäder	2 x	Entspannung
Freies Schwimmen	1 x	Muskelkräftigung, Verbesserung der Muskeltrophik
Atemgymnastik	2 x	Anleitung zur verbesserten Lungenbelüftung
Psycho Einzel		z.B. Umgang mit der Erkrankung
Sozialberatung		Hilfe bei sozialen Problemen sowohl im Beruf als auch privat
Schulung		Aufklärung über Krankheitsbild/Krankheitsbewältigung
QiGong		Entspannende Ganzkörpergymnastik
Pilates		Kräftigung der wirbelsäulennahen Muskulatur , Verbesserung der Atemtiefe

Anmerkungen: Nur die schattiert gedruckten Anwendungen werden bei allen Patienten bei Angabe Standardtherapieplan eingeteilt.

◘ **Abb. 27.4** Beispieltherapieplan für Lupus-Patienten aus der Karl-Aschoff-Klinik, Rheumazentrum Rheinland-Pfalz

Information die bestehenden Ängste, Nöte und Sorgen der Patienten abzubauen.

Neben der medizinischen Rehabilitation spielt die berufliche Rehabilitation bei den meisten der jungen Lupus-Patients eine bedeutende Rolle. So facettenreich und vielfältig uns das Krankheitsbild des Lupus entgegentritt, so komplex können sich soziale wie auch berufliche Problemlagen betroffener Patienten gestalten. Neben psychologischen bzw. psychosozialen Hilfen zur Alltagsbewältigung ist vielfach eine fundierte soziale Unterstützung im Kontext der Alltagsbewältigung, der Teilhabe am Leben in der Gesellschaft sowie der Teilhabe am Arbeitsleben geboten. Der Sozialdienst der Rehaklinik bietet daher (zum Teil gemeinsam mit der DRV) Beratung zu verschiedensten sozialrechtlichen Fragestellungen an, die vom Antrag für einen „Grad der Behinderung" über „Leistungen zur Teilhabe am Arbeitsleben" bis hin zu Vorschlägen zur Umschulung in Berufsförderungswerken reichen.

■ **Zukunft/Ausblick**

Wie dargestellt, ist die stationäre Rehabilitation für viele Lupus-Patients ein lohnendes Angebot. Bisher nimmt aber nur ein verschwindender Teil der Lupus-Patients überhaupt eine Rehabilitationsbehandlung mit Schulung in Anspruch. Bei einer spontanen Umfrage innerhalb des Auditoriums des Patiententages auf dem 7. Deutschen Lupustag hatten gerade 2–5 % der Patients überhaupt an einer Rehabilitation oder einer ausführlichen Patientenschulung teilgenommen. Der vorliegende Ratgeber wird hoffentlich dazu beitragen, möglichst viele Lupus-Patients einer spezialisierten Rehabilitationsbehandlung zuzuführen.

■ **Anhang**

◼ Abb. 27.4 zeigt beispielhaft einen Therapieplan für eine stationäre Rehabilitation.

Psychologische Unterstützung

G. Chehab, M. Haupt

© Springer-Verlag GmbH Deutschland 2017
M. Schneider (Hrsg.), *Lupus erythematodes*,
DOI 10.1007/978-3-662-53844-9_28

Der Lupus kann durch die Vielfältigkeit seiner möglichen Ausprägungen zu unterschiedlichsten körperlichen und psychischen Belastungssituationen führen. Häufig finden sich neben den verschiedenen körperlichen Beeinträchtigungen psychische Auffälligkeiten unterschiedlichster Ausprägung (ausführlich: ▶ Kap. 17). Die wichtigsten hierbei betroffenen Funktionen umfassen

- die kognitiven Leistungen – das sind im Wesentlichen Gedächtnis, Konzentration oder Informationsverarbeitung –,
- die emotionale Stabilität mit Depression, Angst oder auch reduzierter emotionaler Belastbarkeit, und ferner
- die Antriebsleistungen mit Initiativ- und Motivationsarmut, Tagesmüdigkeit oder auch Unruhezuständen.

Nicht selten erwächst aus der subjektiven Wahrnehmung dieser psychischen Einbußen ein nachhaltiges Gefühl der Hilflosigkeit, des geminderten Selbstwertes und der wachsenden Unfähigkeit zur Selbstkontrolle. Daher sind in der Behandlung von Betroffenen mit Lupus psychologische Strategien zur Krankheitsbewältigung und zur Aufrechterhaltung von Lebensqualität trotz bestehender Symptomatik ein wesentlicher Bestandteil.

■ **Ursachen für einen Unterstützungsbedarf**

Psychische Belastungssituationen können durch die akute schwere Erkrankung, potenzielle Begleiterkrankungen oder durch Schäden als Folge der Erkrankung und Therapie begründet sein. Dies spielt nicht nur in der medizinischen Behandlung des Lupus eine entscheidende Rolle, sondern erfordert gegebenenfalls auch eine angepasste psychologische Unterstützung.

Hierfür besitzt unter anderem die aktuelle Lebensphase des Betroffenen einen wichtigen Stellenwert. Die junge Frau mit noch nicht begonnener Familienplanung oder bestehendem Schwangerschaftswunsch hat potenziell andere vorrangige Bedürfnisse als Berufstätige oder ältere Erkrankte mit zahlreichen Begleiterkrankungen. Mit zunehmendem Alter und längerer Krankheitsdauer werden sich mögliche Belastungen und Bedürfnisse der Betroffenen durch eine zu erwartende Abnahme von Lupus-Aktivität und Erkrankungsschüben, aber

Zunahme von Begleiterkrankungen und Krankheitsschäden ändern.

Für alle Betroffenen gilt, dass die Erkrankung eine Bedrohung des Status quo darstellt. Die Einschätzung der Bedrohlichkeit ist ebenso wie die mögliche Reaktion darauf individuell unterschiedlich und durch frühere Erfahrungen geprägt. Bewältigungsstrategien, im Englischen auch Coping(-Strategien) genannt, helfen dem Einzelnen, mit Stresssituationen umzugehen. Solche Strategien wendet man bei schweren oder chronischen Erkrankungen oder auch krisenhaften Lebensereignissen an. Verschiedene Coping-Strategien sind bekannt und reichen von Akzeptanz über Verdrängung bis zur intensiveren Befassung des Betroffenen mit existenziellen oder auch spirituellen Fragen.

Reichen die Bewältigungsstrategien nicht aus, um die Stresssituation, die aus der ständigen Bedrohung durch den Lupus resultiert, zu beherrschen, so können anhaltende psychische Erkrankungen wie Anpassungsstörungen, Depressionen oder Ängste entstehen. Spätestens in einer solchen Situation mit unzureichender Krankheitsbewältigung ist eine psychologische Unterstützung sinnvoll.

Aus Untersuchungen zur Lebensqualität sind viele Bereiche bekannt, die für die Betroffenen von großer Bedeutung sind und in welchen sich Einschränkungen nachteilig und belastend auf das Allgemeinbefinden auswirken. Körperliche Krankheitsaspekte sind zum Beispiel Schmerzen, Schlaflosigkeit, Erschöpfung und körperliche Funktionseinschränkungen. Diese wirken sich nachteilig auf Freizeit- und Alltagsaktivitäten sowie die Arbeitssituation und soziale Kontakte aus. Immer wieder nennen Lupus-Betroffene auch die Familie, Freundschaften, soziale Kontakte/Unterstützung, Belastung für andere und Akzeptanz als wichtige Faktoren für die Lebensqualität. Diese spiegeln zum einen das Bedürfnis nach Geborgenheit und des Verstandenwerdens wider, aber zum anderen auch die Angst, andere zu überfordern oder zurückgewiesen zu werden. Diese Bedürfnisse und Sorgen sind in jeder Lebensphase von Bedeutung und bei jungen Betroffenen häufig eng verknüpft mit dem Wunsch nach Gründung einer Familie mit eigenen Kindern. Die Situation bei Schwangerschaftswunsch hat sich in den letzten zwei Jahrzehnten für Lupus-Betroffene deutlich verbessert (▶ Kap. 20), jedoch kann die Zeugungsfähigkeit auch heute noch in aktiven Krankheitsphasen oder durch notwendige Therapiemaßnahmen zumindest vorübergehend eingeschränkt sein.

Eine weitere psychische Belastungssituation kann durch ein belastendes gestörtes Körperbild entstehen, wodurch sich Betroffene in ihrem Körper nicht mehr wohl fühlen. Ursachen hierfür können entstandene Schäden, zum Beispiel Vernarbungen der Haut, Haarausfall, aber auch Depression, Alter und der allgemein reduzierte Gesundheitsstatus sein.

All diese Aspekte, die teils stark miteinander verknüpft sind und sich gegenseitig verstärken, können zu Sorgen, Ängsten, Traurigkeit und einer zunehmenden Isolation beitragen, wobei den Betroffenen die Last auf den ersten Blick vielleicht nicht anzusehen ist und daher immer wieder hinterfragt werden sollte.

■ Bedürfnisse

In einer mittlerweile großen Zahl von Befragungen wurden bei Betroffenen mit Lupus deren vorrangige Erwartungen und Bedürfnisse bezogen auf Krankheitsprobleme und Lebensqualität erhoben. Die weit überwiegende Mehrzahl der Betroffenen formulierte folgende Wünsche bzw. Erwartungen:

- Bedarf an Wissensvermittlung über die Krankheit,
- Aufklärung über Selbsthilfemaßnahmen,
- Wunsch nach Wissen über Behandlungsoptionen und Selbsthilfesysteme,
- Bedarf an Wissen zum Schmerzmanagement,
- Wunsch nach mehr psychologischen Hilfestellungen als die rein medizinische Therapie,
- Wissensvermittlung zu speziellen psychischen Symptomen, wie Angst und Depressivität,
- psychosoziale Hilfen bei der Bewältigung von Problemen im Beruf oder im täglichen Leben.

■ Allgemeine Maßnahmen

Einem Teil dieser Bedürfnisse kann bereits in der allgemeinen medizinischen Betreuung entsprochen werden. Hierzu können Gespräche mit behandelnden Ärzten unter Einbeziehung der Angehörigen oder auf Wunsch enger Freunde helfen, gegenseitige Missverständnisse, Ängste und Sorgen auszuräumen und somit die empfundene Bedrohung durch den Lupus und die resultierende psychische Last zu verringern. Frühzeitige Gespräche mit dem Behandler

bezüglich der eigenen Lebensplanung mit Zielen und Wünschen ermöglichen es gegebenenfalls, die erforderliche Therapieplanung dementsprechend anzupassen.

Kenntnisse über Ausprägungen, Verläufe, Prognose und Therapiemöglichkeiten vermitteln Sicherheit im Umgang mit dem Lupus.

Außer von den behandelnden Ärzten gibt es zahlreiche andere Möglichkeiten, spezifische Informationen sowie auch Unterstützung zum Lupus zu bekommen. Selbsthilfegruppen bieten zusätzliche Informationen und Erfahrungen an, die durch andere Betroffene vermittelt werden. Über Regionalgruppen und in Veranstaltungen werden Problemthemen angesprochen und Interessierte zusammengebracht. Durch den Austausch von Informationen über den Umgang mit der Erkrankung entstehen Netzwerke mit sozialen Kontakten und sozialer Unterstützung, die bei der Krankheitsbewältigung helfen.

Auch soziale Plattformen im Internet bieten Möglichkeiten der Unterstützung. Der Austausch kennt dort weniger Limitierungen durch Grenzen und Entfernungen und kann teils auch anonymer ausfallen. Dieser Vorteil ist gleichzeitig ein Nachteil, da mangels Quellenangaben häufig nicht zwischen wissenschaftlich gesicherten und ungesicherten Informationen unterschieden werden kann. Durch Fehlinformationen können Ängste und Sorgen geschürt werden und eine zunehmende Verunsicherung resultieren.

Einige Selbsthilfegruppen betreiben über soziale Plattformen intensive Öffentlichkeitsarbeit, welche die Bekanntheit der Erkrankung in den letzten Jahren deutlich steigern konnte. Dies kommt den Betroffenen über eine bessere Akzeptanz in der Gesellschaft und damit eine Verringerung der psychischen Belastung langfristig zu Gute.

■ Schulung und psychotherapeutische Maßnahmen

Wenn allgemeine Maßnahmen nicht genügen, um ausreichende Krankheitsbewältigungsstrategien zu entwickeln, wenn schwerere Depressionen, Angststörungen oder behandlungsbedürftige neuropsychiatrische Ausprägungen vorliegen, so kann eine professionelle Unterstützung eine sinnvolle und gegebenenfalls notwendige Maßnahme darstellen. Hierzu stellen psychotherapeutische und psychoedukative Maßnahmen effektive Möglichkeiten dar. In Behandlungsstudien untersuchte man, welche Hilfestellungen und Aufklärungskonzepte für die Krankheitsbewältigung der Betroffenen am besten wirksam sind. Dabei waren Häufigkeit, Dauer und Intensität der zur Verfügung gestellten Unterstützungsmaßnahmen sehr unterschiedlich. Dennoch ließen sich einige zum Teil beachtliche Verbesserungen für die Lupus-Erkrankten erzielen. So nahm das Wissen über die Krankheit und ihre Auswirkungen auf das individuelle tägliche Leben deutlich zu, die Betroffenen waren mit diesem Wissen als Rüstzeug leichter in der Lage, Krankheitssymptome zu erkennen und Lösungen zu finden; dadurch konnten sie ihr eigenes Befinden im Alltag trotz der bestehenden Symptomatik besser kontrollieren. Die subjektiv erlebte Ausprägung von Ängstlichkeit und Depression klang nicht selten deutlich ab, und positive Gedanken und Einstellungen konnten wieder größeren Raum gewinnen. Dies führte auch dazu, dass soziale Aktivitäten geplant und wahrgenommen werden konnten, die das eigene Wohlbefinden stabilisierten und das Gefühl von Teilhabe an der Gemeinschaft stärkten.

Neben traditionellen psychoedukativen Verfahren (Patientenschulung) und Entspannungsverfahren versuchen auch einige andere, weniger bei der Lupus-Erkrankung etablierte psychotherapeutische Therapien, z. B. Humanistische Psychologie, Emotionsfokussierte Therapie, Gestalttherapie, den Betroffenen zu helfen.

■ **Ausblick**

In Zukunft werden die oben beschriebenen positiven Veränderungen dazu beitragen, dass immer mehr Lupus-Betroffene von den Unterstützungsangeboten erfahren und sie wahrnehmen können. Dafür müssten in Zukunft auch außerhalb größerer spezialisierter Behandlungszentren Schulungs- und Selbsthilfeangebote entstehen, damit die Bewältigung der Krankheit und die Teilhabe am täglichen Leben von den Betroffenen trotz fortbestehender Symptome immer häufiger verwirklicht werden kann.

Eine derartige Entwicklung wird ferner dazu führen, dass die Ärzte, die sich mit der Versorgung von Lupus-Betroffenen beschäftigen, zukünftig neben der rein medikamentösen Behandlung und den notwendigen medizinischen Kontrolluntersuchungen im Verlauf auch der psychologischen Betreuung ihrer Patienten mehr Bedeutung als früher beimessen.

Weiterführende Informationen

- Psyche und Gemüt – Informationen vom Institut für Qualität und Wirtschaftlichkeit im Gesundheitswesen (IQWiG) u. a. zu „Depression", „Generalisierte Angststörung", „Schlafstörungen", „Kognitive Verhaltenstherapie", „Wege zur Psychotherapie: Wo gibt es Hilfe?"
  ▶ www.gesundheitsinformation. de/themengebiet.2029.de.html?filter*cat=9&filter*tag=Psyche+und+Gem%C3%BCt
- Patientenleitlinie „Nationale Versorgungs-Leitlinie Unipolare Depression":
  ▶ www.awmf.org/uploads/tx_szleitlinien/ nvl-005p_Unipolare_Depression-2015–07_ verlaengert_02.pdf
- Patientenleitlinie „Angststörungen":
  ▶ www.awmf.org/uploads/tx_szleitlinien/051–028p_S3_Angstst%C3 %B6rungen_2015–01.pdf

Selbsthilfegemeinschaft

B. Winkler-Rohlfing

© Springer-Verlag GmbH Deutschland 2017
M. Schneider (Hrsg.), *Lupus erythematodes*,
DOI 10.1007/978-3-662-53844-9_29

■ Diagnose und dann?

Ihr Arzt hat bei Ihnen oder einem Ihrer Angehörigen eine Erkrankung diagnostiziert, deren Namen fast unaussprechlich ist: Lupus erythematodes. Am Anfang haben Sie vielleicht kaum etwas verstanden, außer, dass die Erkrankung selten ist und mit verschiedenen Krankheitszeichen einhergehen kann.

Mischt sich auch bei Ihnen die Erleichterung, nun eine konkrete Diagnose zu haben, ganz schnell mit einer Unmenge von Fragen?

■ Anderen ging es genauso?

Trösten Sie sich, anderen ist es genauso ergangen. Und wie andere werden auch Sie die Erfahrung machen, dass es auf fast alle Ihre Fragen eine Antwort gibt.

In den vorherigen Kapiteln dieses Buches ist Ihnen das sicherlich schon bewusst geworden.

■ Gemeinsamkeit macht stark!

Die wichtigste Erfahrung, die Sie hoffentlich schnell machen können, ist die, dass Sie nicht alleine sind.

Und wenn Sie andere Betroffene kennen lernen, werden Sie merken, dass Ihnen schon allein daraus Kraft erwächst, dass es noch andere gibt, die an der gleichen Krankheit leiden wie Sie. Denn niemand kann Sie so gut verstehen wie jemand, der Gleiches durchgemacht hat.

■ Die Gründung

Als unsere Selbsthilfegemeinschaft 1986 gegründet wurde, wussten die meisten Betroffenen und viele Ärzte fast nichts vom Lupus. Und es war schwer oder unmöglich, Kontakt zu anderen Erkrankten zu bekommen. Das hat sich heute, nach 30 Jahren unserer Vereinsarbeit, grundlegend geändert.

■ Regionalgruppen

In allen Bundesländern existieren nun Regionalgruppen, deren Netz beständig weiter ausgebaut wird. Diese Gruppen ermöglichen ortsbezogene Kontakte, dienen vorrangig dem Erfahrungsaustausch und beugen der Isolation vor. Oft werden Ärzte oder andere Fachleute zu Vorträgen eingeladen, aber auch die Geselligkeit und das fröhliche Miteinander haben Platz.

■ Information „Schmetterling"

Alle 3 Monate versenden wir unsere vereinseigene Zeitschrift mit dem Namen „Schmetterling" an alle Mitglieder der Selbsthilfegemeinschaft und mitarbeitende Ärzte. Darin informieren wir über medizinische, psychologische und rechtliche Sachverhalte zum Lupus. Unsere Mitglieder haben uns im Jahr 2001 bestätigt, dass sie zu über 94 % ihre wesentlichen Informationen zur eigenen Erkrankung aus diesem „Schmetterling" beziehen.

■ Workshops und Seminare

Regelmäßig finden im gesamten Bundesgebiet Vorträge statt. Bei diesen Veranstaltungen halten Ärztinnen und Ärzte sowie andere Fachleute Referate über die verschiedenen Aspekte des Lupus. Die Erkrankten können mit ihnen diskutieren und Fragen stellen.

Darüber hinaus veranstalten wir regionale Workshops, die der Information der Patienten dienen.

Für besondere Gruppen wie zum Beispiel erkrankte Männer, Kinder und Jugendliche sowie die ehrenamtlichen Regionalgruppenleiter führen wir regelmäßig Seminare durch, die sich den besonderen Anliegen der Betroffenen und/oder der Fortbildung widmen.

■ Beratung

Telefonische und schriftliche Beratung bekommen Sie über die bundesweite Geschäftsstelle in Wuppertal, die Regionalgruppenleiter sowie unsere Homepage (▶ www.lupus-rheumanet.org) mit einem Diskussionsforum.

Wir helfen bei der Suche nach geeigneten Fachärzten, Krankenhäusern und Kurkliniken und beraten in sozialrechtlichen Fragen, zum Beispiel Versorgungsamt oder Renten. Ebenso helfen wir einander durch Erfahrungsaustausch, besonders durch Informationen über eigenverantwortliches Verhalten und sinnvollen Umgang mit der Erkrankung, um einen günstigen Verlauf der Erkrankung zu erreichen.

■ Patientenschulung

In Zusammenarbeit mit der Deutschen Gesellschaft für Rheumatologie wurde auf wissenschaftlicher Grundlage eine Patientenschulung für Lupus-Patienten entwickelt. Wir unterstützen die Überarbeitung dieser Schulung. Außerdem bieten wir Kurse zum Empowerment und Seminare für Neuerkrankte an, um durch Wissen und Erfahrung den Umgang mit der Erkrankung gut zu bewältigen und als mündiger Patient eigene Verantwortung zu übernehmen.

■ **Kongresse/Messen**

Auf allen wichtigen Kongressen und Messen sind wir vertreten, um in wichtigen Fragen stets auf dem neuesten Stand zu sein und Ärzte und Öffentlichkeit über unsere Arbeit zu informieren.

■ **Forschung**

Die Selbsthilfegemeinschaft hat von Beginn an mit vielfacher Unterstützung und Forschungspreisen versucht, die Forschung auf dem Gebiet des Lupus zu fördern. 2006 wurde von der Selbsthilfegemeinschaft die Lupus Stiftung Deutschland gegründet, die diese Aufgabe seither übernimmt. Insbesondere mit der jährlichen Ausrichtung des Lupus Tages der Wissenschaft wird der Austausch der Wissenschaftler und die Fortbildung von Ärzten und Patienten gefördert.

■ **Studien**

Wir initiieren, fördern und beteiligen uns an umfassenden wissenschaftlichen Studien zur Erforschung der Ursachen und aller anderen Fragen rund um den Lupus.

In Zusammenarbeit mit dem Rheumazentrum Düsseldorf führen wir seit 2001 die derzeit größte Langzeitstudie zum Lupus in Europa durch. Dadurch erhoffen wir uns wichtige Informationen zum Verlauf und zur Therapie der Erkrankung sowie zur Frage, was genau zu einer besseren Bewältigung der Erkrankung beitragen kann.

Auch Sie können sich als Mitglied der Selbsthilfegemeinschaft noch an diesem wichtigen Projekt beteiligen, wenn ihre Diagnose vor weniger als 2 Jahren gestellt worden ist!

■ **Lupus-Pass**

Der Lupus-Pass ist zum einen ein Notfallpass, um bei einem Unfall oder unerwarteten Krankenhausaufenthalt alle wichtigen Daten dabei zu haben. Vor allem ist er aber ein Präventionspass, der Patienten befähigen und ermutigen soll, Risikofaktoren für Arteriosklerose zu erkennen und diese in eigener Verantwortung zusammen mit ihrem Arzt so weit wie möglich zu reduzieren.

■ **Politische Interessenvertretung**

Die organisierte Selbsthilfe wird heute zunehmend als legitime Vertretung der chronisch erkrankten Menschen anerkannt. Damit ist ihr aber auch die Aufgabe zugewachsen, sich im politischen Bereich für die Interessen der Patienten einzusetzen. Deshalb engagieren wir uns heute als Selbsthilfegemeinschaft immer dann, wenn Interessen von Lupus-Patienten nicht ausreichend berücksichtigt oder beschädigt werden.

■ **Wer erfüllt diese Aufgaben?**

Für diese Aufgaben setzen sich alle Mitglieder, insbesondere der Vorstand und die Regionalgruppen/innen ein.

Schirmherrin des Vereins war von 1998 bis 2010 mit großem Einsatz Frau Karin Clement, die Ehefrau des Politikers Wolfgang Clement. Wir sind weiter auf der Suche nach einer Nachfolge.

■ **Zugehörigkeit zu Dachorganisationen**

Die Lupus erythematodes Selbsthilfegemeinschaft e. V. braucht starke Partner und ist deshalb Mitglied

- im Bundesverband der Deutschen Rheuma-Liga (DRL),
- im Deutschen Paritätischen Wohlfahrtsverband (DPWV),
- der Allianz Chronisch Seltener Erkrankungen (ACHSE),
- in „Lupus Europe" (LE),
- in der „Lupus Foundation of America" (LFA),
- im Kindernetzwerk.

Darüber hinaus tauschen wir vielfältige Informationen auf nationaler und internationaler Ebene mit zahlreichen Selbsthilfeorganisationen und Ärzten aus.

Durch diese umfangreichen Kontakte sind wir über den aktuellsten Stand der Forschung stets informiert.

■ **Werden Sie Mitglied!**

Wenn Sie also

- stets über alle Neuigkeiten zum Lupus informiert sein möchten,
- Kontakte zu anderen Erkrankten suchen,
- sich an der wichtigen Studie unseres Vereins beteiligen möchten,
- sich für andere einsetzen wollen oder
- unsere wichtige Arbeit unterstützen wollen,

dann werden Sie Mitglied bei uns. Wir brauchen Sie!

Weitere Informationen finden Sie unter: ► www.lupus-rheumanet.

Mögliche krankheits- und schubauslösende Medikamente

M. Schneider

© Springer-Verlag GmbH Deutschland 2017
M. Schneider (Hrsg.), *Lupus erythematodes*,
DOI 10.1007/978-3-662-53844-9_30

Der systemische Lupus erythematodes ist eine systemische Autoimmunerkrankung, das heißt die Abwehr des Körpers richtet sich fälschlicherweise gegen sich selbst (▶ Kap. 3). Unklar ist weiterhin, was letztendlich diese Reaktion gegen den eigenen Körper auslöst. Neben Infektionen gibt es gute Hinweise darauf, dass Medikamente zu einer Aktivierung eines Lupus führen und auch selbst ein Lupus-ähnliches Krankheitsbild auslösen können. Letzteres wird als Medikamenten-induzierter Lupus („drug induced lupus") bezeichnet und ist dadurch gekennzeichnet, dass die Symptome in einem zeitlichen Zusammenhang mit einem neu eingesetzten Medikament erstmalig auftreten und nach Absetzen dieses Medikaments wieder vollständig verschwinden. Die Liste der möglichen Medikamente ist lang (◘ Tab. 30.1).

Schätzungen gehen davon aus, dass etwa 10 % aller Lupus-Fälle durch Medikamente induziert sind. Besonders deutlich ist der Zusammenhang für die Medikamente Hydralazin und Procainamid. Bei deren Einsatz entwickeln bis zu 20 % der Patienten innerhalb eines Jahres einen Medikamenten-induzierten Lupus. Die klinischen Symptome beginnen

◘ Tab. 30.1 Liste von Medikamenten, für die die Auslösung eines Medikamenten-induzierten Lupus beschrieben ist (fett gedruckte Substanzen: großes Risiko). (Mod. nach Xiao u. Chang 2014)

Bereich	Unterbereich	Substanz	Wirkungsansatz
Allergie	Antihistaminika	Cinnarizin	H1-Rezeptor-Antagonist
Immunologie und Rheumatologie	Antientzündlich	Mesalazin	5-Aminosalizylsäure
		Sulfasalazin	5-Aminosalizylsäure
	Biologika	Adalimumab	TNF-Blocker
		Etanercept	TNF-Blocker
		Golimumab	TNF-Blocker
		Infliximab	TNF-Blocker
		Interferon α	Zytokin
		Interferon β	Zytokin
Infektiologie	Antibiotika	Cefuroxim	Cephalosporin
		Ciprofloxacin	Gyrasehmmer
		Isoniazid	**Tuberkulostatikum**
		Minozyklin	**Tetrazyklin-Abkömmling**
		Nalidixinsäure	Quinolon
		Streptomycin	Aminoglykosid
		Sulfadimethoxin	Sulfonamid
		Sulfamethoxypyridazin	Sulfonamid
		Tetrazykline	Polyketide
	Antimykotika	Griseofulvin	Mitosehemmer
		Terbinafin	Ergosterolsynthese-Hemmung
	Antimalariamittel	Quinin	Alkaloid
Kardiologie	Antiarrhythmika	**N-Acetylprocainamid**	**Klasse-III-Antiarrhytmikum**
		Procainamid	**Klasse-Ia-Antiarrhytmikum**
		Propafenon	Klasse-Ic-Antiarrhytmikum
		Quinidin	**Klasse-Ia-Antiarrhytmikum**

Tab. 30.1 Fortsetzung

Bereich	Unterbereich	Substanz	Wirkungsansatz
	Blutdrucksenker	Acebutolol	Betablocker
		Atenolol	Betablocker
		Captopril	ACE-Hemmer
		Enalapril	ACE-Hemmer
		Kalziumkanalblocker	Kalziumkanalblockade
		Hydralazin	**Diuretikum**
		Labetalol	Betablocker
		Metaprolol	Betablocker
		Oxprenolol	Betablocker
		Practolol	Betablocker
		Propranolol	Betablocker
		Spironolacton	Diuretikum
		Timolol	Betablocker
	Andere	Clonidin	α_2-Adrenozeptor-Agonist
Endokrinologie	Aromatasehemmer	Aminoglutethimid	Antiöstrogen
	Chelatbinder	Deferipron	Eisenbindung
	Statine	Atorvastatin	HMG-CoA Reduktase-Hemmer
		Fluvastatin	HMG-CoA Reduktase-Hemmer
		Lovastatin	HMG-CoA Reduktase-Hemmer
		Pravastatin	HMG-CoA Reduktase-Hemmer
		Simvastatin	HMG-CoA Reduktase-Hemmer
	Hormonersatz	Danazol	Modifiziertes Progesteron
		Leuprolin	GnRH-Analogon
	Schilddrüsenmedikamente	Methimazol	Thyroperoxidase-Hemmer
		Methylthiouracil	Thyroperoxidase-Hemmer
		Propylthiouracil	Thyroperoxidase-Hemmer
		Thioamide	Thyroperoxidase-Hemmer
Neurologie und Psychiatrie	Antikonvulsiva	Carbamazepin	Natriumkanalblockade
		Diphenylhydantoin	Natriumkanalblockade
		Ethosuximid	T-Typ-Kalziumkanalblockade
		Phenytoin	Natriumkanalblockade
		Primidon	Natriumkanalblockade
		Nomifensin	Dopamin-Wiederaufnahmehemmer
	Anti-Migräne-Substanzen	Methylsergid	5-HT$_{2B}$-Rezeptor-Antagonist
	Anti-Parkinson-Substanzen	**Levodopa**	**Katecholamin-Vorläufer**

Bereich	Unterbereich	Substanz	Wirkungsansatz
Tab. 30.1 Fortsetzung			
	Anti-Psychotika	**Chlorpromazin**	**Dopamin-Antagonist**
		Chlorprothixen	Dopamin- und Dopamin-Rezeptor-Blockade
		Levomepromazin	Rezeptor-Blockade
		Perphenazin	Dopamin-Antagonist

zumeist plötzlich (beim systemischen Lupus erythematodes eher schleichend) und sind milder. Es bestehen vor allem Gelenk- und Muskelbeschwerden, eine Rippenfellentzündung und Allgemeinsymptome wie Müdigkeit und Abgeschlagenheit. Organbeteiligungen wie zum Beispiel eine Nierenentzündung werden nahezu nie beobachtet. Die meisten dieser Patienten mit Medikamenten-induziertem Lupus sind älter als die Patienten mit klassischem Lupus erythematodes, Männer erkranken genauso häufig wie Frauen. Bei diesen Patienten sind ebenso wie beim systemischen Lupus erythematodes antinukleäre Antikörper im Blut nachweisbar. Im Gegensatz zum systemischen Lupus erythematodes finden sich keine Antikörper gegen doppelstränge DNA, typisch sind vielmehr Antikörper gegen Proteine im Zellkern, sogenannte Histone. Die Antikörper bleiben auch nach Abklingen der Symptome weiter nachweisbar, eine Therapie ist deshalb aber nicht erforderlich.

Das Lupus-Bild, das durch Hydrochlorothiazid, Terbinafin und Kalziumkanal-Blocker hervorgerufen wird, erinnert eher an einen subakut kutanen Lupus erythematodes (▶ Kap. 10), und die Patienten weisen auch häufig typische Antikörper (Ro/SS-A) auf.

Eine weitere Sonderform eines Medikamenten-induzierten Lupus findet sich bei der Behandlung mit TNF-Hemmern, zum Beispiel bei der rheumatoiden Arthritis. Einige Patienten entwickeln unter dieser Therapie antinukleäre Antikörper, meist jedoch ohne weitere neue Krankheitszeichen. Da die Gelenksymptome und die allgemeinen Krankheitszeichen einer rheumatoiden Arthritis und eines Lupus sehr ähnlich sind, ist die Unterscheidung häufig sehr schwierig, wenn nicht andere Organbeteiligungen richtungsweisend sind. Das Auftreten von antinukleären Antikörpern bei diesen Patienten bedeutet ohne weitere Symptome jedoch nicht, dass sie jetzt auch noch einen Lupus entwickeln.

Medikamente mit einer absoluten Kontraindikation für den Lupus sollten in jedem Fall nicht eingesetzt werden (▪ Tab. 30.2). Relative Kontraindikationen sind durchaus anders zu behandeln. Unter diesen finden sich auch sogenannte Rheumamittel (NSAR; z. B. Diclofenac, Ibuprofen). Bei Einnahme dieser Substanzen kann in sehr seltenen Fällen eine nichtinfektiöse Entzündung der Hirnhäute als Komplikation auftreten. Die meisten Patienten vertragen diese Medikamente aber problemlos. Sie können ebenso wie zum Beispiel bestimmte Blutdrucksubstanzen (ACE-Hemmer) bei Lupus sehr hilfreich sein. Bei ihrer Verwendung sollte nur klar sein, dass ein gewisses Risiko für eine Krankheitsaktivierung nicht 100%ig ausgeschlossen werden kann. Als Betroffener sollte man wissen, was auf einen zukommen kann, deswegen ist in ▪ Tab. 30.2 aufgelistet, was passieren kann.

Im Einzelfall kann die Liste an Medikamenten, die vertragen werden, durchaus ganz anders aussehen. Manche Patienten vertragen fast alles, andere fast nichts. Häufig gibt es keine gute Erklärung dafür. Deshalb wird vor allem denen, die bereits in der Vergangenheit einmal Schwierigkeiten mit bestimmten Medikamenten hatten (das können auch allergische Reaktionen sein), empfohlen, eine Liste der Medikamente zu führen, die sie schon einmal eingenommen haben. In dieser Liste sollte dann zu jeder eingenommenen Substanz dokumentiert werden, ob sie vertragen wurde oder nicht, und wenn nicht, welche Reaktion aufgetreten ist.

Auch Kortison sollte hier im Zusammenhang mit Medikamenten-induziertem Lupus genannt werden. Kortison ist in vielen Situationen von Lupus-Aktivierungen sehr wichtig, andererseits muss die

◼ **Tab. 30.2** Liste aller zugelassenen Medikamente, für die ein Warnhinweis bei Lupus besteht. Bei absoluter Gegenanzeige sollte grundsätzlich auf den Einsatz dieser Substanz beim systemischen Lupus erythematodes verzichtet werden. Bei relativer Gegenanzeige muss im Einzelfall abgewogen werden. Bei vielen Substanzen ist das Risiko nicht näher beschrieben (der alleinige Begriff „Vorsicht" deutet ein Risiko an, das nicht weiter ausgeführt ist)

Medikament	Hinweis
Absolute Gegenanzeige	
Acebutolol	
Aminooxopentansäure, extern	
Aurothioglukose	Systemischer Lupus erythematodes
Bumadizon	
Butazone	
Dihydralazin	Systemischer Lupus erythematodes oder medikamentös induzierter Lupus
Goldkeratinat	Systemischer Lupus erythematodes
Goldpräparate	Systemischer Lupus erythematodes
Hydralazin	Systemischer Lupus erythematodes oder medikamentös induzierter Lupus
Kebuzon	
Methoxsalen	
Methoxsalen, extern	
Mofebutazon	
Natriumaurothiomalat	Systemischer Lupus erythematodes
Oxyphenbutazon	
Penicillamin	Nachweis von Zellkern-Antikörpern in höheren Titerstufen
Phenylbutazon	
Pyrazinobutazon	
Suxibuzon	
Relative Gegenanzeige	
ACE-Hemmer	Vorsicht
Aceclofenac	Vorsicht, Prädisposition für Komplikationen der Hirnhäute (aseptische Meningitis)
	Lupus-Nephropathie: Vorsicht, Diurese und Nierenfunktion kontrollieren
Acemetazin	Vorsicht, Prädisposition für Komplikationen der Hirnhäute (aseptische Meningitis)
	Lupus-Nephropathie: Vorsicht, Diurese und Nierenfunktion kontrollieren
Auranofin	
Azapropazon	Vorsicht, Prädisposition für Komplikationen der Hirnhäute (aseptische Meningitis)
	Lupus-Nephropathie: Vorsicht, Diurese und Nierenfunktion kontrollieren
Benazepril-HCl	Vorsicht
Captopril	Vorsicht
Celecoxib	Vorsicht, Prädisposition für Komplikationen der Hirnhäute (aseptische Meningitis)
	Lupus-Nephropathie: Vorsicht, Diurese und Nierenfunktion kontrollieren

◼ Tab. 30.2 Fortsetzung

Medikament	Hinweis
Chlortetracyclin-HCl, extern	Vorsicht
Cilazapril	Vorsicht
Dexibuprofen	Vorsicht, Prädisposition für Komplikationen der Hirnhäute (aseptische Meningitis)
	Lupus-Nephropathie: Vorsicht, Diurese und Nierenfunktion kontrollieren
Dexketoprofen	Vorsicht, Prädisposition für Komplikationen der Hirnhäute (aseptische Meningitis)
	Lupus-Nephropathie: Vorsicht, Diurese und Nierenfunktion kontrollieren
Dibotermin alfa	Wirksamkeit und Unbedenklichkeit beim systemischen Lupus erythematodes nicht nachgewiesen
Diclofenac-Colestyramin	Vorsicht, Prädisposition für Komplikationen der Hirnhäute (aseptische Meningitis)
	Lupus-Nephropathie: Vorsicht, Diurese und Nierenfunktion kontrollieren
Diclofenac-Kalium	Vorsicht, Prädisposition für Komplikationen der Hirnhäute (aseptische Meningitis)
	Lupus-Nephropathie: Vorsicht, Diurese und Nierenfunktion kontrollieren
Diclofenac-Natrium	Vorsicht, Prädisposition für Komplikationen der Hirnhäute (aseptische Meningitis)
	Lupus-Nephropathie: Vorsicht, Diurese und Nierenfunktion kontrollieren
Eisen(III)-Derisomaltose	Systemischer Lupus erythematodes: erhöhtes Risiko für Überempfindlichkeits- reaktionen
Enalaprilat	Vorsicht
Enalaprilmaleat	Vorsicht
Equilinsulfat-Natrium	Systemischer Lupus erythematodes: Vorsicht
Estradiol	Systemischer Lupus erythematodes: Vorsicht
Estradiol + Drospirenon	Systemischer Lupus erythematodes: Vorsicht
Estradiol + Dydrogesteron	Systemischer Lupus erythematodes: Vorsicht
Estradiol + Levonorgestrel	Systemischer Lupus erythematodes: Vorsicht
Estradiol + Nomegestrolazetat	Vorsicht, mögliche kardiovaskuläre Störungen
Estradiol + Norethisteronazetat	Systemischer Lupus erythematodes: Vorsicht
Estradiolbenzoat	Systemischer Lupus erythematodes: Vorsicht
Estradiolvalerat	Systemischer Lupus erythematodes: Vorsicht
Estradiolvalerat + Cyproteronazetat	Systemischer Lupus erythematodes: Vorsicht
Estradiolvalerat + Dienogest	Systemischer Lupus erythematodes: Vorsicht
Estradiolvalerat + Levonorgestrel	Systemischer Lupus erythematodes: Vorsicht
Estradiolvalerat + Medroxyproges- teronazetat	Systemischer Lupus erythematodes: Vorsicht
Estradiolvalerat + Norethisterona- zetat	Systemischer Lupus erythematodes: Vorsicht
Estriol	Systemischer Lupus erythematodes: Vorsicht

◼ **Tab. 30.2** Fortsetzung

Medikament	Hinweis
Estronsulfat-Natrium	Systemischer Lupus erythematodes: Vorsicht
Ethinylestradiol	Systemischer Lupus erythematodes: Vorsicht
Ethinylestradiol + Chlormadinonazetat	Vorsicht, mögliche kardiovaskuläre Störungen
Ethinylestradiol + Cyproteronazetat	Vorsicht, mögliche kardiovaskuläre Störungen
Ethinylestradiol + Desogestrel	Vorsicht, mögliche kardiovaskuläre Störungen
Ethinylestradiol + Dienogest	Vorsicht, mögliche kardiovaskuläre Störungen
Ethinylestradiol + Drospirenon	Vorsicht, mögliche kardiovaskuläre Störungen
Ethinylestradiol + Etonogestrel	Systemischer Lupus erythematodes
Ethinylestradiol + Gestoden	Vorsicht, mögliche kardiovaskuläre Störungen
Ethinylestradiol + Levonorgestrel	Vorsicht, mögliche kardiovaskuläre Störungen
Ethinylestradiol + Lynestrenol	Vorsicht, mögliche kardiovaskuläre Störungen
Ethinylestradiol + Norelgestromin	Systemischer Lupus erythematodes
Ethinylestradiol + Norethisteron	Vorsicht, mögliche kardiovaskuläre Störungen
Ethinylestradiol + Norethisteronazetat	Vorsicht, mögliche kardiovaskuläre Störungen
Ethinylestradiol + Norgestimat	Vorsicht, mögliche kardiovaskuläre Störungen
Ethinylestradiol + Norgestrel	Vorsicht, mögliche kardiovaskuläre Störungen
Etofenamat	Vorsicht, Prädisposition für Komplikationen der Hirnhäute (aseptische Meningitis)
	Lupus-Nephropathie: Vorsicht, Diurese und Nierenfunktion kontrollieren
Etoricoxib	Vorsicht, Prädisposition für Komplikationen der Hirnhäute (aseptische Meningitis)
	Lupus-Nephropathie: Vorsicht, Diurese und Nierenfunktion kontrollieren
Fenbufen	Vorsicht, Prädisposition für Komplikationen der Hirnhäute (aseptische Meningitis)
	Lupus-Nephropathie: Vorsicht, Diurese und Nierenfunktion kontrollieren
Fenoprofen	Vorsicht, Prädisposition für Komplikationen der Hirnhäute (aseptische Meningitis)
	Lupus-Nephropathie: Vorsicht, Diurese und Nierenfunktion kontrollieren
Flufenaminsäure	Vorsicht, Prädisposition für Komplikationen der Hirnhäute (aseptische Meningitis)
	Lupus-Nephropathie: Vorsicht, Diurese und Nierenfunktion kontrollieren
Flurbiprofen	Vorsicht, Prädisposition für Komplikationen der Hirnhäute (aseptische Meningitis)
	Lupus-Nephropathie: Vorsicht, Diurese und Nierenfunktion kontrollieren
Fosinopril-Natrium	Vorsicht
FSME-Impfstoff	Vorsicht, Schub möglich
Gestoden	Vorsicht, mögliche kardiovaskuläre Störungen
Griseofulvin	Gilt für den systemischen Lupus erythematodes und andere Kollagenosen

◼ **Tab. 30.2** Fortsetzung

Medikament	Hinweis
Histamindihydrochlorid	Vorsicht
Ibuprofen	Vorsicht, Prädisposition für Komplikationen der Hirnhäute (aseptische Meningitis)
	Lupus-Nephropathie: Vorsicht, Diurese und Nierenfunktion kontrollieren
Imidapril-HCl	Vorsicht
Indapamid	Systemischer Lupus erythematodes
Indometazin	Vorsicht, Prädisposition für Komplikationen der Hirnhäute (aseptische Meningitis)
	Lupus-Nephropathie: Vorsicht, Diurese und Nierenfunktion kontrollieren
Ketoprofen	Vorsicht, Prädisposition für Komplikationen der Hirnhäute (aseptische Meningitis)
	Lupus-Nephropathie: Vorsicht, Diurese und Nierenfunktion kontrollieren
konjugierte Östrogene	Systemischer Lupus erythematodes: Vorsicht
konjugierte Östrogene + Medrogeston	Systemischer Lupus erythematodes: Vorsicht
Lisinopril	Vorsicht
Lonazolac-Ca	Vorsicht, Prädisposition für Komplikationen der Hirnhäute (aseptische Meningitis)
	Lupus-Nephropathie: Vorsicht, Diurese und Nierenfunktion kontrollieren
Lornoxicam	Vorsicht, Prädisposition für Komplikationen der Hirnhäute (aseptische Meningitis)
	Lupus-Nephropathie: Vorsicht, Diurese und Nierenfunktion kontrollieren
Lumiracoxib	Vorsicht, Prädisposition für Komplikationen der Hirnhäute (aseptische Meningitis)
	Lupus-Nephropathie: Vorsicht, Diurese und Nierenfunktion kontrollieren
Meloxicam	Vorsicht, Prädisposition für Komplikationen der Hirnhäute (aseptische Meningitis)
	Lupus-Nephropathie: Vorsicht, Diurese und Nierenfunktion kontrollieren
Mestranol	Systemischer Lupus erythematodes: Vorsicht
Mestranol + Chlormadinonazetat	Vorsicht, mögliche kardiovaskuläre Störungen
Moexipril-HCl	Vorsicht
Nabumeton	Vorsicht, Prädisposition für Komplikationen der Hirnhäute (aseptische Meningitis)
	Lupus-Nephropathie: Vorsicht, Diurese und Nierenfunktion kontrollieren
Naproxen	Vorsicht, Prädisposition für Komplikationen der Hirnhäute (aseptische Meningitis)
	Lupus-Nephropathie: Vorsicht, Diurese und Nierenfunktion kontrollieren
nichtsteroidale Antirheumatika	Vorsicht, Prädisposition für Komplikationen der Hirnhäute (aseptische Meningitis)
	Lupus-Nephropathie: Vorsicht, Diurese und Nierenfunktion kontrollieren

◨ **Tab. 30.2** Fortsetzung

Medikament	Hinweis
Nifluminsäure	Vorsicht, Prädisposition für Komplikationen der Hirnhäute (aseptische Meningitis)
	Lupus-Nephropathie: Vorsicht, Diurese und Nierenfunktion kontrollieren
Norgestrel	Vorsicht, mögliche kardiovaskuläre Störungen
orale Kontrazeptiva, kombinierte	Vorsicht, mögliche kardiovaskuläre Störungen
Ospemifen	Systemischer Lupus erythematodes: Vorsicht, erhöhtes Risiko tiefer Venenthrombosen
Östrogene	Systemischer Lupus erythematodes: Vorsicht
Oxaprozin	Vorsicht, Prädisposition für Komplikationen der Hirnhäute (aseptische Meningitis)
	Lupus-Nephropathie: Vorsicht, Diurese und Nierenfunktion kontrollieren
Pentoxifyllin	Systemischer Lupus erythematodes: Vorsicht
Perindopril	Vorsicht
Piroxicam	Vorsicht, Prädisposition für Komplikationen der Hirnhäute (aseptische Meningitis)
	Lupus-Nephropathie: Vorsicht, Diurese und Nierenfunktion kontrollieren
Pirprofen	Vorsicht, Prädisposition für Komplikationen der Hirnhäute (aseptische Meningitis)
	Lupus-Nephropathie: Vorsicht, Diurese und Nierenfunktion kontrollieren
Procainamid	
Proglumetazindimaleat	Vorsicht, Prädisposition für Komplikationen der Hirnhäute (aseptische Meningitis)
	Lupus-Nephropathie: Vorsicht, Diurese und Nierenfunktion kontrollieren
Proquazon	Vorsicht, Prädisposition für Komplikationen der Hirnhäute (aseptische Meningitis)
	Lupus-Nephropathie: Vorsicht, Diurese und Nierenfunktion kontrollieren
Pyritinol	Systemischer Lupus erythematodes
Quinapril	Vorsicht
Quinaprilat	Vorsicht
Ramipril	Vorsicht
Rofecoxib	Vorsicht, Prädisposition für Komplikationen der Hirnhäute (aseptische Meningitis)
	Lupus-Nephropathie: Vorsicht, Diurese und Nierenfunktion kontrollieren
Roflumilast	Aufgrund nicht ausreichender Erfahrungen nicht mit Roflumilast behandeln
Salsalat	Vorsicht: erhöhte Transaminasen, in einem Fall verringerte Nierenfunktion
Spirapril-HCl	Vorsicht
Tenoxicam	Vorsicht, Prädisposition für Komplikationen der Hirnhäute (aseptische Meningitis)
	Lupus-Nephropathie: Vorsicht, Diurese und Nierenfunktion kontrollieren
Terbinafin	Systemischer Lupus erythematodes: Vorsicht, Terbinafin-assoziierte Erkrankungen bzw. Verschlechterung beschrieben

Tab. 30.2 Fortsetzung

Medikament	Hinweis
Tiaprofensäure	Vorsicht, Prädisposition für Komplikationen der Hirnhäute (aseptische Meningitis)
	Lupus-Nephropathie: Vorsicht, Diurese und Nierenfunktion kontrollieren
Tibolon	Systemischer Lupus erythematodes: Vorsicht, engmaschig überwachen
Ticlopidin-HCl	Vorsicht: Verschlechterung möglich
Tolmetin	Vorsicht, Prädisposition für Komplikationen der Hirnhäute (aseptische Meningitis)
	Lupus-Nephropathie: Vorsicht, Diurese und Nierenfunktion kontrollieren
Trandolapril	Vorsicht
Valdecoxib	Vorsicht, Prädisposition für Komplikationen der Hirnhäute (aseptische Meningitis)
	Lupus-Nephropathie: Vorsicht, Diurese und Nierenfunktion kontrollieren
Valproinsäure-Natrium	Systemischer Lupus erythematodes: Vorsicht
veresterte Östrogene, pflanzliche	Systemischer Lupus erythematodes: Vorsicht
Zofenopril-Kalzium	Vorsicht, besonders bei gleichzeitig bestehender Niereninsuffizienz: erhöhtes Neutropenierisiko, Leukozyten engmaschig kontrollieren. Näheres siehe Fachinformation

Notwendigkeit von Kortison in der Behandlung wegen seiner möglichen Langzeitnebenwirkungen immer wieder sorgfältig geprüft werden (▶ Kap. 23). Es gibt zwar keine Hinweise darauf, dass durch Kortison ein Lupus oder ein Schub eines bestehenden Lupus ausgelöst wurden, aber Lupus-Patienten haben offensichtlich eine besondere Empfindlichkeit des Gehirns für Kortison. Dies gilt vor allem für Dosierungen von 40 mg Prednisolon und mehr. Die Symptome können sein: depressive Verstimmung bis zu Depression, Unruhezustände und Euphorie, Verwirrtheit und Halluzinationen oder eine Psychose. Diese Symptome sind nicht von Lupus-bedingten Reaktionen des Gehirns zu unterscheiden (▶ Kap. 17), und es gibt auch keine sichere Möglichkeit vorherzusagen, wer solche Symptome bekommt. Aufmerksam sollte man immer dann werden, wenn solche Symptome 3–5 Tage nach Start einer höherdosierten Kortison-Therapie beginnen. Sollte die Kortison-Gabe Ursache der psychischen Veränderung sein, führt ein Beenden dieser Therapie nach einigen Tagen zu einem kompletten Verschwinden der Symptome. Das unterscheidet sie dann endgültig von Lupus-induzierten Symptomen am Gehirn.

Depressive Verstimmungen und die anderen beschriebenen Symptome können auch nach Absetzen von Kortison auftreten. In diesen Fällen bestehen die Symptome meist für einige Tage oder Wochen und sind dann ebenfalls wieder komplett rückläufig.

Literatur

Xiao X, Chang C (2014) Diagnosis and classification of drug-induced autoimmunity (DIA). J Autoimmunity 48–49:66–72

Trotz Lupus lange leben?

Langzeitprognose

K. Manger, B. Manger

© Springer-Verlag GmbH Deutschland 2017
M. Schneider (Hrsg.), *Lupus erythematodes*,
DOI 10.1007/978-3-662-53844-9_31

In den letzten Jahrzehnten wurden viele Fortschritte in der Behandlung des Lupus erzielt. Diese Erfolge haben aber noch nicht dazu geführt, dass wir die Krankheit heilen können. Weiterhin versterben daher Patienten mit Lupus an und mit dieser Erkrankung. Jedoch kennen wir die großen Risikofaktoren für Lupus heute besser und gehen diese gezielt an.

Die aktuellen Daten zur Langzeitprognose, die wir nachfolgend darstellen, beruhen auf den Therapien von vor 15–20 Jahren. Die Ergebnisse unserer heutigen Behandlungskonzepte werden wir erst in den nächsten 10 Jahren sehen. Wir können aber sicher festhalten, dass die Entwicklung, die wir über die letzten Jahrzehnte sehen, erfreulich ist. Die Gesamtprognose des Lupus hat sich in diesem Zeitraum kontinuierlich verbessert. In einer Auswertung von Untersuchungen an fast 20.000 Lupus-Patienten in der ganzen Welt konnte dieser Aufwärtstrend eindeutig belegt werden (Mak et al. 2012). So erhöhte sich der Anteil der Patienten, die 5 Jahre nach der Diagnosestellung noch am Leben waren (sog. 5-Jahres-Überlebensrate), von 74,7 % im Jahr 1950 auf 94,8 % im Jahr 2000. Die 10-Jahres-Überlebensrate stieg in der gleichen Zeit von 63,2 % auf 91,4 % (◘ Abb. 31.1).

Diese weltweiten Zahlen gelten auch für Lupus-Patienten in Deutschland, das belegen Daten aus einem Erlanger Patientengut aus dem Jahr 2002: Hier lag die 5-Jahres-Überlebensrate bei 96,7 %, die 10-Jahres-Überlebensrate bei 90,5 % (Manger et al. 2002).

Die Ursachen für diese kontinuierliche Verbesserung des Langzeitverlaufs sind vielfältig. Ganz wesentlich haben verbesserte Therapiemöglichkeiten dazu beigetragen, wie etwa die Verfügbarkeit neuer Immunsuppressiva, aber auch die Optimierung etablierter Therapiestrategien, zum Beispiel der verminderte Einsatz von Glukokortikoiden („Kortison"). Genauso wichtig sind aber auch Neuerungen bei den ergänzenden Behandlungsoptionen, wie Therapie mit Antibiotika und Nierenersatztherapie. Und nicht zuletzt führten auch Weiterentwicklungen in der Diagnostik dazu, frühere und mildere Krankheitsverläufe bei Lupus zu erkennen, was statistisch zu einer Verbesserung der Gesamtprognose beiträgt.

Eine andere Zahl, um den Einfluss einer Erkrankung auf die Gesamtsterblichkeit zu erfassen, ist die sogenannte standardisierte Mortalitätsrate (SMR). Sie drückt aus, um wie viel höher das Sterblichkeitsrisiko für Patienten mit einer bestimmten Erkrankung im Vergleich zu Personen gleichen Alters und Geschlechts in der Normalbevölkerung ist. Dieser Wert liegt national wie auch international bei 2,4. Das bedeutet, das Sterblichkeitsrisiko bei Lupus-Erkrankten hat sich von einem Ausgangswert von etwa 14 deutlich verringert, ist jedoch auch heute immer noch um das Zwei- bis Dreifache gegenüber der Normalbevölkerung erhöht (Bernatsky et al. 2006, Manger et al. 2002). Zum Vergleich: Ein Wert von 2–3 liegt auch bei anderen chronischen Erkrankungen vor, zum Beispiel bei der multiplen Sklerose (MS).

Die Ursachen für die immer noch verminderte Lebenserwartung geben uns Hinweise darauf, wo in der Behandlung von Lupus-Patienten gute

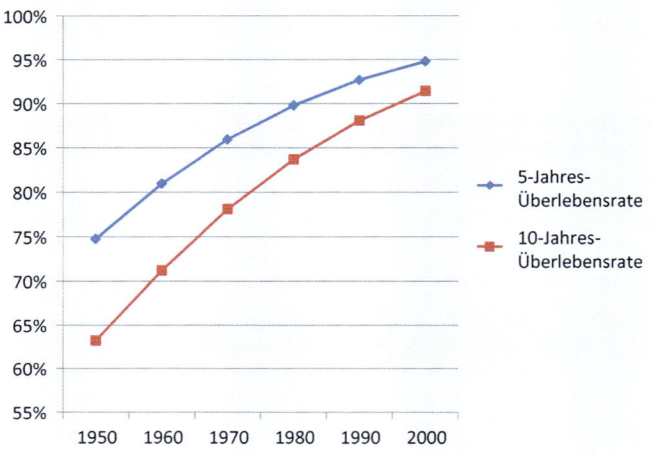

◘ **Abb. 31.1**   Verbesserung der Langzeitprognose seit 1950: Der Anteil der Patienten, die 5 bzw. 10 Jahre nach der Diagnosestellung noch am Leben waren, stieg im Zeitraum von 1950 bis 2000 kontinuierlich an. (Nach Daten von Mak et al. 2012)

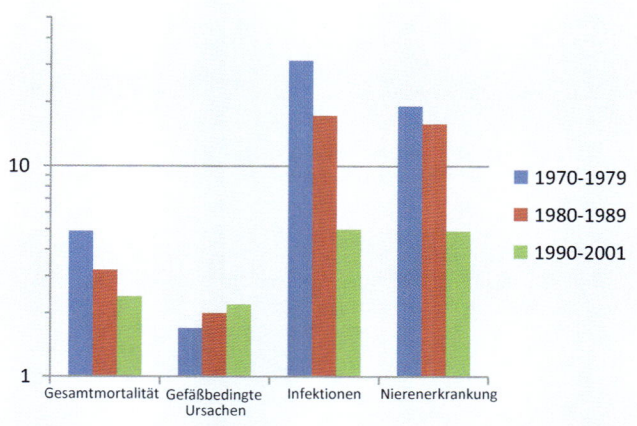

■ **Abb. 31.2** Entwicklung der Gesamtmortalitätsrate im Vergleich zur Normalbevölkerung (SMR) bei Lupus seit 1970 sowie die Mortalitätsrate aufgrund gefäßbedingter Ursachen („kardiovaskulär" oder „zerebrovaskulär", z. B. Herzinfarkt oder Schlaganfall), durch Infektionen oder eine Beteiligung der Niere. (Nach Daten von Bernatsky et al. 2006)

Fortschritte gemacht wurden und wo wir noch mehr erreichen müssen (Bernatsky et al. 2006): So nahmen Infektionen und Nierenerkrankung seit 1970 als Todesursachen drastisch ab. Die Wahrscheinlichkeit, an einem Herzinfarkt oder einem Schlaganfall zu versterben, stieg im Gegensatz dazu im gleichen Zeitraum an. Dies ist wohl zum einen durch die beschleunigte Arteriosklerose bei Lupus-Patienten bedingt, zum anderen sicher auch dadurch, dass Lupus-Patienten heute eine höhere Lebenserwartung haben und sich damit auch eine „altersbedingte" Gefäßverkalkung häufiger auswirkt (■ Abb. 31.2).

Bei der Bewertung der SMR ist zu beachten, dass es sich hierbei um ein relatives Maß im Vergleich zur Normalbevölkerung handelt. Wenn in dieser Analyse etwa Infektionen eine hohe SMR aufweisen, zeigt dies, dass Infektionen bei Lupus-Patienten viel häufiger die Todesursache darstellen als bei Normalpersonen. Ursache dafür ist die notwendige Unterdrückung der Körperabwehr durch Immunsuppressiva. Eine gefäßbedingte Todesursache ist bei Lupus-Patienten nur etwa doppelt so häufig wie in der allgemeinen Bevölkerung. Die absolute Zahl der durch Herz-Kreislauf-Erkrankungen ausgelösten Todesfälle liegt jedoch bei Lupus-Patienten aktuell etwa 7-mal so hoch wie die Zahl der infektionsbedingten Todesfälle (Bernatsky et al. 2006). Erfreulich ist, dass sich bei Lupus keine erhöhte Sterblichkeit durch Krebserkrankungen findet. In einer ganz aktuellen Zusammenfassung von 12 neueren Studien werden diese Angaben eindrucksvoll bestätigt (Yurkovich et al. 2014).

Wir wissen, dass Organbeteiligungen, zum Beispiel an Niere, Lunge, Herz oder Gehirn, Zeichen einer schweren Verlaufsform des Lupus sind. Frühe Erkennung und Behandlung sind dafür extrem wichtig. Von all diesen Organbeteiligungen hat die Lupus-Nephritis wohl den größten Einfluss auf die Langzeitprognose. In einer neueren Arbeit wurde dies noch detaillierter beleuchtet. Im Vergleich zu Lupus-Patienten ohne Nierenerkrankung war die Mortalität bei Patienten mit Nierenbeteiligung allgemein um das 2,2-fache, bei terminaler Niereninsuffizienz sogar um das 9,2-fache erhöht.

Mok und Kollegen (2013) haben ausgerechnet, dass Lupus-Patienten allgemein eine Verkürzung der mittleren Lebenserwartung um 12 Jahre haben, bei denjenigen mit Nierenbeteiligung sind es noch 3 Jahre mehr.

Diese Zahlen führen deutlich vor Augen, dass trotz eindrucksvoller Erfolge in Hinblick auf die Langzeitprognose bei Lupus in den vergangenen Jahrzehnten das Ziel bei weitem noch nicht erreicht ist. Weitere Fortschritte in allen Aspekten des Therapiemanagements und neue Behandlungsoptionen sind nötig, um dem Ziel einer Normalisierung von Lebenserwartung und Lebensqualität für Lupus-Patienten sukzessive näher zu kommen.

Literatur

Bernatsky S, Boivin JF, Joseph L, et al. (2006) Mortality in systemic lupus erythematosus. Arthritis Rheum 54: 2550–2557
Mak A, Cheung MW, Chiew HJ, Liu Y, Ho RC (2012) Global trend of survival and damage of systemic lupus erythematosus: meta-analysis and meta-regression of observational studies from the 1950s to 2000s. Semin Arthritis Rheum 41: 830–839

Manger K, Manger B, Repp R, et al. (2002) Definition of risk factors for death, end stage renal disease, and thrombo-embolic events in a monocentric cohort of 338 patients with systemic lupus erythematosus. Ann Rheum Dis 61: 1065–1070

Mok CC, Kwok RC, Yip PS (2013) Effect of renal disease on the standardized mortality ratio and life expectancy of patients with systemic lupus erythematosus. Arthritis Rheum 65: 2154–2160

Yurkovich M, Vostretsova K, Chen W, Aviña-Zubieta JA (2014) Overall and cause-specific mortality in patients with systemic lupus erythematosus: a meta-analysis of observational studies. Arthritis Care Res (Hoboken) 66: 608–616

Gut mit Lupus leben – Bericht einer Patientin

B. Winkler-Rohlfing

© Springer-Verlag GmbH Deutschland 2017
M. Schneider (Hrsg.), *Lupus erythematodes*,
DOI 10.1007/978-3-662-53844-9_32

Wenn sich zwei an Lupus Erkrankte treffen, lauten die ersten beiden Fragen oft: „Wie lange sind Sie schon krank?" und „Seit wann haben Sie Ihre Diagnose?", denn nach wie vor liegen häufig Monate, wenn nicht gar Jahre zwischen diesen beiden Daten. So begann für die meisten von uns das „Leben mit dem Lupus erythematodes", lange bevor wir diesen schwierigen Krankheitsnamen kennenlernten oder ihn gar aussprechen konnten.

„Was ist bloß mit mir los?"

Das anfängliche Fieber deutete auf eine Grippe hin, die allerdings nicht so richtig auf die Medikamente ansprach. Dann wurden die Blutwerte immer schlechter, so dass weitere Untersuchungen nötig erschienen. Viele Verdachtsdiagnosen wurden gestellt, von denen sich aber keine bestätigen ließ. Also fand ich mich zunächst mit der Situation ab und versuchte, so gut wie möglich weiterzumachen.

Kalte Hände? Ständig brennende Augen? Sicher sind zu vieles Lesen, Computerarbeit oder Klimaanlagen schuld. Schlimmer Hautausschlag nach einer Penicillin-Behandlung? Kein Grund zur Sorge. Viele Menschen reagieren darauf allergisch. Ständig zunehmende Gelenkschmerzen? Der Arzt sieht nichts, also können die Schmerzen gar nicht so schlimm sein.

Meine Abgeschlagenheit und Müdigkeit nahmen jedoch ohne erkennbaren Grund ständig zu, so dass die Stimme in mir immer deutlicher und lauter fragte: „Was ist bloß mit mir los?"

Diese Beschreibung ließe sich beliebig fortsetzen und durch andere Beschwerden abwandeln, denn die Symptome des Lupus sind ebenso vielfältig und verschieden wie wir Menschen, die ihn bekommen haben. Gemeinsam ist vielen Krankheitsgeschichten jedoch, dass für unsere anfänglichen Krankheitssymptome weder wir selbst noch unsere Ärzte eine Erklärung fanden.

Da sich im Laufe der Zeit weitere Symptome einstellten, ging man zu verschiedenen Fachärzten, aber nur selten erkannte einer von ihnen oder merkten wir selbst, dass alle Beschwerden zum Erscheinungsbild ein und derselben Erkrankung gehörten.

Manchmal gelang es, eine Zeitlang weiterzumachen, als wäre man gesund, aber gelegentlich waren die Schmerzen, die Erschöpfung und andere Beschwerden so massiv, dass sie sich nicht mehr

verbergen ließen. Zunehmend geriet man in den Ruf, etwas kränklich, anfällig, labil oder gar eine Simulantin zu sein.

Bei einigen war es der Leidensdruck, der durch solche Einschätzungen entstand, oder auch die unerträglichen Schmerzen, die wieder und wieder zum Arzt führten. Bei anderen schritt die Erkrankung so aggressiv fort, dass schließlich die entscheidenden diagnostischen Maßnahmen veranlasst wurden. Und wieder andere hatten einfach das Glück, dass ihr Arzt entweder sofort den richtigen Verdacht äußerte oder aber den Mut aufbrachte, seine eigene Wissensgrenze zu akzeptieren und den „schwierigen Fall" schnell an kompetente Fachkollegen zu überweisen.

„Systemischer Lupus erythematodes ? Um Himmels willen, was ist denn das?"

Den Tag meiner „Diagnose" habe ich bis heute nicht vergessen – und aus manchen Gesprächen weiß ich, dass es anderen ebenso geht. „Bitte, wie heißt das? Können Sie mir das mal aufschreiben?" Die Gefühle, die danach in einem aufsteigen, sind zwiespältig. Für einen Augenblick fühlt man die fast befriedigende Erleichterung, nun endlich eine Erklärung gefunden zu haben: „Du hast die ganze Zeit also wirklich etwas gehabt, Du bist weder physisch noch psychisch labil oder gar eine eingebildete Kranke." Man bekommt gleichsam eine Rechtfertigung, die man denen vor die Nase halten kann, die partout nicht glauben wollten, wie schlecht es einem ging. Und nicht zuletzt benötigt so manch einer von uns nach längerer Krankheitsdauer sie auch vor sich selbst. Doch bevor wir dieses leise Gefühl der Erleichterung richtig genießen können, kommt die Angst, die sich in die bangen Fragen kleidet: „Ist diese Krankheit heilbar? Was kann man gegen sie tun?" In diesem Augenblick hängt viel davon ab, wie sensibel und einfühlsam der behandelnde Arzt mit uns und unseren Fragen umgeht.

Dabei ängstigen uns vor allem zwei Dinge: „Was ist das für eine Krankheit, was macht sie mit mir? Welche Konsequenzen hat sie für mein weiteres Leben?" und: „Welche Medikamente müssen für die Therapie eingesetzt werden, und was machen sie mit meinem Körper?" So hegen zum Beispiel viele aufgrund der jahrelangen negativen Presse eine instinktive Abneigung gegen Kortison („Teufelszeug").

In dieser Situation kommt es darauf an, dass der Arzt mit seinen sachlichen Informationen nicht nur unsere Unkenntnis, sondern auch unsere diffusen Ängste abbauen hilft. Darüber hinaus erwarten wir von ihm, dass er uns den schwierigen Sachverhalt des Lupus so erklärt, dass wir wenigstens einigermaßen genau verstehen, woran wir eigentlich leiden. Aber selbst wenn jemand an den „richtigen" Arzt geraten ist, der auch über diese psychologischen und didaktischen Fähigkeiten verfügt – alle Fragen, die sich direkt nach einer solchen Diagnose stellen, können fast nie beantwortet werden. So greifen viele in ihrem von Angst gesteigerten Wissensdurst nach jeder Information, die sie bekommen können. Und nicht selten handeln sie sich damit einen noch schlimmeren Schock ein, als es bereits die Diagnose für sie war. Denn selbst neuere Bücher enthalten noch die längst überholte Aussage, dass der Lupus binnen weniger Jahre zum Tode führe. Einige haben Glück und bekommen schon von ihrem Arzt den Hinweis auf unsere Selbsthilfegemeinschaft. Hier findet man Menschen, die Zeit haben und die aus gleicher Betroffenheit und Erfahrung viele Fragen ausführlich beantworten können. Den allermeisten helfen diese Informationen und Gespräche, den Schock zu mildern und ihre Ängste abzubauen. Damit wird letztlich auch die Bereitschaft erhöht, sich vertrauensvoll auf die Therapie des behandelnden Arztes einzulassen.

- **„Lasst uns das Leben suchen mit Leidenschaft … "**

Jede und jeder von uns hat die Erfahrung gemacht: Der Schub vergeht – aber der Lupus bleibt. Wenn man sich im Anschluss an die erste Therapie besser, eventuell sogar sehr gut fühlt, verliert man etwas von der anfänglichen Angst vor den Medikamenten. Man hat die Erfahrung gemacht, dass sie den Schub vertrieben haben und dass selbst die quälend vielen „Kortisonpfunde" wieder verschwinden. Je nachdem, wie schwer der Schub war und welche Organbeteiligungen vorliegen, sieht die „Rückkehr in das normale Leben" unterschiedlich aus. Manche von uns merken überhaupt nichts mehr von der Erkrankung und müssen allenfalls das Sonnenbaden aufgeben. Die meisten aber spüren, dass eine verminderte Belastungsfähigkeit manchen Verzicht fordert oder zumindest die Beschränkung einiger Aktivitäten

nötig macht. Und schließlich gibt es auch noch diejenigen, die ihren Beruf oder Kinderwunsch aufgeben müssen. Sie verstehen wohl am ehesten, wie schmerzhaft die Veränderungen sein können, die die Erkrankung erzwingt, und wie viel Trauerarbeit und Abschiednehmen von früheren Lebensplanungen verlangt sein können. Viele von uns brauchen in dieser Situation Hilfe, und niemand sollte sich scheuen, diese zu suchen und auch in Anspruch zu nehmen. Denn schließlich wollen wir unser Leben weiterleben, und das heißt, dass wir im Raum der uns verbleibenden Möglichkeiten veränderte Lebensentwürfe wagen müssen. Vielleicht geht das nur in kleinen Schritten, vielleicht geht es immer nur „unter Vorbehalt" und vielleicht auch nur mit einer neu zu lernenden Gelassenheit – aber es geht!

In ähnlicher Weise wie wir sind auch unsere Familienangehörigen betroffen und gefordert. Sie spüren als erste, welche Probleme eine chronische Erkrankung mit sich bringt. Da sie mit uns am engsten zusammenleben, müssen sie bereit sein, die mit der Krankheit verbundenen Veränderungen mitzutragen. Insofern sind auch sie in ihrer eigenen Lebensplanung beeinträchtigt. In welchem Umfang dies der Fall ist, wird oft erst im Laufe der Zeit deutlich und hängt entscheidend von der Schwere des Krankheitsverlaufes ab.

Die erste und kurze Krankheitsphase lässt sich noch mit befristeten „Hilfsmaßnahmen" überbrücken. Wird aber später deutlich, dass die Kraft und Belastbarkeit auf Dauer vermindert bleiben und immer wieder starken Schwankungen unterliegen, müssen grundsätzlichere Veränderungen vereinbart werden. Dafür müssen die Familienangehörigen lernen, was mit uns los ist und dass wir häufig besser aussehen als wir uns fühlen. Auch unser erhöhtes Ruhebedürfnis sollten sie als Ausdruck unserer Erkrankung akzeptieren können.

Sind so grundsätzliche Veränderungen gefordert wie die Aufgabe des Berufes oder des Wunsches nach eigenen Kindern, so müssen wir den entscheidenden Teil der Bewältigung mit unseren Partnerinnen und Partnern leisten. Bei allein lebenden Kranken oder bei nicht so tiefgreifenden Problemen sind es vor allem Freundinnen und Freunde, die uns unterstützen können. Auch die Hilfe, die wir besonders während der Krankheitsschübe nötig haben, kann zu einem Teil von ihnen übernommen werden. Je besser die Lasten verteilt werden, umso leichter lassen sie sich tragen. Die andere Seite solcher Freundschaften besteht natürlich darin, dass wir in Zeiten, in denen es uns gut geht, nicht vergessen dürfen, dass auch wir wieder Gebende sein können.

Unsere Ärzte gehören – auch nach überstandenem Schub – zu den ganz wichtigen Bezugspersonen in unserem Lupus-Leben. Nur mit ihrer Hilfe kann der Krankheitsverlauf so überwacht und therapiert wird, dass es zu keiner neuen Aktivierung kommt oder aber deren Folgen so gering wie möglich gehalten werden.

Bei einer seltenen und komplizierten Erkrankung wie dem Lupus ergibt sich dabei oft die Besonderheit, dass es einen Rheumatologen oder anderen Facharzt – mit hoffentlich reicher Lupus-Erfahrung – gibt, der die Therapie leitet, und daneben einen Arzt vor Ort (z. B. Hausarzt), der diese Therapie und die notwendigen Zwischenkontrollen durchführt. Welcher dieser Ärzte für uns der direkte Gesprächspartner ist, spielt keine Rolle. Wichtig ist nur, dass wir mit dem behandelnden Arzt ein uneingeschränktes gegenseitiges Vertrauensverhältnis aufbauen können und ihm alle Informationen zukommen lassen, die in Bezug auf unsere Erkrankung oder Therapie wichtig sein könnten (z. B. Berichte von anderen Fachärzten). Ferner ist von Bedeutung, dass wir offen über alle Symptome, Beschwerden und Ängste reden können und auch dann ernst genommen werden, wenn Laborwerte keine ausreichende Erklärung für unseren Zustand liefern. Schließlich kennt niemand die Besonderheiten unseres Krankheitsverlaufes so gut wie wir selber.

Wenn wir mit Hilfe unseres Arztes oder auch etwa einer Patientenschulung lernen, Symptome in ihrer Relevanz richtig einzuschätzen, können wir im Umgang mit unserer Erkrankung vertrauter und sicherer werden. Manche von uns wünschen sich, mit diesem erworbenen Wissen in die Therapieentscheidung einbezogen zu werden. Unsere Aufgabe als Patient ist es dann aber auch, die abgesprochene Therapie und die regelmäßigen Kontrollen einzuhalten und die therapeutischen Maßnahmen durch eine möglichst angepasste Lebensführung zu unterstützen. Wenn wir im Rahmen unserer Selbstbeobachtung eine Krankheitsaktivierung annehmen, dürfen wir nicht zögern, mit unserem Arzt Kontakt aufzunehmen, müssen uns allerdings dann auch darauf

verlassen können, dass wir umgehend einen Termin bei ihm bekommen.

Im Idealfall hindern uns die Verläufe der Schübe nicht an der Ausübung des erwählten Berufes oder fordern allenfalls eine krankheitsbedingte Unterbrechung von begrenzter Dauer.

In anderen Fällen ist die Arbeitsfähigkeit durch die Krankheit stärker eingeschränkt, so dass nur noch halbtags gearbeitet werden kann. Leider gibt es aber auch Fälle, bei denen der Verlauf so schwer ist, dass die Krankheit keinerlei Berufsausübung mehr zulässt und eine Verrentung oder Pensionierung nötig wird. Diesen oft irreversiblen Schritt sollte man jedoch sehr gut überlegen und keinesfalls während einer akuten Schubsituation oder ohne Rücksprache mit dem behandelnden Arzt sowie ausführliche Fachberatung vornehmen. Zuvor sollten weniger einschneidende Möglichkeiten wie Halbtagsarbeit, Umschulung etc. in Betracht gezogen werden. Denn die Arbeit als solche kann durchaus einen positiven Effekt auf die Bewältigung der Erkrankung haben – nicht zuletzt, weil sie das Selbstwertgefühl steigert und von der Erkrankung ablenkt. Demgegenüber führt der Verlust der Arbeit oft zu einem Gefühl der Nutzlosigkeit bis hin zu depressiven Verstimmungen, die bei chronisch Kranken ohnehin häufig auftreten. Darüber hinaus unterschätzt man, vor allem in jüngeren Jahren, häufig die finanziellen Einbußen, die das Ausscheiden aus dem aktiven Berufsleben bedeuten. Auf der anderen Seite müssen wir berücksichtigen, dass zu großer beruflicher Stress auslösender Faktor für einen neuen Schub und damit eine Verschlimmerung der Erkrankung sein kann. Die Grenzen der eigenen Belastbarkeit dürfen nicht überschritten werden. Dabei sind wir in Hinblick auf die Lupus-Krankheit – wie auch in allen anderen Bereichen des Lebens – auf das Verständnis und die Unterstützung durch unsere Umwelt angewiesen. Wo es möglich ist, sollten Arbeitgeber und Kollegen über die Situation aufgeklärt werden, denn sie müssen eventuell krankheitsbedingte Fehlzeiten und verringerte Arbeitsleistungen mittragen.

Die Selbsthilfegruppe ist für viele von uns der Ort, an dem wir nicht nur soziale Kontakte pflegen können, sondern auch Hilfe für die angesprochenen Bereiche bekommen können. Denn hier treffen sich Menschen, die von ähnlichen oder gleichen Problemen, Beschwerden und Veränderungen betroffen sind. Erfahrungen im Umgang mit der Krankheit, den Ärzten, Familienangehörigen und Arbeitskollegen können ausgetauscht und Bewältigungsstrategien erarbeitet und weitergegeben werden. Ängste können im gemeinsamen Gespräch relativiert und Hilfestellungen in Krisensituationen gewährt werden. Schließlich bieten die Gruppe und der Gesamtverband die beste Voraussetzung, um eigene Frusterlebnisse („Mein Arzt hat keine Zeit für mich" und „Ich bin ihm mit meinen Medikamenten zu teuer") in konkrete politische Forderungen umzumünzen: Bei chronisch kranken Menschen ist der Zeitfaktor extra zu honorieren, und der Zugang zu notwendigen und wirksamen Medikamenten muss auch außerhalb der Zulassung möglich sein.

Das Wichtigste aber ist: Wir können uns in diesen Gruppen vergewissern, dass man auch mit Lupus ein fröhlicher und glücklicher Mensch sein kann.

- **„Wir haben einen Traum … "**

Nach über 50 Jahren ist 2011 endlich das erste neue Medikament für Lupus zugelassen worden. Manch andere Substanzen sind heute in der „Forschungs-Pipeline". Noch immer bringt uns das keine Heilung, weil die Ursache nicht abschließend gefunden ist. Aber wir haben alle die Hoffnung, dass in absehbarer Zeit Medikamente zur Verfügung stehen werden, die noch gezielter wirken und weniger Nebenwirkungen haben. Dies alles nährt in uns eine Hoffnung, die uns manchmal sogar davon träumen lässt, dass der Lupus einmal heilbar sein wird. Wir alle möchten das noch erleben, und deshalb sollte die Lupus Stiftung von allen gefördert und unterstützt werden. Weitere Informationen finden Sie unter: ▶ www.lupus-stiftung.de.

Serviceteil

© Springer-Verlag GmbH Deutschland 2017
M. Schneider (Hrsg.), *Lupus erythematodes*,
DOI 10.1007/978-3-662-53844-9

Erklärung von Abkürzungen und Fachbegriffen

ACLE	Abkürzung für: akut kutaner Lupus erythematodes
Alopezie	Haarausfall
Alveolitis	Entzündung der kleinen Luftwege in der Lunge
ANA	Abkürzung für: antinukleäre Antikörper
Anämie	Blutarmut, Verminderung der roten Blutkörperchen
Anämie, autoimmunhämolytische	Blutarmut, bei der die roten Blutkörperchen dadurch vermindert sind, dass eine Auto-antikörperbindung die Lebenszeit der roten Blutkörperchen verkürzt
Anamnese	Krankengeschichte
Antidepressiva	Medikamente zur Behandlung von Depressionen
Antigen	Fremde Eiweiße, gegen die der Körper Antikörper bildet
Antikoagulans	ein Wirkstoff, der die Blutgerinnung hemmt: a) das sind einerseits Medikamente, die gezielt dafür eingesetzt werden, die Gerinnungsfähigkeit des Blutes einzuschränken; b) als Lupus-Antikoagulans wird auch ein Gerinnungstest bezeichnet, der bei Patienten mit Antiphospholipidsyndrom positiv sein kann
Antikörper	Abwehrstoffe des Körpers, die von B-Lymphozyten gezielt gegen bestimmte Antigene gebildet werden
Antikörper, antinukleäre	Autoantikörper, die gegen Zellkernmaterial gerichtet sind; sie sind typischerweise bei Lupus-Patienten und Patienten mit anderen Kollagenosen nachweisbar
Antimykotika	Mittel zur Behandlung/Vorbeugung von Pilzinfektionen
APS	Abkürzung für: Antiphospholipidsyndrom
Arthralgie	Gelenkschmerz
Arthritis	Gelenkentzündung
Arthritis, rheumatoide	spezielle Form einer entzündlich rheumatischen Gelenkentzündung
ASS	Abkürzung für: Azetylsalizylsäure
Autoantikörper	Antikörper, die fälschlicherweise gegen körpereigene Strukturen gerichtet sind
Autoimmunerkrankung	Erkrankung, die durch eine Aktivität des Immunsystems gegen den eigenen Körper ausgelöst und unterhalten wird
Autoimmunität	Unfähigkeit des Körpers, bestimmte Gewebestrukturen als körpereigen zu erkennen; Folge sind daher Autoimmunerkrankungen
Autoimmunreaktion	Abwehr gegen den eigenen Körper
Biopsie	Gewebeprobeentnahme
BSG	Abkürzung für: Blutsenkungsgeschwindigkeit
CCLE	Abkürzung für: chronisch kutaner Lupus erythematodes
CHLE	Abkürzung für: Chilblain Lupus erythematodes
CRP	Abkürzung für: C-reaktives Protein
Dermatomyositis	spezifische systemische Autoimmunerkrankung (Kollagenose), die durch Entzündung von Haut (Dermatitis) und Muskeln (Myositis) gekennzeichnet ist
dendritische Zellen	spezifische weiße Blutzellen zur Erkennung und Präsentation von Antigenen; eine spezielle Funktion des Abwehrsystems
Dialyse	künstliche Blutwäsche, die bei Ausfall der Nierenfunktion eingesetzt werden kann
Diskoid	„scheibenähnlich", beschreibt eine besondere Form der Hautbeteiligung bei Lupus, die häufig auch unabhängig von einem systemischen Lupus erythematodes vor-kommt
Diurese	Harnausscheidung durch die Nieren
DLE	Abkürzung für: diskoider Lupus erythematodes
DNA	engl. Abkürzung für:„deoxyribonucleic acid"; entspricht dem deutschen „DNS"
DNS	Abkürzung für: Desoxyribonukleinsäure; Träger der Erbinformation
dsDNS	Abkürzung für: doppelsträngige Desoxyribonukleinsäure
Dyspareunie	Schmerzen beim Geschlechtsverkehr

Embolie	Verschluss eines Gefäßes durch einen Pfropf
Embolus	Pfropf, der das Gefäß bei der Embolie verschließt
empirisch	aus Erfahrung wissend
Epidemiologie	Wissenschaft, die untersucht, wie Gesundheitsstörungen und krankheitsauslösende Faktoren in der Bevölkerung verteilt sind
epidemiologisch	mit Hilfe der Epidemiologie gewonnen
Erythrozyten	rote Blutkörperchen
Erythrozyturie	Ausscheidung von roten Blutkörperchen im Urin
ethnisch	einer bestimmten Volksgruppe zugehörig
Fatigue	ausgeprägte Müdigkeit, die sich durch Schlaf/Ausruhen nicht bessert
Fibrosierung	Ablagerung von Bindegewebe in Organen, „Vernarbung"
Flimmerskotom	Gesichtsfeldausfall mit Flimmern oder Blitzen
Fluoreszenz	Freisetzung von Licht aus Zellen/Geweben nach deren vorheriger Anregung; die sog. „indirekte Immunfluoreszenz" wird zum Beispiel zur Erkennung antinukleärer Antikörper genutzt
Galenik	Herstellung von Arzneimitteln
Gen	ein Abschnitt der DNA, der die Information für ein Protein enthält
genetisch	erblich bedingt
Gesichtsfeldausfall	Sehstörung, bei der ein Teil des Sehbereichs eines oder beider Augen ausfällt
Granulozyten, neutrophile	weiße Blutkörperchen, die wichtig für die Infektionsabwehr sind
Hämaturie	Ausscheidung von Blut mit dem Urin
Hämolyse	Auflösung von roten Blutkörperchen
heterogen	verschiedenartig
HDL	engl. Abkürzung für: „high density lipoprotein"; deutsch: Lipoprotein höherer Dichte
histologisch	die Gewebe betreffend, mittels mikroskopischer Untersuchung von Gewebeschnitten festgestellt
Histon	Protein im Zellkern des Menschen
homogen	gleichmäßig
ICLE	Abkürzung für: intermittierender kutaner Lupus erythematodes
idiopathisch	mit unbekannter Ursache
IFT	Abkürzung für: Immunfluoreszenztest
IgG	Abkürzung für: Immunglobulin G
IgM	Abkürzung für: Immunglobulin M
Immunkomplex	Verbindung von Antigen und Antikörper
Immunsuppression	Unterdrückung der Körperabwehr
Indikation	an eine Diagnose geknüpfte Handlung, zum Beispiel Therapie
Inzidenz	Häufigkeit von Neuerkrankungen in der Bevölkerung (wird meist pro Jahr angegeben)
Kernspintomografie (MRT)	Bildgebung unter Verwendung eines Magnetfeldes (ohne Röntgenstrahlen)
klinisch	aufgrund von Untersuchungsbefunden
kognitiv	das Denken betreffend
Kollagenose	andere Bezeichnung für systemische Bindegewebserkrankung; dazu zählen der systemische Lupus erythematodes, die Sklerodermie (oder progressive Systemsklerose), die Dermatomyositis, die Polymyositis, das Sjögren-Syndrom, das Overlap-Syndrom, die Mischkollagenose und das Sharp-Syndrom
Komorbidität	Begleiterkrankung
Komplementfaktoren	Eiweiße, die zum angeborenen Immunsystem gehören und zum Beispiel das Abräumen von Immunkomplexen fördern
Komplementsystem	besteht aus etwa 25 Komplementfaktoren, die verschiedene Funktionen in der Infektabwehr wahrnehmen
Kontraindikation, absolute	absolute Gegenanzeige: eine bestimmte Maßnahme, ein Medikament oder eine Therapie muss in einer bestimmten Situation unterlassen werden

Kontraindikation, relative	relative Gegenanzeige: eine bestimmte Maßnahme, ein Medikament oder eine Therapie sollte in einer bestimmten Situation besser unterlassen werden
Kryofibrinogen	spezifisches Eiweiß des Gerinnungssystems (Fibrinogen), das in Kälte ausfällt, d. h. unlöslich wird
Kryofibrinogenämie	Krankheit durch Kryofibrinogen, meist eine Entzündung von Gefäßen
Kryoglobulin	Eiweiß, das in Kälte ausfällt, d. h. unlöslich wird
LDL	engl. Abkürzung für: „low density lipoprotein"; deutsch: Lipoprotein niederer Dichte
LE	Abkürzung für: Lupus erythematodes
LEP	Abkürzung für: Lupus erythematodes profundus
LET	Abkürzung für: Lupus erythematodes tumidus
Leukopenie, Leukozytopenie	Verminderung der weißes Blutkörperchen
Leukozyten	Oberbegriff für weiße Blutkörperchen
Lumineszens	Emission von Licht; wird zum Beispiel in bestimmten Testsystemen als Nachweisreaktion genutzt
Lungenfibrose	Narbenbildung der Lungengerüststruktur
Lymphom	Tumor des lymphatischen Systems
Lymphozyten	spezifische weiße Blutkörperchen für die erworbene Körperabwehr
Makrophagen	spezifische weiße Blutkörperchen mit Spezialfunktion in einzelnen Organen
Manifestation	sichtbares Zeichen einer Erkrankung
Meningitis, aseptische	Entzündung der Hirnhaut ohne Keime
Mischkollagenose	besondere Form der Kollagenosen mit maßgeblichem Anteil einer Sklerodermie und Nachweis spezifischer antinukleärer Antikörper („U1-RNP" genannt)
MMF	Abkürzung für: Mycophenlatmofetil
MP-N	Abkürzung für: Mycophenolat-Natrium
MRT	Abkürzung für: ▶ Kernspintomografie
MTX	Abkürzung für: Methotrexat
multimodal	auf vielfältige Art und Weise
mutieren	sich wandeln; in der Medizin meist auf Veränderungen in der Erbinformation bezogen
Nephropathie	Nierenerkrankung
NSAR	Abkürzung für: nichtkortisonhaltige Antirheumatika
Nukleosom	Komplex aus DNA und Histonen im Zellkern
Ödem	Flüssigkeitsansammlung
Off-label-Einsatz	Verwendung einer Therapie, ohne dass sie von der Aufsichtsbehörde für die vorliegende Krankheit zugelassen ist. Bei seltenen Erkrankungen oft erforderlich, weil wenige oder auch gar keine Medikamente zugelassen sind. Bedarf der besonderen Aufklärung. Kosten müssen von den Krankenkassen nicht übernommen werden
Organmanifestation	Sichtbares Zeichen einer Erkrankung an einem Organ
Osteoporose	Störung der Knochendichte und Knochenqualität; ist mit einer erhöhten Brüchigkeit der Knochen verbunden
pädiatrisch	kinderärztlich
Pestizid	Schädlingsbekämpfungsmittel
Petechien	punktförmige Hauteinblutungen
Phospholipide	spezifische Fette, die für den Membranaufbau (z. B. von Zellmembran) benötigt werden: Zielstruktur der sog. Anti-Phospholipid-Antikörper
Placebo	Scheinarzneimittel
Polymyositis	spezielle systemische Autoimmunerkrankung (Kollagenose), die durch Befall von Muskeln (Myositis) gekennzeichnet ist
Positronenemissionstomografie	Bildgebendes Verfahren, mit der bestimmte Stoffwechselvorgänge im Körper sichtbar gemacht werden können
PRO	engl. Abkürzung für: „patient-reported outcome", deutsch: Patienten-berichtete Endpunkte
Prädisposition	Veranlagung

Prävalenz	Häufigkeit von Erkrankungen in einer Bevölkerung
Prognose	wissenschaftlich basierte Voraussage für eine Entwicklung
proliferativ	wachsend, wuchernd
Protein	Eiweiß
Proteinurie	Eiweißausscheidung im Urin
quantifizieren	eine Menge bestimmen
Raynaud-Syndrom	Durch Verkrampfung kleiner Gefäße auftretende Verfärbung, meist an den Fingern, dreifarbig: weiß: Minderdurchblutung; blau: Sauerstoffmangel; rot: reaktive Mehrdurchblutung; Auslöser vor allem Kälte, Rauchen, Stress
Remission	komplette Zurückbildung einer Erkrankung(saktivität)
retrospektiv	zurückblickend
Rezidiv	Wiederauftreten einer Erkrankung oder einer Manifestation
RNA	engl. Abkürzung für: „ribonucleic acid"; deutsch: Ribonukleinsäure
Sarkoidose	besondere Form einer entzündlichen Systemerkrankung, die sich häufig an der Lunge auswirkt, aber auch andere Organe betreffen kann
SCLE	Abkürzung für: subakut kutaner Lupus erythematodes
Sensitivität	Empfindlichkeit (etwas zu erkennen)
serologisch	die Antigen-Antikörper-Reaktion betreffend
Sicca-Symptom	Trockenheit zum Beispiel der Augen oder des Mundes; häufig im Rahmen eines Sjögren-Syndroms, aber auch bei anderen Erkrankungen oder unter einigen Medikamenten
signifikant	typisch, kennzeichnend, oft in Zusammenhang mit statistischen Berechnungen
Sjögren-Syndrom	spezifische Form einer systemischen Bindegewebserkrankung (Kollagenose), bei der häufig die Speicheldrüsen und auch Lymphknoten entzündet sind; als sekundäres Sjögren-Syndrom auch bei Lupus oder anderen Kollagenosen vorkommend
Sklerodermie	spezifische Form einer systemischen Bindegewebserkrankung (Kollagenose), die mit einer Verdickung der Haut, Raynaud-Syndrom und zum Beispiel einer Lungenbeteiligung einhergeht
Sklerose	Verhärtung von Gewebe
Sklerose, systemische	Synonym für Sklerodermie
SLE	Abkürzung für: systemischer Lupus erythematodes
Spezifität	die Wahrscheinlichkeit, mit der ein Befund nur bei einer bestimmten Erkrankung vorkommt, bei anderen Erkrankungen also nicht nachweisbar ist
Studie	wissenschaftliche Untersuchung eines Themas; als klinische Studie im Zulassungsprozess neuer Medikamente vorgeschrieben
systemisch	das gesamte System, zum Beispiel den gesamten Körper, betreffend
Thrombopenie, Thrombozytopenie	Verminderung der Blutplättchen
Thrombose	Blutgerinnsel in einem Blutgefäß
Thrombozyten	Blutplättchen
Thymus	Organ des lymphatischen Systems
Titer	Verdünnungsstufe
Toxizität	Giftigkeit
Ulkus, Ulzera	Geschwür, Geschwüre
Vaskulitis	Gefäßentzündung
ZNS	Zentralnervensystem

Stichwortverzeichnis

Printed by Printforce, the Netherlands